鍼灸師のための読んで考える

大師流小児鍼

館坂聡
Tatesaka Satoshi

医道の日本社
Ido・No・Nippon・Sha

推薦の辞

127年の悠久の時を経て、今、大師流の真髄をここに解き明かした。子どもの「皮膚」がすべてを物語る。

皮膚が「こころ」と直結し「脳」へと繋がる。

この皮膚を吟味し、あらゆる疾病を改善へと導く「魔法の鍼」大師流小児鍼。いわゆる夜泣きや疳の虫などの神経症状を筆頭に、アレルギー症状や脳・脊椎疾患まで著効を示す神秘の世界を非常にわかりやすく科学的に分析し、即、臨床の場で活かせるよう優しく解説されている目から鱗の貴重な一冊である。

最新の皮膚論・皮膚科学論に基づく、皮膚の仕組み、患者の心に響く「保護者の説得法」のスキルの両方が身につく最新決定版でもある。

本書は、小児鍼の技術取得のための練習方法を十分に掲載している。

小児鍼初心者の読者から、講習会等で実践をした後、さらに理解を深められる理論も紹介している。実際の受講生がつまずきやすい技術的な面に加え、大師流小児鍼法の三本柱でもある「保護者の説得」「子どもとの接し方」「診察と治療」についてもそれぞれ説明している。さらに、小児鍼の来院患者を増やす仕組みや小児鍼の普及方法など、経営面についても著者自身の経験から解説している。ぜひ本書を、技術向上のために参考にしていただきたい。

著者の館坂聡氏は、大師流小児鍼と関わり10年以上の時を経た。

彼の果敢な実行力と大師流を学ばれる謙虚で素直な姿勢には、いつも感銘を受けた。

素晴らしい人間性と斬新な切り口で大師流の奥義を見事に暴いた頭脳は、まさに「逸材」と呼ぶにふさわしい。

今後もその卓越した頭脳で、大師流を大いに発展させて頂けることを期待する。

感謝を込めて。

平成27年5月吉日

大師流小児はりの会名誉会長　大師はり灸療院院長3世　谷岡賢徳

著者の言葉

「子どもの数だけ笑顔を作りたい」「世界中の子ども達に笑顔を」をモットーに２０００年に大師流小児はりの会が発足した。これは現在の大師流3世である大阪府八尾市にある大師はり灸療院院長の谷岡賢徳氏が創設した会でもある。発足以来、多くの鍼灸師が「大師流小児はりの会初心者講習会」を受講するようになった。

現在、活動は全国に広がり、関西本部をはじめ、東京・北海道・九州・東北でも毎年1回、初心者講習会が開催されている。最近では世界にも広がりを見せ、ドイツ・アメリカ・ベトナムなどその活動の域はとどまることを知らない。中でもドイツの小児科医ベルニッケ氏は大学医学部において小児科診療１８０単位のうち20単位を大師流小児鍼で取得することとした。２０１３年10月に谷岡賢徳氏らが大師流小児鍼の世界的な普及のために渡欧するなど、疳の虫・夜泣きなど保護者の苦しむ症状に一助となれるよう邁進し続けている。

大師流小児鍼は羽毛でなでられているような感触が特徴の小児鍼である。鍼と言っても突き刺したり、引っ掻いたりとするわけではないので、子どもに優しく、子どもの方から「もう一回治療して欲しい」とアンコールをくれるような不思議な治療方法である。大師流小児鍼の習得方法は谷岡賢徳氏の著した『奥義と実践　大師流小児鍼』に記載されている。本書は小児鍼を学ぶ鍼灸師や鍼灸学生、あるいは小児を扱う医師など幅広い人に大師流小児鍼を習得してもらいたいと考え、さらに解りやすく記述するよう努めた。本書を通じてより多くの小児患者を救ってもらいたいと願っている。

私は全国の小児鍼初心者講習会や、年に5回行われている「手合わせ会」（初級、中級、上級の昇級制で行う講義と実技の講習会）で多くの鍼灸師や鍼灸学生に直接指導をしているが、鍼で皮膚に直接強刺激し、自らの皮膚にも鍼の瘢痕が残っている受講生が多くみられる。また皮膚反応点を探すあまりに皮膚を診るのではなく、筋肉層を診ている受講生もかなり多い。

また技術的な面では、肩の動かし方や鍼の持ち方などが受講生一人ひとりで異なっている。「手合わせ会」の受講生は2ヶ月に1度、先輩スタッフに間違った手の作り方をしていないか、あるいは肩関節の動きが硬くないかを指導してもらい「羽毛のような鍼の感触」を習得するのである。

昨今、テレビでは小児虐待のニュースが後を絶たない。またテレビゲームに夢中になりコミュニケーションが取れなくなった子どもたちや、無反応・無関心を示すサイレントベビーの増加も目にあまるものがある。そして無神経にも我が子とコミュニケーションを取らないサイレントマザーなどの存在を見ても、明らかに異常な時代であると考えざるを得ない。

谷岡賢徳氏は「1人の鍼灸師が小児鍼患者を月に50人診察するとしたら、10人の鍼灸師で500人の小児を診察でき、また1000人診察するとしたら1000人の小児を救うことができる」と述べている。1人でも多くの鍼灸師に、この大師流小児鍼を習得して頂き、世界中の子ども達を笑顔にして頂きたいと願うばかりである。

平成27年5月吉日

大師流小児はりの会本部会長　双葉接骨院　館坂聡

鍼灸師のための読んで考える

大師流小児鍼

目次

3章 子どもとの接し方と子どもに好かれる治療院づくり

4章 保護者への接し方と説得方法

鍼灸師のための読んで考える

大師流小児鍼

目次

5章 治療院のPR方法

6章 症例報告

*

DAISHIRYU

Pediatric Acupuncture

Chapter 1

1章

大師流小児鍼の有効性

DAISHIRYU

1 なぜ小児鍼治療をするのか

昨今は小児医療センターが全国各地に多数設置され、小児患者の救急搬送の迅速な対応も可能になった。医療現場における応急処置の発達には頭が下がる思いがあるが、一方で、子どもの「心」に対しての治療を行う施設は未だ発展途上であると感じる。

アメリカで行われた大学生を対象にしたある調査で、①初対面の人と会った時に丁寧にコミュニケーションが取れる群、②挨拶はするがそれ以上会話することがない群、③まったく挨拶をしない群の3群に分け、それぞれの群の保護者に対して「生後3ヶ月頃、十分に抱っこや皮膚の触れ合いをしてきたか」のアンケートを実施した。結果、母親とのコミュニケーションが取れていた子どもは、大人になっても狂暴、あるいは攻撃的になることは少なく、むしろ温かく懇親的に会話やコミュニケーションができていた。一方、母親と触れあうことが少なかった子どもは周囲との会話やコミュニケーションができていないという結果だった。

心の成長と発育は乳幼児から幼少の時期に育まれるものであるにもかかわらず、最近では若い親が幼い我が子を虐待死させてしまうなど信じられないニュースが溢れている。若い世代への幼少時代の道徳的教育が不十分だったのではないかという意見も出ているが、実際は道徳的教育を行っていたからと言って虐待が減るわけでもないと思える。

私自身、治療を通して若い世代の親と接していると、何事に対しても「感じる力」が未熟なのではないかと考えさせられることがある。我が子の心の動きを感じ取れないまま子育てをしていると、当然その子どもの「感じる力」の発育にも影響を及ぼす。

子どもの「感じる力」を成熟させるには、1～2歳頃の添い寝や、それ以後の成長過程における親子のスキンシップが非常に重要である。

幼い頃に母親と皮膚が触れ合う機会を多く持った子どもは「人の心を読み取る力」が育まれる。子どもの成長には、教育の必要性もさることながら、母親や父親の子どもへの愛情が最も重要なのである。

一方、保護者に対して子どもに愛情を与える重要性を訴える手段として、まずは、単純に子育て疲れの原因を取り払うことが大切である。一晩に何度も泣き声で起こされて満足に睡眠もできなくなる「夜泣き」や、キーキー声で騒ぐ「疳の虫」の症状がなくなれば、多くの保護者の子育てが楽になるはずである。これらの状態は病気ではないが、子ども特有の「発達途上の生きる信号」である。夜泣きや疳の虫を持つ子どもの皮膚は絶えず緊張状態が続いているため、張り詰めた硬い皮膚であることが多い。そしてこれらの症状の原因は、お腹にガスが溜まっている、食欲が落ちている、逆に甘いものの過食傾向になっているなど、子どもの数だけ存在する。

「夜泣き」や「疳の虫」などの言葉は今の若い世代にはあまり馴染みがなく、むしろ知らない人も大勢いる。あるいはたとえ知っていたとしても小児鍼で改善するという知識もない。また夜泣きを「子どもだから泣くのは当然だ」「お腹が空ているから泣いているのだ」と安易に考えて治療院へ足を運ばない時代になりつつある。

そういった子どもたちが何かのきっかけで治療院に来院して大師流小児鍼を受けると、腹部のガスが減少し頚部や背部の緊張がとれて、とげとげしい表情が徐々に改善する。最後には笑顔を見せることも多い。我が子の笑顔をみれば親も嬉しくなり、これまで以上に十分な愛情を注ぐことができるようになるのである。

谷岡賢徳氏はある子どもに、「大師流小児鍼は魔法の鍼だ」と言われたそうだ。高度医療技術が発展した時代でも、子どもの心を迅速に治療できるのは、歴史ある「魔法の鍼」であると私は感じている。

DAISHIRYU

2

大師流小児鍼の適応症

適応症		
疳症状	結膜炎	頭痛
眼瞼炎	偏頭痛	消化不良
鼻カタル	便秘	蓄膿症
扁桃炎	下痢（単純性）	百日咳
耳下腺炎	湿疹	歯痛
慢性気管支炎	脱腸	捻挫
小児喘息	仮性近視	小児麻痺
中耳炎	夜尿症	脳性麻痺
外耳炎	顔面神経麻痺	体質改善
口内炎	吃音	虚弱体質
臍疝痛	糸球体腎炎およびネフローゼ	滲出性体質
禁忌症状		
高　熱（38°以上）		
急性腹症（腸重積、腸捻転）、脳・脊髄疾患、骨折、脱水症等		

大師流小児鍼適応症と禁忌症
（大師流小児はりの会本部・首藤順子氏作成）

大師流小児鍼は、子どもの皮膚には必ず反応点（22頁）があると仮定しているため、生後1ヶ月から12歳くらいまでのあらゆる子どもが治療の対象となる。体質によっては、中学生や大人の患者への治療も可能である。

適応症は「夜泣きで一晩中寝ない」「興奮状態が続いてキーキーと鋭い声で発声する」「何かあると物怖じしたかのように爪を噛む」「自分の身体を傷つけたり、お友達のものを取ったり投げつけたりする」など、細かく分類すればきりがない。

さらに、アトピー性皮膚炎や便秘・夜尿症・小児喘息・アレルギー性鼻炎等内科的疾患も適応範囲としている。これ以外にも多数の疾患が適応症としてあげられるので、上の表を参考にしていただきたい。

別の症状の治療のために来院した子どもの様子から、鍼灸師がその他の原因・症状に気付く場合も多い。

表の適応症にある、「疳症状」とは、いわゆる「疳の虫」である。疳とは、脾胃（胃腸）の虚弱によるものと言われており、ほとんどが一過性であることが多いが、反復性もある。疳の虫の症状を放置しておくと繰り返し発症し、やがて疾病へと発展することがある。また疳の虫は甘いものを食べすぎると発症するとも言われており、特有の神経過敏状態を示す。大体、自律神経が完成する5～6歳頃には自然に消失する。

疳の虫の症状が出ている幼児は、白目が青く、顔の表情が強張って怒りっぽい顔貌をしている。眉間や鼻根の上あたりに青筋（細い静脈）が生じており、頭髪が立っていることもある。外鼻孔鼻下の発赤と目瞼のただれを生じている。泣き方は、手足を上下に動かして、何かを蹴るように力強く泣くことが特徴的である。その他、不眠・不機嫌・イライラ・夜泣き・奇声・過食・夜驚・よく泣く・人に噛みつく・食欲不振などの行動が出ることがある。

大師流小児鍼で疳の虫治療を行うと、治療の翌日は陽気な顔になっていることが多く、治療院に入って来ても、鍼灸師の顔をあまり気にしなくなる。また、たとえ泣いたとしても声が小さくなる。友達との喧嘩が少なくなり、表情がまさに一皮むけた感じになる。

疳の虫の治療は原則として、反復して行うのがよいが、軽症の場合は、月3回、中程度の場合は月5回、症状が重い場合は月7回程度と、できるだけ日を詰めて行う。

逆に大師流小児鍼の禁忌症状として、高熱の際は治療を行わないのが鉄則である。ただし、状態によっては治療を行った方が解熱も早く、途端に元気になることもある。その場合、普段より高度な技術が必要となるため、初学者の場合は医療機関を受診するよう指導することも大切な役割である。

特に急性腹症や脳疾患、脱水症状は小児鍼治療ですぐさま改善を期待できるものではないので、適切な指導をする必要がある。

DAISHIRYU 3

皮膚と内臓

「体表は内臓の鏡であると言える」（谷岡賢徳著『大師流小児鍼 奥義と実践』六然社）や「子どもの脳は肌にある」（山口創著『子供の「脳」は肌にある』光文社）などの言葉からもわかるように、皮膚の中にはたくさんの情報が見え隠れしている。

皮膚は脳と同様で外胚葉から生成されており、皮膚へのさまざまな刺激は信号となって脳へ送られ、内臓や心に伝わる。足の三陰交辺りを冷やして睡眠すると翌朝下痢をする。またスウェーデンで発祥した相手の背中や手足を優しく包み込むように触れる「タクティールケア」を受けると、副交感神経が有位になり、心拍数の低下や血圧が落ち着くなど、心身の変化がみられる。これらの現象も皮膚からの刺激が脳を伝達して、内臓や心に伝わるという例である。

皮膚は身体における最も大きな受信機として働き、皮下には受容器が存在している。特に重要な受容器のひとつに「マイスナー小体」「ルフィニ小体」「メルケル細胞」「パチニー小体」が存在している。それぞれの受容器が外界からの刺激を受容し、脳へ情報を送り続けることによって身体を保護したり反応を示したりしている。

逆に、内臓や身体の器官に異常があると、その情報が皮膚に現れることもある。例えば、精神の緊張状態が長く続くと皮膚が緊張して、外界からの情報を受け取れなくなる。火災や災難で極限状態が続くと砂利道を素足で走っていても平気なことがある。また、人前でスピーチを行う前に緊張で冷や汗がにじむ現象も、心が皮膚に現れていると言えるだろう。

このように、皮膚は外界からの情報を受容し防衛や反応をし、逆に内臓や感情の情報を皮膚表層に伝え続けている。そのため、皮膚の表層は人間の身体を守る機能や免疫力、精神に深く関係している。

時には、寒さで皮膚の角質層が損傷してカサカサ肌になり、その隙間から黄色ブドウ球菌などの雑菌が侵入し、体内に入って身体の免疫機能が集中し、アトピー性皮膚炎や皮膚湿疹、また小児喘息や風邪、鼻水等のアレルギーを引き起こしたりすることもある。免疫機構をバリアする皮膚の状態がいったん崩れてしまうと、身体の不調和が生じ、食欲減退や微熱などを発症することもある。

山口創氏の研究では「子どもに着心地の悪い厚手のシャツを着せると、不快な刺激が長時間皮膚と接触することで交感神経が興奮し続けて、精神がリラックスせず攻撃的な暴言や行動が見られ、逆に柔らかな生地を肌に身に着けていると交感神経が抑制されて副交感神経が有位になり、免疫力や精神が安定する」、「アトピー性皮膚炎で痒みを訴えている子どもは親からの愛情不足が疑われる場合がある」（山口創著『皮膚感覚の不思議　「皮膚」と「心」の身体心理学』講談社）としている。親からの愛情不足による「飢餓感」という心の状態が、皮膚状態として現れたのだと考えられる。

大師流小児鍼では皮膚を直接触診することによって、皮膚の第一反応点や第二反応点等（22頁参照）を探して治療をする。そして治療後には触診で、それらの反応点が消失したかを探索し、皮膚反応点を変化または消失させる。

第一反応点や第二反応点などが皮膚の何を意味しているのかは後述するが、腹部打診（50頁参照）の際の音の響きや手に感じる腹圧や弾力によっても、症状や効果を読み取ることができる。

この一連の治療を、谷岡賢徳氏は「聴體表之聲（体表の声を聞く）」と表現している。本書では、これらのメカニズムと治療の手順を紹介する。

DAISHIRYU 4

大師流小児鍼で使用する鍼

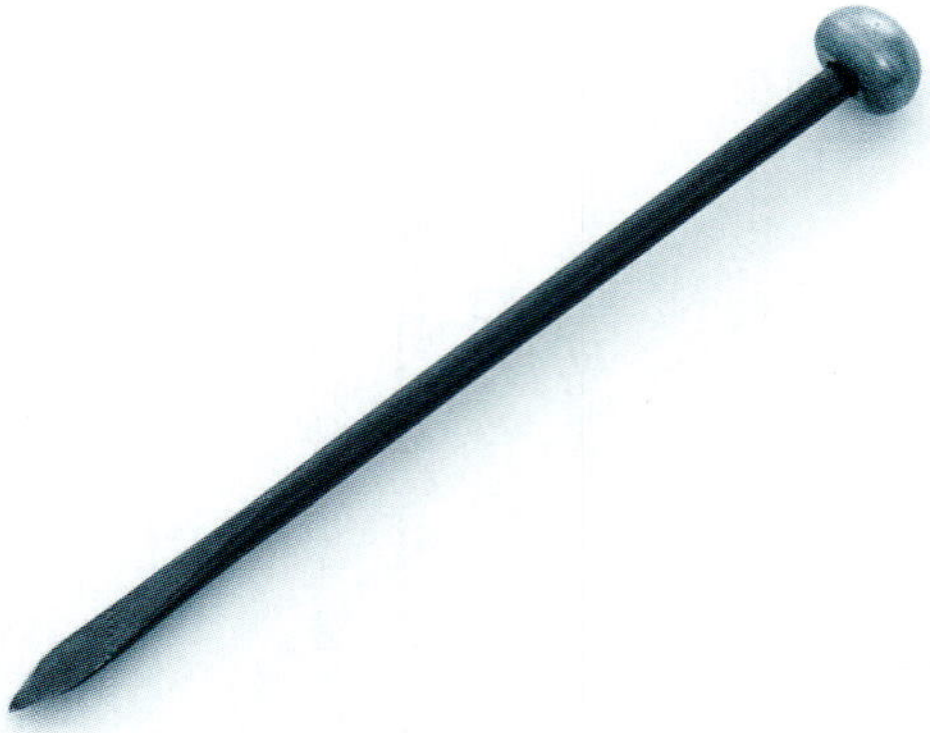

大師流小児鍼で主に使う、ヤキを入れた三稜鍼

大師流小児鍼の治療はヤキの入った三稜鍼をメインに使って治療を行う。長さ74ミリ、太さ2ミリ、重さ5グラムの鍼である。先端は三つの平面が重なり合っているトゲトゲとした形状で、かなりの強刺激になる。誤った方法で治療を行うと、皮膚を刺してしまい出血することとさえある。

一番メインとなって行うのがこの鍼を手掌の中に隠し、子どもから鍼が見えないように手前に引く動作を、1分間に150回のペースで、素早く繰り返す治療で、フェザータッチ法である。また、その動作と同時に、術手の環指、または中指で皮膚の反応点を探しながら治療する。刺激量（長さ、圧力、回数、スピード）は、皮膚の硬さによって判断する。前述した通り、生後1ヶ月から12歳くらいまでのあらゆる子どもを施術の対象としているため、患児によって刺激量を調整しなければならない。

この三稜鍼を使って皮膚に刺激を与えることにより、皮膚表面から刺激の信号を感知する「ケラチノサイ

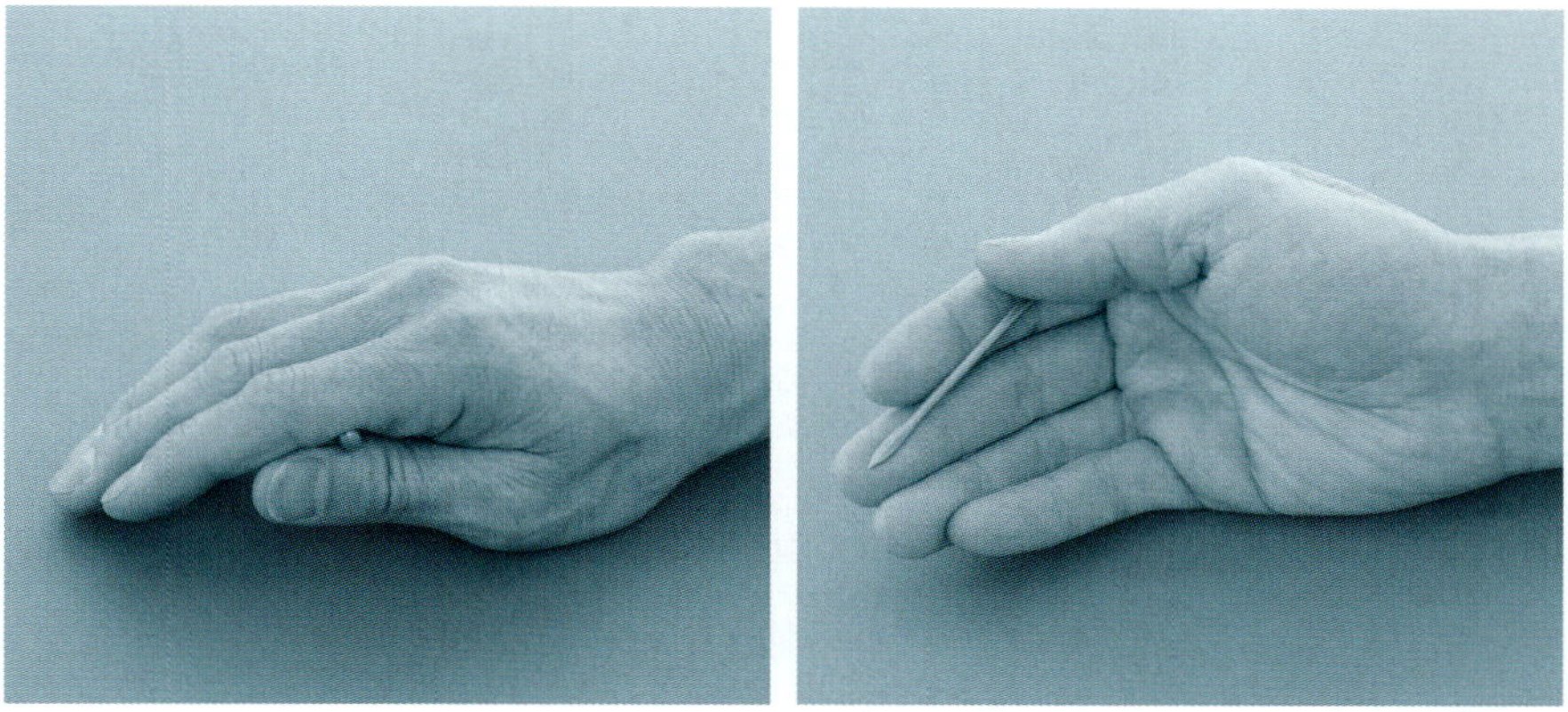

三稜鍼の持ち方。子どもから見えないように手で隠しながら治療をする

ト」という細胞が圧覚や触覚・痛覚または、乾燥刺激・温度刺激・化学的刺激等の刺激を感受し伝達する。

そして、皮膚表面刺激を連続的に行うことによって、オキシトシン分泌の促進、カテコールアミンの合成と分解、ＡＣＴＨやサブスタンスＰ，βエンドルフィンの合成の促進等の現象を起こす。

また、鉄イオンによる皮膚接触がカルシウムイオンを分布させ、バリア機能の維持を促進させることもわかっている。表皮の最深部の神経終末のメルケル細胞が接触をし、交感神経の抑制効果を維持させる効果もある。

これらの働きは、強すぎる刺激ではなく、軽微な刺激作用によって結果がもたらせられる。この「適度な刺激量」で、効果を出すためには相当の技術が必要であることには間違いはないが、刺さない鍼でも身体へさまざまな影響を与えていることを理解して頂きたい。

5 大師流小児鍼の治療方法

DAISHIRYU

大師流小児鍼の治療の基本は、まず腹部打診を行って、音や手掌に受ける弾力状態で反応点検索や診察を行う。そして接触鍼によって過緊張の皮膚緩和することが目的である。具体的には、腹部打診をし、左右の僧帽筋辺縁を術手の環指で擦過し、皮膚の硬柔判断をする。そして頚肩部辺縁の施術、背部、腰部の施術をした後、患児の頭部・胸部・腹部を施術し、上肢・下肢へと移り、最後にもう一度頚肩部辺縁を施術する。その後、治療の過剰・過少判断として、再度腹部打診をして施術を終えるという流れである。

初学者の鍼灸師はこの一連の方法を真似て治療して構わない。ただし鍼灸師自身が皮膚反応点を探すことができていない、一連の動作を施術するだけに始終している場合、大概はドーゼオーバ（刺激量過多）となっていることが実情なので注意が必要である。また、当日の子どもの機嫌や具合、体調によって臨機応変に対応しなければならないので注意してほしい。

大師流小児鍼は基本的には前項で紹介した三稜鍼一本で、どんな患児にも対応する。なぜなら、鍼を持つ手の圧によって刺激量の強弱を調整したり、鍼を引く動作をする肩の位置によって皮膚面への接触距離を自分で調整するからである。突き刺すのではなく、肘を後方に引くことによって三稜鍼の鋭い部分を、皮膚に一定の角度で接触する。鍼が皮膚に触れる「スピード」や「接触距離」や「接触する圧力」「鍼の接触回数」によってその刺激量は決定される。皮膚の状況を診察するとはどういうことかというと、皮膚の「顔」をのぞくということである。

大師流小児鍼の鍼灸師は鍼を持つ手の環指、または中指の指頭で皮膚の状況を診察する。皮膚には、乾燥した皮膚、湿潤した皮膚、冷えている皮膚、温かい皮膚、弾力のある皮膚、途中で指が止まる皮膚、指の薄皮をはぎ取られるような皮膚、などさまざまな状態がある。
このような多種多様な皮膚を触診することで疾患を診察するのである。まるで環指の指腹に「目」がついているかのような、確かな触覚を有することができるようになれば、正確な治療ができるというわけである。

子どもには鍉が見えないように隠した状態で触診と刺激をする。さらに「フェザータッチ法」を基本としているため、子どもからしたら「身体をなでてもらっている」という大変気持ちがよいものであり、治療されている感じはしない。子どもははじめ小難しい形相をしていても、しばらく鍉で身体を擦っていると、治療時間の経過とともに「笑顔」の表情が次第に出てくる。しかし、子どもに三稜鍼を見せてから治療しようとすると、すぐに拒否反応を起こしてしまうので注意したい。

大師流小児鍼の極意とは「子どもを笑顔にする」ことができるということだ。子どもの表情が変われば保護者も喜ぶ。保護者が喜ぶと、またさらに子どもの笑顔が増え、周りにもその笑顔が伝搬する。

山口氏は、子どもの心が身体へ及ぼす影響について、「親からいつも叱られていたり、虐待を受けてきた子どもというのは普段から顔や身体の筋肉に知らずに力が入っており硬直させている。顔が無表情でこわばっていたり肩を丸めたりいからせたりしていることが多い。これは叱られたり罰せられたりするたびに身を守ろうと身体を硬くしてきた結果そのような筋肉パターンが慢性化してしまっているからである」（山口創『子供の「脳」は肌にある』光文社）と説明しているが、確かに、精神的につらい気持ちを抱えていたり、心に余裕がない状態の子どもの場合、背中が弯曲していることがある。そういった子どもも大師流小児鍼の治療を施すと、笑顔を取り戻すことがある。大師流小児鍼は、100年以上前から受け継がれてきた伝統ある治療方法だが、昨今騒がれている精神面にも対応できる治療法なのである。

DAISHIRYU 6

大師流小児鍼の反応点と探し方

大師流小児鍼で治療する部位には緊張部位と弛緩部位という反応点がある。治療部位としては緊張部位のなかの過緊張部位である「皮膚の過緊張点」を探して治療をする。大師流小児鍼の初学者からは「反応点とは押さえると痛む場所なのか」「トリガーポイントなのか」等質問をされるが、簡単に説明すると治療する反応点とは「皮膚の最も硬い所」と表現できる。

過緊張部位は第一反応点、第二反応点、時には第三反応点まである。「ある」と書いたのはもともとそこに発生しているのではなく、指で皮膚を触っていると反応点と思える点や面を感じるところであるからだ。

同じ子どもでも、日によって、または治療の前後で反応点の感触も程度も大きさも異なる。

皮膚は盛り上がるところや窪むところ、湿ったところ、乾燥しているところなど温湿冷乾あり、それぞれ点や面で表現されることが多い。この周囲の皮膚組織と異なっている点や面が「反応点」である。三稜鍼を使ったフェザータッチ法で、指が止まるところが反応点である。指を前後左右に動かし、皮膚を軽くなでてみるとよく分かる。習いたてのころは硬い皮膚や柔らかい皮膚しか気が付かないが、慣れてくると皮膚の状態を面で感じることが多い。

鍼灸師は皮膚によく触れて、感触を確かめる努力をしなければならない。普段から、物を触るさまざまな感触を周囲皮膚組織と比較して言葉にする表現方法を身に着けていくと、指腹に「目がある」かのような指ができあがる。

大師流小児鍼のもうひとつの反応点の探し方として「腹部打診術」がある。腹部打診は最少でも3ヶ所（左承満、上脘、関元）を軽度に叩く。腹部打診で得られた音や受動的に得られた腹圧の弾力の

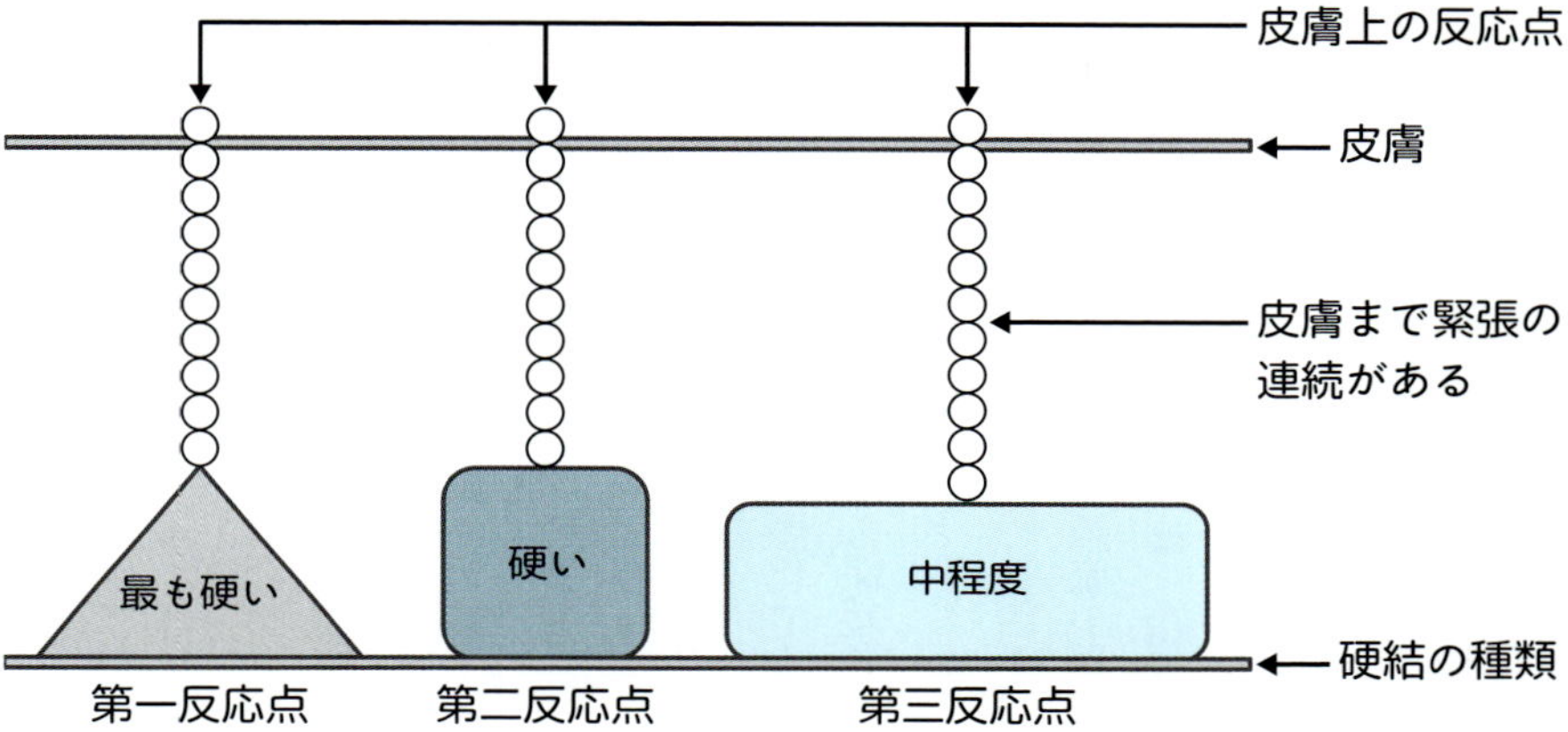

皮膚の過緊張部分と硬結との関係

程度で治療効果の判定や反応点を探す工夫をもしている。私はこれまで、腹部を4区画に分けて両手足に第一反応点を検索する一方法を発表している（48頁参照）。

また背部なども同じように触診し、反応点があれば第二反応点としてフェザータッチを行う。また、逆に第一反応点が１００回程度の接触鍼によって減少した場合、第一反応点を第二反応点とし他の第二反応点を検索する場合もある。さらに消失しつつある反応点を第三反応点とする場合もある。第一反応点に施術すると第二・第三が消失する場合も多い。反応点が減少したり消失するまで行う。反応点に大師流小児鍼をしていくと、ある程度で治療後に腹部打診音が変化することがある。例えば緊張音が鼓音や正常な弛緩音になる。しかし、腹部打診音が変化しないからと言って施術し続けると皮膚が弛緩し、身体が一時的にだるさを覚えるドーゼオーバーになるので、注意してほしい。

DAISHIRYU 7

大師流小児鍼は「空振り」が大切

大師流小児鍼を会得するには、地道な鍼頭叩き訓練（86頁参照）という練習から始まり、その後年齢別に応じた、接触距離（102頁参照）・手の圧力・スピード・鍼の接触回数の4要素を使い分けるようになることが原則である。

例えば1歳児への刺激は、接触距離が1センチ程度、手の圧力が20グラムから30グラムが妥当である。初学者や新米スタッフの多くは、鍼の刺激が実際に皮膚に伝わっているかどうか、あるいは患児が鍼の感触を感じられているのかどうかを評価しがちである。ちゃんと刺激できているかを気にしすぎるあまり、臨床の現場でも硬い皮膚だからと言って1歳の子どもに3歳以上の強刺激をして、ドーゼオーバーになって症状が悪化することも多い。ドーゼオーバーになってしまっては、当然、症状の改善とは程遠くなる。いくら保護者に、鍼は時間をかけて根気よく治療する必要があると納得させていたとしても、一向に改善されない日々が続いて根負けされたとしたら、それは保護者の忍耐力がないのではなくて、鍼灸師側の技術不足の結果なのである。

ここで伝えたいのは、大師流小児鍼を会得することは、極論的に言えば「空振りを極める」と言うことである。ほとんどの人は、「空振り」と聞くと治療をしていないと思うだろうし、実際に治療を見た保護者からしてみても「鍼が皮膚面に接していないけれど本当に治療しているのか？」と、疑問を抱かれるだろう。鍼灸師は鍼を皮膚面に「接触しないといけない病」を患っているから、何とか症状を治したいと躍起になって、つい鍼を皮膚面に接触してしまいたくなるし、また接触しないと治らないというジレンマに陥るのは当然である。しかし、実は「空振り」こそが、相当な鍛錬を必要とする大切な技術なのである。

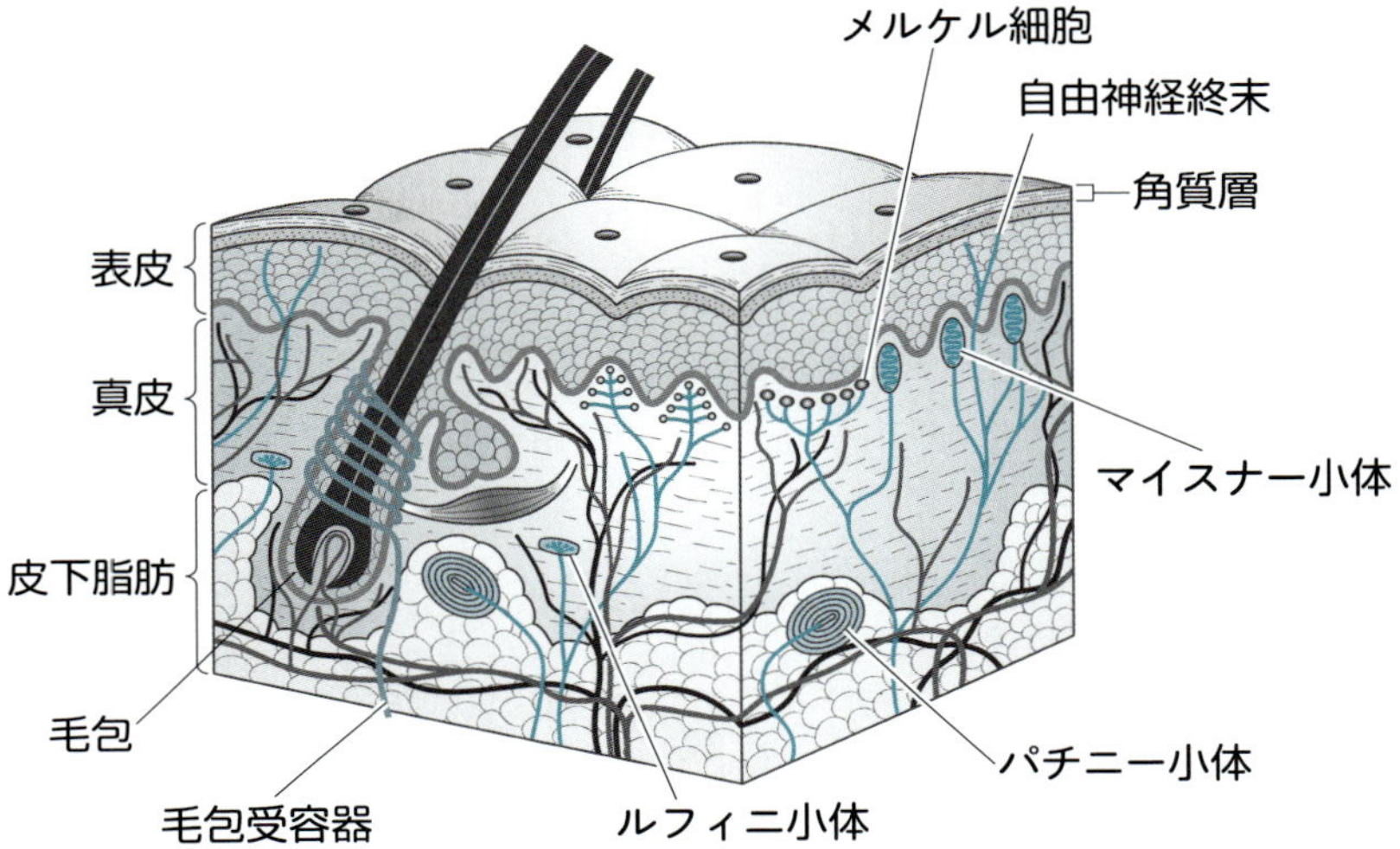

皮膚の模式図。毛も皮膚と同じくセンサーとして働いている

皮膚表面にはターンオーバー（皮膚の新陳代謝）によって不必要となった細胞が押し上げられて角化した細胞「ケラチノサイト」があり、やがてケラチノサイトは垢となって剥がれ落ちる。ケラチノサイトは物理的刺激、化学的刺激、内因的刺激、心因的刺激などの、外界、内界両方からの刺激がストレッサーとなり、体内にさまざまな信号を行って、生体の恒常性の維持を行っている。

皮膚は、有毛部と無毛部に分けられている。毛のある部分はさらに皮膚の中に、毛根と毛母細胞がある。この毛の周囲には、トンネル（毛包）があり、このトンネルは皮膚の一部なのである。皮膚の一部ということは皮膚表面のケラチノサイトを有しているということであるが、皮膚表面のケラチノサイトとはややその性質を異にしている。普通の皮膚のケラチノサイトはターンオーバーによって垢になり、角質層が入れ替わるのに対して、毛穴を形成する皮膚は「垢」の代わりに「毛」を作っている。また皮膚の場合は最上部には皮脂腺を有しているが、毛の毛母細胞の周囲には自由神経終末が毛の周りを取り巻いている。

猫や犬のヒゲがアンテナの役割を果たし、何かを察知した時に動かしているのを見たことがある人も多いだろう。ヒトの場合は、「毛」が触れて、毛が傾くことによって最下部の自由神経終末がその情報をキャッチしてそれぞれのマイスナー小体、メルケル細胞、ルフィニ小体、パチニー小体などの受容器に情報が伝達される。特にパチニー小体は外部からの動きの感度がよく、皮膚への接触を感知する鋭いセンサーとなっている。これらの受容器が自律神経系を介し、瞬時に身体の免疫及び防御反応を起こす。毛の傾き加減によって毛の周囲のケラチノサイトが情報を体内のセンサーに伝達しているのである。つまり皮膚と同じく「毛」は外部センサーとしての役割を持っているということである。

大師流小児鍼での「空振り」の意味はこのメカニズムに沿って、「毛」に刺激を与えることで効果を得る。「毛をなでる程度の刺激」で効果が発揮できると言うことが、「空振り」の効果なのである。

このようにして「毛をなでる程度の鍼」つまり「空振り」をすることも皮膚に接触して、刺激をしているということなのである。なぜなら「毛」も皮膚だからだ。とくに乳幼児から3歳くらいまでは、ドーゼオーバーにならないためにも、意識して空振りを行うようにしなければならない。

「鍼を刺さない、さらに皮膚面を直接触れることもなく子どもにとって気持ちがよいと思える刺激を与える」。なんとも不思議な話でもあるが、「毛をなでる程度の鍼」は子どもにとってとても心地がよいものなのである。大人も、優しく身体をなでられて心地よく感じるときもあるが、多くの大人はその心地よさを「くすぐったい」ととらえる。

また、技術としての「空振り」の難しさは、鍼があえて皮膚に触れないようにする練習をしてみるとよくわかる。鍼が皮膚に接触しないようにすることは、相当の集中力と根気が必要なのである。鍼を皮膚面に触れさせたい気持ちをぐっとこらえて一定のスピードで、一定の圧力で鍼を持ち、さらに、あらゆる方向に手を動かすことができたらかなりのプロフェッショナルになっているに違いない。臨

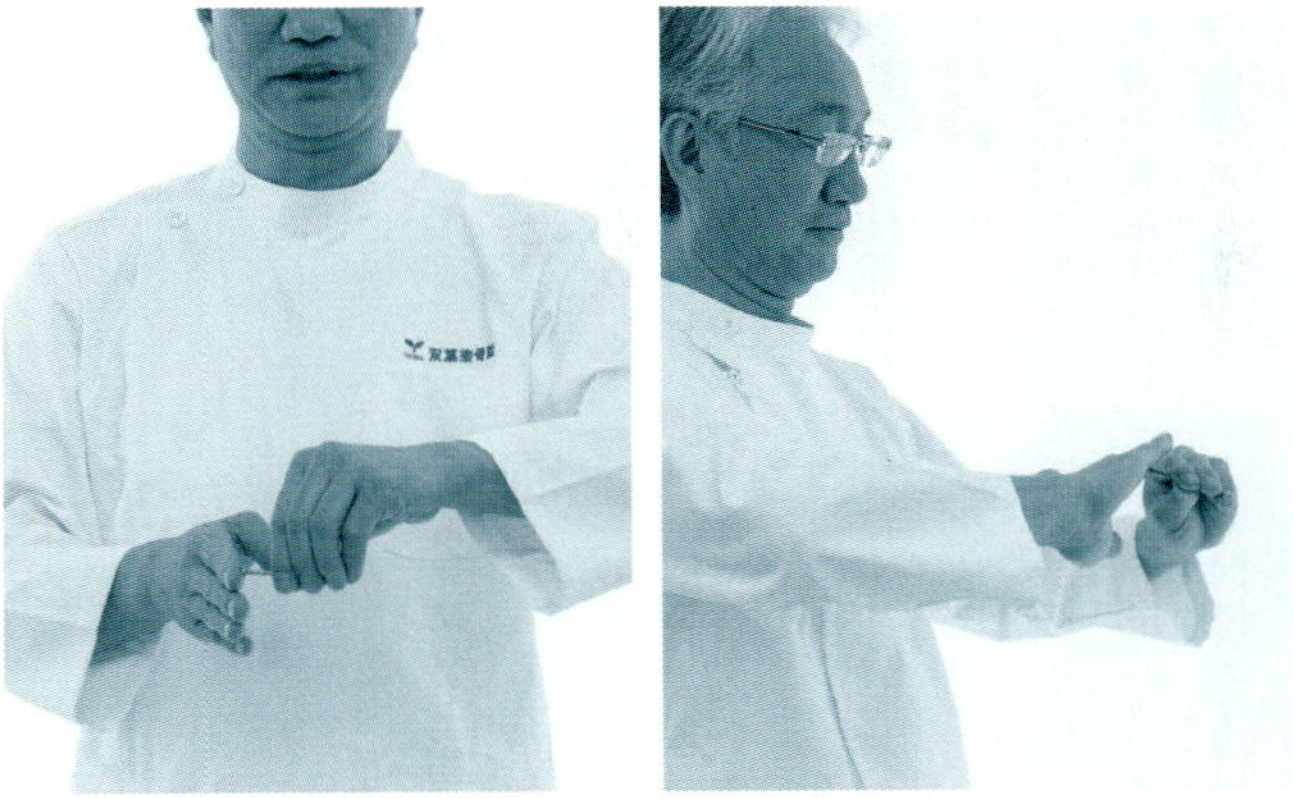

6方向からの「鍼頭叩き訓練」は実践で大いに役立つ（詳しい方法は86頁参照）

床では、1歳の患児であれば、10回空振りの動作を行ううちに1回は接触刺激をする。これが適度な刺激量なのである。およそ5分間、大師流小児鍼の「空振り」を行う練習をしてみるとよい。5分間鍼が皮膚に触れない手の動かし方をマスターすれば幅広い症状の治療に活用できる。

逆に、鍼を感じるようないわゆる「強刺激」は地道な練習はなくても、いつでもできる。

この空振りの練習はモデル患者の前腕に対して、鍼を使用しないで、6方向からの動き方を練習する必要がある。この6方向の動きは、刺激を与える場所が子どもによって異なることと、じっとしていない子どもに対応するためである。手の動き方をマスターした後に、実際に鍼をもって空振りを意識して同じ動かし方をしてみる。

子どものあらゆる状況を想定したこの多方向での空振りの練習は、おそらく臨床にとても役に立つと思う。詳しい動きは2章の鍼頭叩き訓練の解説（86頁参照）で後述しているので、地道に練習をし、試して頂きたいと思う。

DAISHIRYU 8

ケラチノサイトと大師流小児鍼1

皮膚科医は皮膚表面の状態を診て、内臓器を診察している。また内科医は内臓体性反射としても皮膚を診ているケースも多い。皮膚の状態が内臓器と直接関係あるかどうかは別として、おおむね身体の異常がある部位から皮膚表面に異常信号が出ることは承知のとおりである。同じように大師流小児鍼の治療は、必ず皮膚を介して行われる。患児に携わる全ての治療の行程で皮膚を介した診察を行っているのである。

大師流小児鍼で最も特徴的な点は、「同じ皮膚でもその皮膚の緊張や弛緩状態を素早く指腹感覚で診察して治療をする」ことにある。硬い皮膚には強刺激、柔らかい皮膚には弱刺激をする。

さて、技術的なことの前に治療された皮膚はどのような行程を経て身体の状態を改善しているのかの理論を知らなければならない。

皮膚は人間の表皮であって表皮以下を保護する目的も当然あるが、人間が海に入ったり、入浴できたりとするように、水が体内に入ることは無い。ヒトの祖先は「魚類」であったからだ。しかし少しづつ年月を過ぎて、ある時陸地生活するようになると皮膚自体が防水をするようになった。そして外部環境からのあらゆる菌などの防菌作用を獲得し、外部環境に適応するように進化をしてきた。

そう言ったことから皮膚は、「保湿」「水分の蒸発の防止」を行うようになり、今では外部環境からの免疫系としてバリア機能を有しているということが多くの研究者によって発見もされている。

あらゆる研究が進むにつれ、皮膚の表面の謎が解明され、最近では化粧品メーカーでもその皮膚の相乗効果を狙った商品の開発が行われている。

田上八朗氏（東北大学名誉教授）は「皮膚は人体最大の免疫器官である」と述べている。なぜ皮膚は免疫器官と言えるのであろうか。

皮膚の構造のうち、皮膚表面を形成している角質層は「ケラチノサイト」という上皮細胞からできており、表皮細胞の95%を占めている。皮膚の厚みは1.5〜1.4ミリで、このうち表皮の厚さは0・06から0・2ミリである。角質層自身の厚みは10から20ミクロンと薄い。近年この「ケラチノサイト」がさまざまな化学情報を有していることが明らかにされている。

表層のケラチノサイト（角質層）は「垢」となって剥がれていく死細胞である。一方、細胞間脂質に挟まれた深層には、生きているケラチノサイト細胞で、ターンオーバーによって表層ケラチノサイトの細胞間脂質となる脂質（ラメラ顆粒）を含んでいる深層ケラチノサイトがある。

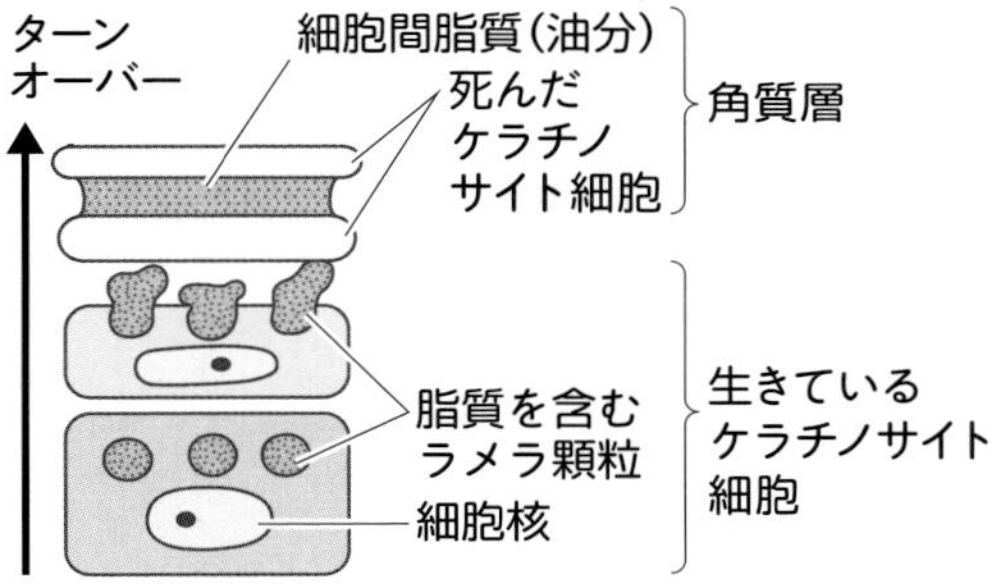

ケラチノサイトの細胞の構造

表層のケラチノサイトと深層のケラチノサイトは細胞間脂質で補強されていて、ケラチノサイトをレンガと例えると細胞間脂質はモルタル状のような接着剤の働きをする。構成はレンガとモルタル状である。

ケラチノサイトは、外部環境からの機械的圧力や温度覚・触覚・化学的刺激などの外因によって興奮するセンサーとしても活躍していることが分かっている。つまりケラチノサイトが興奮を受容するさまざまな神経に対してセンサー的な役割を担っているわけである。

ケラチノサイトは構造上アンテナであるＴＲＰＶ３（トリップブイスリー）センサーを有している。皮膚のアンテナであるＴＲＰＶ３センサーが外部環境からストレスや攻撃を受けると、ＴＲＰＶ３センサーからＡＴＰ（アデノシンミリン酸）を放出する。ＡＴＰとはケラチノサイトで合成され放出される物質である。このＡＴＰを受容する神経（Ｍｒｇｐｒｄ-侵害受容線維）には受容体があって、この受容体から痛み神経、温度感覚神経、圧受容器、紫外線受容体などに伝達され、最終的には血液などを介して反応が現れるのである。

ケラチノサイトは皮膚の表皮ギリギリのところでさまざまな攻撃や刺激を感受し、アンテナから情報を与える空港の管制塔の役割をしているのである。

皮膚は内部にプラスイオン、外部にはマイナスイオンとして電位差を有している。この電位差はバリアの破壊と共に消滅し、カルシウムイオン濃度が変化することによって、ケラチノサイトはＩＬ-１Ｂ（インターロイキン）というたんぱく質（サイトカイン）を放出する。例えば皮膚がひっかき傷程度によって角質層のバリアが破壊すると、ケラチノサイトからサイトカインを放出してバリア機能を補助する。

表層のケラチノサイトは、刺激を受けると増殖する。刺激には自分自身でサイトカインを作ることによって刺激されて生じるオートクライン刺激と、他の炎症細胞が作るサイトカインによって刺激されるパラクライン刺激とがある。この２つの刺激によって、ケラチノサイトは、数時間の間にＩＬ１（インターロイキン）やＴＮＦアルファといった炎症性のサイトカインを作り出し、放出する。この放出によって白血球やＴリンパ球が呼び出され炎症をさらに高めているのである。

ストレスホルモンと呼ばれている「コルチゾール」は表皮が傷を受けた際にも、ケラチノサイトを合成して放出する。一般に脳でストレスを感じるとコルチゾールは副腎で合成され血中に放出されるが、このように外部からのテクニカルストレスによっても、ストレスホルモンの指標であるコルチゾールは表層ケラチノサイトから合成されているのである。ケラチノサイトが外因的刺激を受けた際に、痛みや痒みを誘発する物質を引き起こすのである。

また、最も興味深いことに、幸せホルモンと言われる「オキシトシン」も実はケラチノサイトで合成されて下垂体後葉から放出される。傳田登美子氏（資生堂ライフサイエンス研究所）は皮膚刺激を受けると細胞外にオキシトシンが放出されることを発見した。つまり体表への刺激がオキシトシン量を間接的に増やしているということである。

また、表皮細胞のうち5％を占める細胞は「ランゲルハンス細胞」である。

このランゲルハンス細胞は外から侵入した物質を捉え、その情報をリンパ球に伝える働きがある。以上のように皮膚への刺激はさまざまに皮膚表面細胞のケラチノサイトやランゲルハンス細胞によって、身体を防御したり免疫機能の強化に役立っている。

ここで注意したいのは大師流小児鍼で皮膚刺激を行う際、ケラチノサイトやランゲルハンス細胞といった皮膚表面細胞を破壊することなく治療しなければならないということである。こんなに重要な免疫機構を担った細胞群をむしろ有効的に刺激をすることによって、免疫機能は上昇し、小児の身体に有効な治療方法の一助となるからである。

大師流小児鍼は「羽毛でなでるような刺激」を行うことが基本である。決して「ガリガリ」と刺激するものではない。「ガリガリ」と刺激をして皮膚表面を傷つけバリア機能を失うと、多くのサイトカインが放出されてしまう。時には皮膚を傷つけることによって、ストレスホルモンを誘発してしまう結果ともなり、逆効果となってしまうことさえある。あまりにもひどい連続的なストレスホルモンの放出は、サイトカインが多く放出され神経系に作用すると抑うつ状態を引き起こすのである。

DAISHIRYU 9

ケラチノサイトと大師流小児鍼2

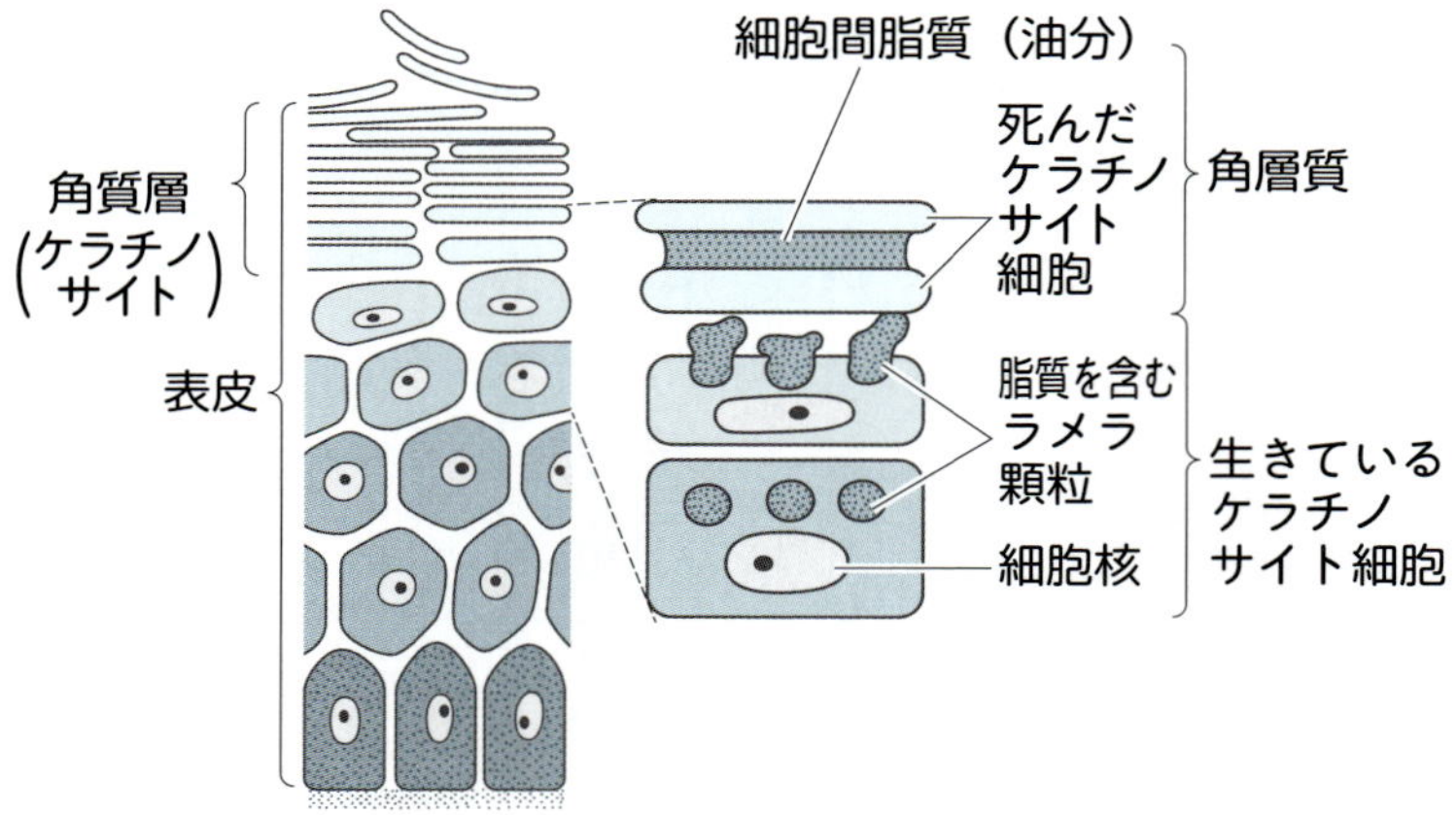

細胞の構造

前項では、表層のケラチノサイト（角質層）はいわゆる「垢」となって剥がれていく運命の細胞で死細胞である一方、細胞間脂質に挟まれて深層にラメラ顆粒を含む細胞となっているのは生きているケラチノサイト細胞で脂質を含んでいると解説した。一般に垢が出て次の垢が出てくるまでの期間は40日から50日ほどで表皮基底膜から垢になるまでの一連の現象をターンオーバーという。

表層のケラチノサイトと深層のケラチノサイトは細胞間脂質で補強されていて、ケラチノサイトをレンガに例えると細胞間脂質はモルタル状のような接着剤の働きをする。このモルタルが剥がれると「垢」となる。角質層の構成はレンガとモルタル状であり、両者は絶えず情報信号が受け渡しされてもいる。

この細胞間脂質（ラメラ顆粒）の正体はアミノ酸からできたセラミドであって、このセラミドの含有量が少なくなると古い角質層は剥がれ落ちてターンオーバーを繰り返す仕組みである。

ケラチノサイトの働き
タンパク質分解酵素を作り、細胞間脂質を融解する
機械的圧力や温度・触覚・化学的刺激などの外因によって興奮する
TRPV3センサー（トリップブイスリー）を有する
ATPを放出する
カルシウムイオンの濃度変化を感知する
コルチゾールを合成し、放出する
オキシトシンを分泌する

ケラチノサイトの主な働き

ターンオーバーが繰り返されるためにはこのセラミドを融解する働きが必要であり、これにはタンパク質分解酵素が必要である。魚鱗症という病気は、タンパク分解酵素が後天的または環境的に不足し、細胞間脂質を分解することが困難となり、そのままターンオーバーを繰り返して古い角質層は剥がれることがなく、そのままの分厚い皮膚が黒く残る状態を言っている。つまり魚鱗症はタンパク質分解酵素がない病気であり、アミノ酸のない病気であると言える。タンパク質分解酵素は、ケラチノサイト細胞や血液の補体であるC3として血管からも放出されている。ケラチノサイトは古い角質層を見つけたらタンパク質分解酵素を作り、細胞間脂質を融解してターンオーバーの一助となっている。

ここでなぜアトピー性皮膚炎では、角質層の皮膚が乾燥しているのか解説したい。それは男性ホルモンが低下すると毛穴から出る皮脂腺を抑えてしまうからであり、これによって水分量を失い、乾燥肌となるためである。

一般に子どもと50歳以降の男性や30歳以降の女性では男性ホルモンの低下があるため、乾燥肌となりやすく、掻痒感を呈しやすいのはこのためである。従ってアトピー性皮膚炎では、角質の細胞間脂質のセラミドやアミノ酸減少によって、目に見えない皮膚炎が発生しており、機能的に劣った角質層が集合しているということになる。この機能的に劣った角質層は掻痒感を増し、角層や皮膚を一層傷つけてしまい、アトピー性皮膚炎の悪循環を起こす結果となっているのである。

また、アトピー性皮膚炎は皮膚が乾燥した結果、または細胞間脂質のバリア機能低下によって黄色ブドウ球菌や溶血性連鎖球菌が侵入しやすくなっており、絶えず汚れている。これらの菌が皮膚表面の傷から侵入して、皮下のTリンパ球を刺激し、体内からスーパー抗原という毒素を出すことによってさらに皮膚炎を悪化させてしまっている。

最近の研究ではこのケラチノサイトは機械的圧力や温度・触覚・化学的刺激などの外因によって興奮するセンサーとしても活躍していることが分かった。つまりケラチノサイトが神経に対してセンサー的な役割を担っているわけである。

またアトピー性皮膚炎等により皮膚の角質層がバリアとしての機能を失うと、表皮に分布するカルシウムイオン濃度が変化する。一般にアトピー性皮膚炎では表皮のカルシウムイオン濃度が低くなり、神経線維の密度が高くなり、濃度低下に伴って末梢神経を刺激するため、皮膚炎の悪循環が働くシステムである。

また、皮膚が金属などに触れた際には、皮膚のバリア機能は回復する。金属のもつ自由電子が皮膚に接触することによって、皮膚表面に負の電位を帯びるという環境が整うのである。

このようなことから、大師流小児鍼はヤキの入った鋼鉄でできた鍼であるため、鉄の持つ自由電子が皮膚に接触することによって正常な皮膚の持つ負の電位を正常に戻す作用があると考えられる。

また、例えば、衣服を着て肌に合わない生地の服を着る場合、皮膚が「チクチク」感じたり、寒い冬場には室内の長時間の暖房によって皮膚が乾燥すると、乾燥肌となる。あるいは、カイロを背中に入れると熱くなる。これらの熱い・痛い・くすぐったい・気持ちよい等さまざまな感覚は「ケラチノサイト」の興奮による情報が働いていると考えられている。しかしパラクライン刺激としてケラチノサイトは直接、温度感覚神経や疼痛感覚神経などを刺激するわけではない。ケラチノサイトが外因的刺激を受けた際に、ブラジキニンやプロスタグランジン等の痛みや痒みを誘発する物質を引き起こす神経を刺激するのである。それが、ＴＲＰＶ３センサーである。ケラチノサイトは紫外線を浴びた際にもアンテナであるＴＲＰＶ３センサーが紫外線刺激作用を受容し、ＡＴＰを放出することによってＡＴＰセンサーを持つ神経（Ｍｒｇｐｒｄ）の受容体が刺激され肥満細胞から痛みや痒みの物質であるヒスタミンやブラジキニン・プロスタグランジンなどを放出する。

この放出されたＡＴＰを受容するＡＴＰ受容神経（Ｍｒｇｐｒｄ）がメルケル細胞など自由神経終末と接続しており、初めて刺激の情報が受け継がれるのである。

さて一方、ケラチノサイトは、コルチゾールを合成して放出することもわかっている。コルチゾールは副腎皮質ホルモンで、ストレスの指標ともなっている物質である。またサイトカインも角層のバリア破壊後に合成するということもわかっている。表皮が傷つくと、ＩＬ-１Ｂ（インターロイキン）という物質が放出され、これがケラチノサイトに作用して、コルチゾールを合成する酵素が増大して放出する仕組みである。

サイトカインの場合は増え続けると、神経系に作用して、抑うつ症状等を引き起こすことも示唆されている。このような結果からもわかるように、例えば心因的ストレスもストレスによる結果として、コルチゾールが増え続け、皮膚バリア機能の破壊が進行するということが言える。ストレスによって皮膚が荒れるのはこのためである。

DAISHIRYU 10

フェザータッチの有効性

大師流小児鍼は「空振り」と「フェザータッチ」が基本である。ここではフェザータッチの有効性を皮膚医学の見解から紹介する。

前述の通り、ケラチノサイトという細胞は角質層の事で皮膚の最表面の細胞である。神経伝達物質であるＡＴＰは表皮ケラチノサイトで放出されている。ＡＴＰというと一般的に生体のエネルギー源と言われているが、皮膚は6層の層状構造からなっていて、最表層の皮質からは、ＡＴＰが圧受容感覚やテクニカルストレス（外部環境によるストレス）を受容して神経を介して伝達する働きもあるということが分かってきている。表皮のケラチノサイトは表層と深層の二層に分かれている。表層のケラチノサイトはお互いの細胞は細胞間脂質の他、ギャップ結合と言われる一種の管状で結ばれており、情報伝達物質ＡＴＰで結合されている。

このギャップ結合は、外部からのテクニカルストレスが広範囲に伝達していく役割を有している。電位を受容したり、圧刺激などを受容したりするのは最表皮のケラチノサイトであって、圧刺激などが加わると、ＡＴＰをケラチノサイトから放出して、その信号を二次的に伝達している。この伝達する表皮の情報システムはＭｒｇｐｒｄ線維と言って無髄の神経線維である。この神経は皮膚組織などの損傷に応答するべき神経であって、侵害受容線維とも呼ばれているものである。いわゆる感覚受容体として形成され、愛撫のような感覚を受容し、繊細で皮膚感覚に寄与している。皮膚の表層にしか存在していない。

一方深層のケラチノサイトは例えば表層に圧刺激が加わった際に、二次的信号としてＡＴＰが最深部のケラチノサイトに情報を伝達する。このケラチノサイトの最深部はいわゆる自由神経終末、メルケル細胞や、ルフィニ小体やマイスナー小体などがあって、強い圧受感覚や低音温度感覚等をここで受容している。

　このように外部情報を一番初めに受けるのは表皮であって、特に最表層のケラチノサイトのギャップ結合による情報システムがポイントである。大師流小児鍼をする際は、この最表皮のケラチノサイトをなでるように刺激をする。しかし、一旦その刺激が過剰ともなれば侵害受容線維が二次的に情報伝達物質ＡＴＰを深部のケラチノサイトに移し、自由神経終末の受容器に伝達され、痛み、温度、圧迫など機械的刺激となって感覚を受容することになる。

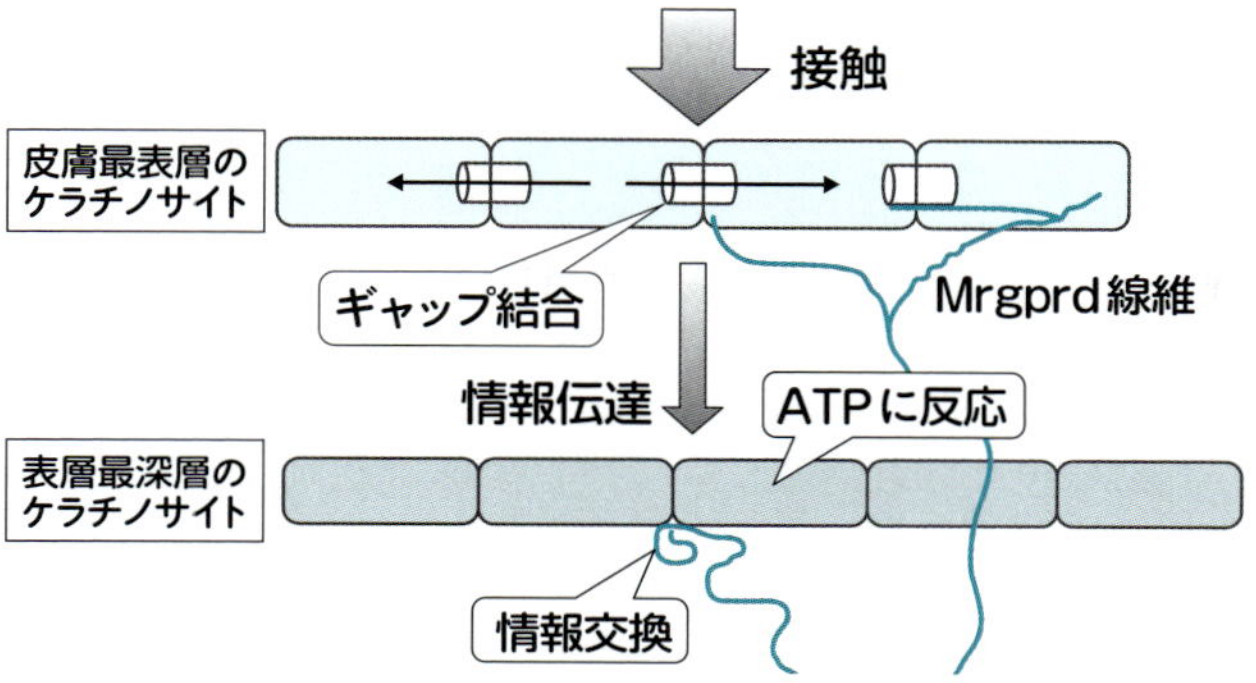

表層のケラチノサイトへの刺激が
神経受容器に伝達するしくみ

　大師流小児鍼で使われる「フェザータッチ」、「鳥の羽毛でなでるような感覚」はこのケラチノサイトの表層部で受容していることを理解してほしい。つまり大師流小児鍼の刺激量は決して深部ケラチノサイトを刺激することなく、浅層のケラチノサイトを刺激することが最も重要で、この刺激によって、無髄神経であるＭｒｇｐｒｄ線維に愛撫するような感覚を与えることに効果を発しているのである。つまり一旦小児鍼で皮膚を傷つけたり、過剰に刺激したりすると逆効果となるのである。表層の情報伝達物質ＡＴＰを上手く刺激することによって、「気持ちのよい鍼」が、幸福ホルモンのオキシトシン誘発、ストレスホルモンのコルチゾールの減少などを招き、結果としてフェザータッチが小児の身体に最もよい条件を作り出す可能性をもたらしているものと考えられる。

DAISHIRYU 11

皮膚と波動

ところで、私は大師流小児鍼を教示頂いてすぐの頃、6歳女児の夜尿症治療を行った。治療技術もないまま見様見真似で治療を行った結果、女児の夜尿は一夜にして消失した。

その女児は、軽度夜尿症で朝方に時折下着を濡らす程度での症状であったため、著効を示したと思われる。

私にとってはまったくの偶然であったが、保護者からしてみれば「小児鍼はよく効くね」という感想を持ったようであった。今思えば相当の強刺激をしていたのであろう。

しかしその後、治療をすればするほど偶然の成功は減り、効果も反応もない子どもが増えていった。私は小児鍼の効果を理解できないまま、ただ谷岡賢徳氏の治療を真似る毎日であった。しかしある時、子どもの皮膚に意識を集中させて触れたところ「水玉を引いている」感覚を術手である環指で受けた。いわゆる「波動」である。この「波動」を感じてから、毎日あらゆる子どもの皮膚に注意してみたのだが、なかなか「波動」のある子どもに出くわすことができない。しかしある日、再度「波動」を感じる小児を発見した。

発見したというと大げさかもしれないが、「波動」を触知する子どもを見ると、ほとんどが乳幼児等低年齢層であった。逆に小学生などは皮膚がしっかりとしていていわゆる生まれたての乳幼児に見る皮膚とは異なっていた。

つまりは「波動」を感じるのは「柔らかい皮膚」であった。「柔らかい皮膚」は「弱刺激」と教えられていたので、鍼を皮膚から浮かして、通常の１００分の1の刺激で接触した。

このように鍼を浮かしてしまう刺激はいわゆる空振りを意味するが、それが丁度よい「水玉を引く」感触が再現できる方法だったのである。この「水玉を引く」感覚がわかるようになってからは小学生が中心であった小児鍼患者が乳幼児から3歳くらいまでの小児が多く来院するようになった。そしてどの子にも自分が考える１００分の1の程度での接触を続けることによって、症状の程度が軽くなるか消失し、子どもの表情が明るくなるのが分かってきた。保護者も随分楽になったと教えてくれるようになった。

多くの鍼灸師は鍼技術や経穴を取得する方法などさまざまな勉強会などで勉強する機会が多いが、「皮膚」に関しての知識はほとんどない。また学校でも生理的な学問は学ぶが「皮膚」の学問についてはほぼ皆無であるといってもよい。

皮膚にはバリア機能があって皮膚組織の皮下には自律神経系直系の豊富な細胞がある。このバリア機能は触覚であったり、圧覚であったりとその皮膚固有の機能がさまざまである。

大師流小児鍼も同じように考えて取り扱っているため、皮膚のバリア機能をほぼ損傷することなくむしろ活性化を助けている。大師流小児鍼では極めて優しくソフトになでるような感覚を皮膚に与えることが原則である。この方法で行うことによって「波動」が生じる機会が与えられ、自律神経系を安定化させて、気分をよくすることができるのである。気分がよくなれば生命体の成長ホルモンが放出し、痛みの抑制や幸福のホルモン（オキシトシン）が出現し、さまざまな子どもの症状が改善されるのである。

乳幼児等の皮膚表面は三角形のパターンの羅列が細かく観察される。一方、高齢者の皮膚表面は三角形のパターンが粗雑で粗いため光が当たっても「てらてらした」外見となる。皮膚表面のバリア機能の修復も当然異なる。乳幼児の皮膚はバリア機能の修復が早い。大師流小児鍼はこのバリア機能を破損することなく適度な刺激を行うことで効果を得るのである。

DAISHIRYU

12 大師流小児鍼は免疫力を高める

最近の皮膚医学の発展は目覚ましいものがある。大師流がそのさまざまな効果を発揮するのは言うまでもないが、一部、その効果が高い分野について説明をしておく。

皮膚の炎症や湿疹などは免疫力などの低下から引き起こされることが多い。また、それだけではなく、アレルギー疾患や喘息などもその反応は皮膚面に表れることが多い。

特にアトピー性皮膚炎を例にとってみると、その皮膚の症状は幼少児期（～3歳までに）発症することがほとんどである。

このような免疫力低下によって引き起こされると考えられる皮膚疾患を治療の目的として鍼灸院を訪れる患者も多い。

なぜそういった治療を目的に鍼灸を試みる患者が多いのであろうか。それは、一言でいえば免疫力をアップさせることが可能だからだ。

さてそういった疾患に対して大師流小児鍼はどのような作用機序をもたらしているのかを考えなければならない。

アトピー性皮膚炎は現在さまざまな研究も行われているが、特に皮膚細胞の中に常在している細菌である「マラセチア」という常在細菌に注目したい。

これらは過労やストレス、睡眠不足、過食、抗生剤、ステロイド剤の使用等によって皮脂の増加に伴い増加し、その結果炎症が惹起されると言われている。

特に免疫系など外因内因等によって身体の変化が伴うと、皮膚細胞からＩＬ-33（インターロイキン）」というたんぱく質が放出され、それを感受したマラセチアが増殖する。マラセチアは脂質や湿

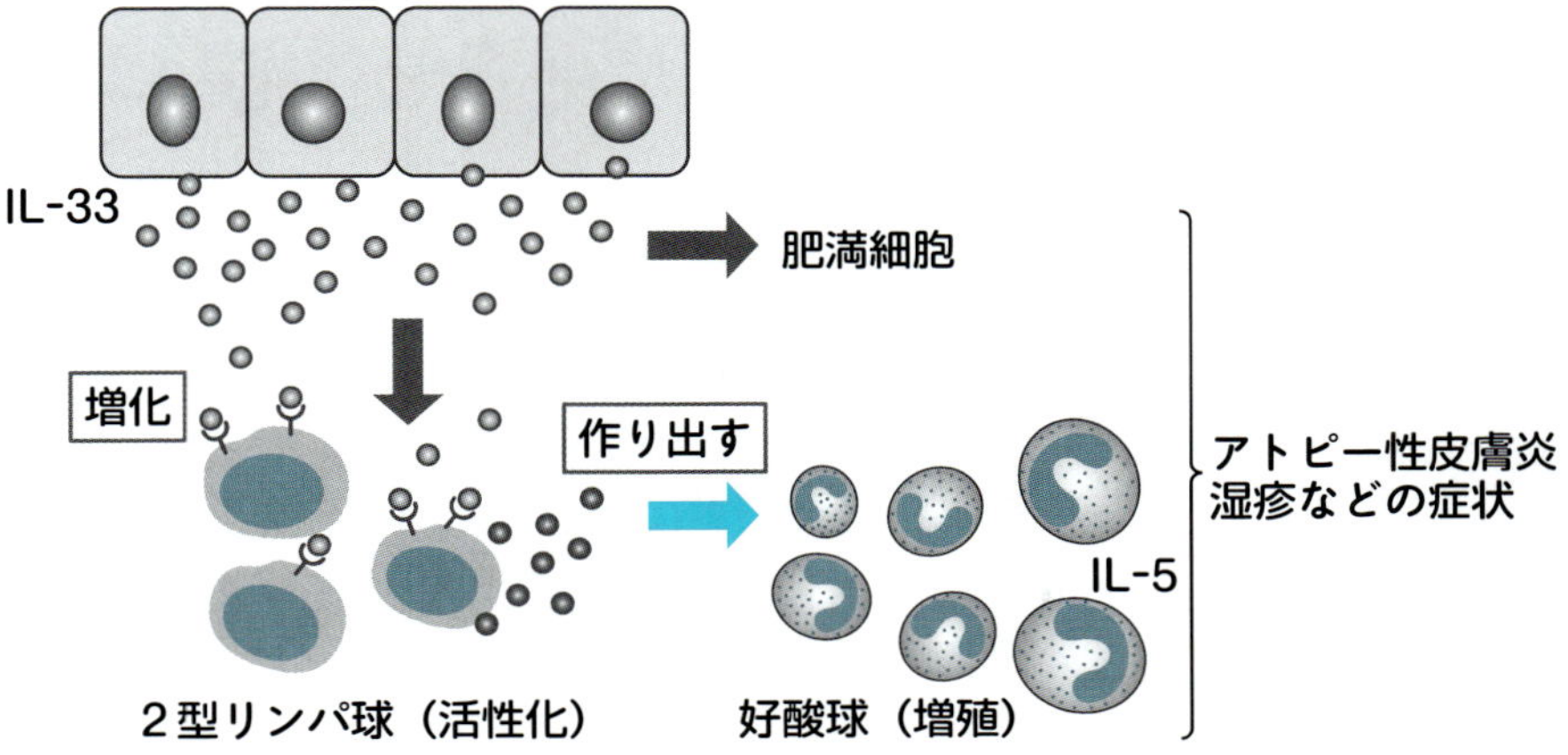

アトピー性皮膚炎の発症メカニズム

度のある場所をとても好み、その適した環境になると栄養分をたくさん取り入れて増殖していくのである。

この増殖によって2型リンパ球（ＩＬ-５）が活性化し、好酸球を増殖させ最終的に湿疹・炎症などの症状を起こすとされている。

アトピー性皮膚炎の患者はこのＩＬ-33が通常の33倍もあると言われている。またアトピー性皮膚炎だけではなく、喘息・鼻炎・副鼻腔炎などのアレルギー性疾患や関節炎・糖尿病・炎症性腸疾患・ＳＬＥの発症、さらにはアルツハイマー病や心疾患の発症にも関与しているとも言われている。

このように考えれば、大師流小児鍼によって、過労やストレスを減少させ、良質な睡眠や便秘を改消させ適度な食事を勧められるようになれば、アトピー性皮膚炎や、湿疹、喘息、そのほかアレルギー疾患などを減少させる働きができるものとも考えられる。

大師流小児鍼で硬い皮膚や緊張している反応点を治療すれば、血液の流れをよくし、自律神経系を安定化させられる。その結果、皮膚角質層中の常在細菌繁殖を抑制し、ＩＬ-33放出を抑え、免疫力を維持させるというメカニズムが考えられる。

DAISHIRYU 13

幸せホルモンのオキシトシン

皮膚の刺激をすると、その刺激は皮膚表面の角質層からさまざまな受容器を介し、神経受容器が反射をして身体のあらゆるところに反応をもたらす。その主役となるのは角質層にある「ケラチノサイト」であることはここまでで説明をした。そしてそのケラチノサイトはターンオーバーの助長、免疫力を高める効果のほか、「オキシトシン」を誘発させる働きもあるのである。

オキシトシンとは愛撫や抱擁などの皮膚接触や性交渉による子宮頚部への刺激によっても放出されるため、「抱擁ホルモン」や、「幸せホルモン」と呼ばれることもある。つまり大師流小児鍼で羽毛のようななで方をすると幸せホルモンが放出されて、神経興奮作用が抑制されて、安定的な精神や身体の環境を作ることができるのである。

シャスネン・ウベネース・モベリ氏は「オキシトシン」(シャスティン・ウヴネース・モベリ著『オキシトシン―私たちのからだがつくる安らぎの物質』晶文社)の中で、オキシトシンの作用のうち「オキシトシンシステム」についてを説明している。オキシトシンは視床下部の視索上核と室傍核で作られ、神経伝達物質として下垂体後葉へ送られ血中に放出されるとしている。またホルモン物質として標的細胞に影響を与えるという二通りの役割を有している。

オキシトシンが放出されると、血管の拡張が起き、血圧が降下し、痛みの閾値が上昇し、ストレスホルモンつまりコルチコイドを低下させると述べている。また、精神的には他者との相互的なかかわり方が柔和となり学習効率の上昇がみられる。

このようにオキシトシンシステムを機能させる方法には触覚刺激がある。大師流小児鍼の触覚刺激を1分間に40回くらい行うとオキシトシンの放出が始まるとも考えられる。シャスネン・ウベネース・モベリ氏のラットを使った動物実験では、およそ1分間に40回の触察をした場合、先の効果が表れたと報告している。

谷岡賢徳氏は月年齢別刺激量についてこれまでの著書に記載している。例えば3ヶ月未満の乳幼児では接触距離を1センチ以内とし、背部に35回、頭部に15回、後頸部に10回、腹胸部に20回、四肢に40回でおよそ治療時間を30秒から60秒くらいと言っている。これを基に年齢が進むにつれて、その刺激量が増え、どの月年齢においても20回から50回を平均としている（102頁参照）。

大師流小児鍼をすると治療途中で寝てしまう子どもがいたり、大泣きしている子どもが治療時間経過とともに大人しくなっていく様子は保護者から見てもよくわかる。これを数回治療継続していくとその効果は如実に目に見えてくる。大師流小児鍼は皮膚への接触刺激によってオキシトシンシステムを誘発しているのである。

私はその研究の一部に、大師流小児鍼をする術前と術後のコルチゾール値の検査を行った。つまり唾液アミラーゼモニタを使用して小児の含む唾液を採取して、その数値を計測してみたところ、例えば術前ではおよそ63ＫＩＵ／Ｌが28ＫＩＵ／Ｌと減少しているなどの評価を出している。一般にストレス度を計測するコルチゾールは、アミラーゼ値を上昇させる。従って、私は引き続き、患児にストレスを負荷した研究で、ストレスを与えた場合のアミラーゼ閾値はどうなったかをも研究してみた。するとやはり例えばアトピー性皮膚炎などもともと皮膚炎症を起こしている患部にさらに微弱な電流（およそ２００μA）を通電してストレスを計測してみたところ、例えば術前43ｋｉｕ／Ｌが術後97ｋｉｕ／Ｌにまで上昇した結果を得られた。

動物実験では動物の腹側を軽くなでてあげると入眠するケースもある。脳に直結する神経が腹部に存在するためらしいが、その神経は人間の場合背部にあたる。背部を1分間に約40回の刺激を継続して5分くらい経過すると黄昏泣きも軽快してくる。欧米諸国では黄昏泣きの場合、ハンモックなど揺らして身体を擦ると泣き止むという方法もある。皮膚刺激を適切な刺激量でもって刺激を継続することによって、オキシトシンシステムを誘発することを目的としている。

それでは大師流小児鍼ではやたらと体中に小児鍼をすればよいのかという疑問も出てくるであろう。大師流小児鍼では全身を触診することは無く、全身の皮膚をフェザータッチする必要もない。

大師流小児鍼では皮膚の過緊張部位を適度な刺激でもって刺激するところに奥義があるわけである。過緊張部位を刺激すると小児の顔色は変化をし、皮膚の触感覚を始めタイル状に感じているものが「さらさら」となり、なでると指が止まらなくなる波動を触れる感覚を得る。しかし、特に初学者にとってはその感覚を得ることは困難である。この場合、大師流小児鍼で一番わかりやすい方法は、子どもがよだれを垂らす、またはよだれを垂らす寸前で治療を止めることである。よだれのでる時期は自律神経の副交感神経が優位となる時期である。

しかし、よだれを出しすぎるとドーゼオーバーとなることは目に見えているので、よだれを垂らす直前が最もよいと思う。小学生や幼稚園くらいでは子どもが発生する言葉に「気持ちがいい」という表現が自然と出てくればそれを目安にするとよい。子どものほうから「もっとやって」と言われることがよくあるが、ドーゼオーバーの危険性があるので、行わない。

*

DAISHIRYU
Pediatric Acupuncture
Chapter 2

2章

大師流小児鍼の治療方法

DAISHIRYU 1

大師流小児鍼の治療の流れ

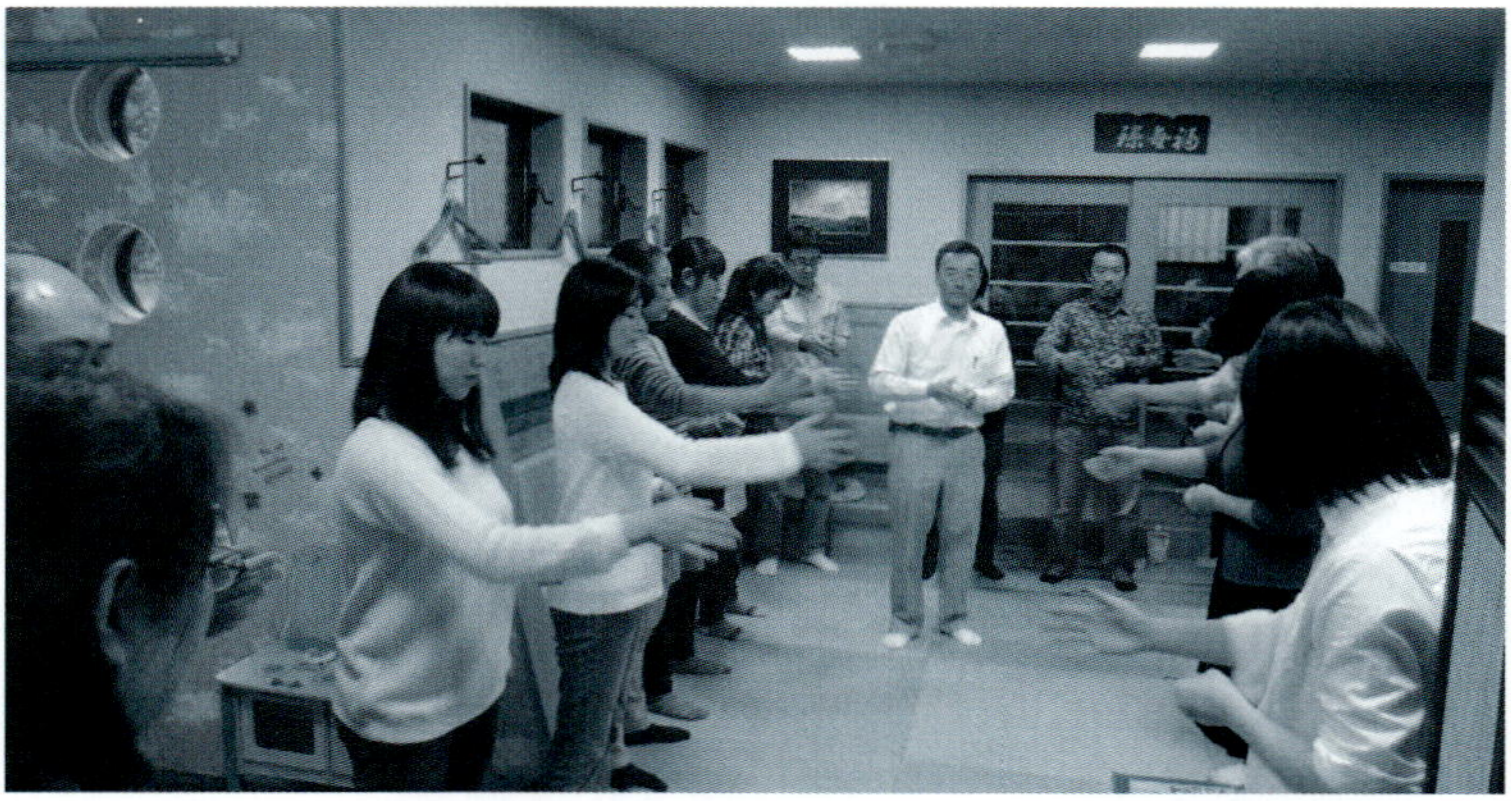
大師流小児はりの会でのスタッフ実技研修会での鍼頭叩き訓練の様子

大師流小児鍼の治療の主な流れは左表のようになる。ただし、子どもの治療は子どもの機嫌や症状を見て、臨機応変に対応する必要があるので注意して頂きたい。

本章では、腹部打診による治療部位の見極め方、反応点（過緊張部位）の探し方、鍼治療の方法、腹部打診・鍼治療（特にフェザータッチ法）で必要となる基礎的な動きを会得する「鍼頭叩き訓練」の方法論を紹介する。

皮膚の反応点（過緊張部位）を見つけることが、技術的に最も難しい。大師流小児鍼技術を得ようと「手合わせ会（大師流小児はりの会で行っている講習会）」に参加する受講生のアンケートや症例報告を閲覧してみると、ほとんどの受講生が皮膚反応点への不適切な刺激量ばかりで悪戦苦闘しているようである。本書では初心者向けに技術論を紹介するのでぜひ実践して頂きたい。

大師流小児鍼の治療の流れ

大師流小児鍼の主な治療の流れ（すべてに当てはまるわけではないので注意）

保護者にカルテ（問診票）を記入してもらう	P.136
↓	
腹部打診音で反応点検索や身体の状態を察する	P.48～63
↓	
腹部打診で導き出された場所を、フェザータッチ法で治療しながら反応点（過緊張部位）を探して治療する	P.64～71
↓	
必要な場合、圧鍼・鍼頭バイブレーション・弱三・線香灸・小児鍼などを行う	P.74～85
↓	
腹部打診をして治療結果を判定し、治療完了・保護者の説得	5章参照
治療行程で鍼頭叩き訓練が生かされる	P.86～93

DAISHIRYU 2

腹部打診音と反応点検索方法

大師流小児鍼法の中で一番大変なのは「反応点」を検索することである。どこを治療するのかを探す際に、ただ闇雲にフェザータッチで皮膚を擦っている治療では、ドーゼオーバーになる。ドーゼオーバーになると、症状が悪化したり効果が偶発的に現れるなど、治療効果がはっきりとしないので、当然保護者からの信頼も得られず、子どもへの接し方も上達しない。的確に体表に症状が表れている「反応点」を検索し、適度な刺激を与えて効果を発揮して初めて治療成果が期待でき、保護者も納得してもらえて、子どももアンコールしてくる。

フェザータッチ法と同時に皮膚を環指で擦る反応点検索方法では、初学者は硬い皮膚、柔らかい皮膚が判断しにくく、皮膚の弛緩・緊張しているかなどを鑑別する技術を習得するには時間がかかる。「なんとなくこれかな?」と漠然とした感覚で反応点を感じていることの方が多い。

そこで、大師流小児鍼の治療方法の中にある「腹部打診」法を活用して頂きたく、以前私が行った研究の結果を紹介する。

まず、患児の腹部の臍を中心とし、右上腹部・右下腹部・左上腹部・左下腹部の4区画に分類し、左右上腹部には該当する左右上肢に皮膚の反応点、左右下腹部には該当する左右下肢に皮膚の反応点があると仮定してデータを集めた。腹部打診音および受動的弾力(手掌へ伝わる弾力)の程度を4区画に分けることが可能であった小児32例に着目して対象調査したところ、左上腹部群の左上肢(前腕・手関節を含む)反応点検索数は6症例中4例、右上腹部群の右上肢反応点検索数は8症例中7例、左下腹部群の左下肢反応点検索数は、9症例中7例、右下腹部群の右下肢反応点検索数は、10症例中8例であった。

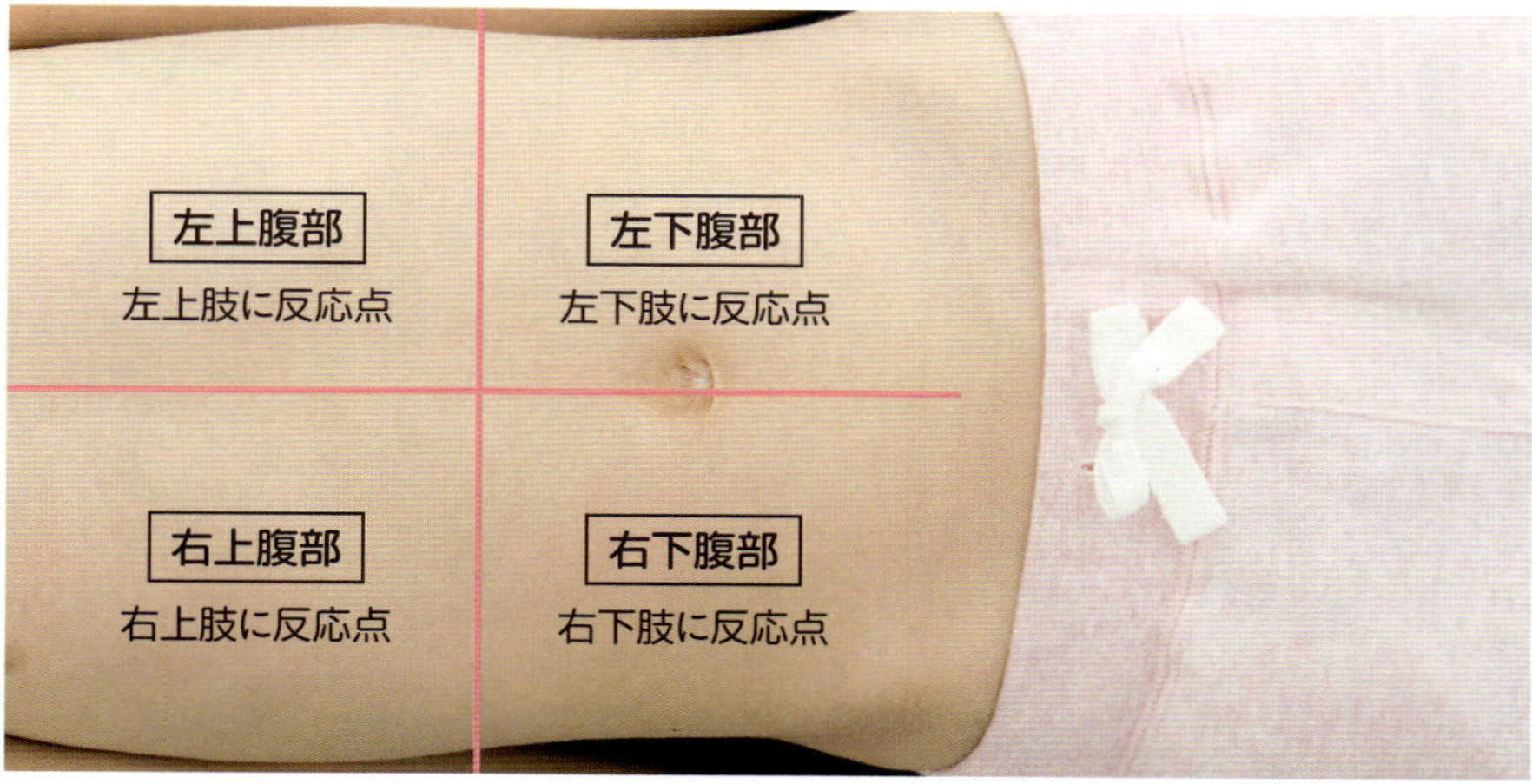

腹部打診の４区画

これら４区画に順じた反応点や反応面として得られたところの周囲の皮膚と比較して過緊張部位に適度な大師流小児はりを行ったところ、優位に腹部打診音や手に伝わる受動的弾力が変化した。

「腹部打診」をすることによって全ての皮膚の反応点を検索するということは当然無理が生じるのは言うまでもないが、右上腹部に濁音があった場合、右上肢の皮膚を環指で検索して行くと過緊張部位ややや弛緩した部位が見つけることができるのだ。全身を隈なく探さなくてもよいので、ひとつの検索方法と言えるであろう。実際にその反応点を治療することによって腹部打診音や受動的弾力は変化をしていた。

大師はり灸療院で初期のころに行われていた実際の小児鍼治療方法は全身を治療するということは少なかったらしく、むしろ頚肩部のみを治療して終えていたということもあったらしい。子どもにとっても衣服を全て脱がなくても安心できるし、頚肩部のみであれば、仮に強刺激をしたとしてもドーゼオーバーになるリスクは全身治療よりは少ないと考えられる。次項では具体的な腹部打診の方法を紹介する。

DAISHIRYU 3

腹部打診の方法

大師流小児鍼法の「腹部打診」は軽く手の甲の筋を真っ直ぐに伸ばして（空手をするときに手指を伸ばすように）手掌面を腹部に押し込まないようにして、反対の手の中指頭にて腹部打診をする。手の背側の中指中節骨骨幹部背側を「トントン」と叩打する方法である。手掌面が腹部に強く押し込められると患児の場合、むせたり、吐乳したり、押さえ方によっては逃げるような行動をするので注意が必要である。従ってそのような強い押さえ方ではなく、手掌面を軽く腹部にあてて、音が鳴るかどうか聞き取れるか否か程度の刺激をすることが重要である。これも相当の練習が必要である。

腹部打診をする場所は、左承満、上脘、関元である。子どものお腹は小さいので、この3ヶ所を調べれば異常音がないか確認できる。音がするときはよく響くし、音が無くても何だか鈍い音が鳴っているような感覚を感じる。また「腹部打診」は音を聞くことばかりではなく、手掌に感じる腹部の弾力程度を感じることでもある。

子どもによって、腹部の硬さも違い、クッションに手を入れるかのような手掌が沈んでいく感覚の腹部もあれば、板を押さえているかのような硬い腹部もある。弾力の程度もかなり差がある。「子どもは当然肌が柔らかい」とは言えないのである。

リズミカルに腹部を打診して、治療の前の音と後の音での比較検討をする。当然、治療前に行った腹部打診の状態を頭の中に把握しておかなければならない。腹部打診音の正常音は「鼓音」である。「快音」ともいう。この音がどういうものか知りたい場合は、まず健康な子どもの腹部打診音を知る必要がある。文字通り「鼓を叩くときに似た音」なので、響きすぎず、重くない音である。「軽快な音」と表現してもよいだろう（60頁参照）。

✦ 腹部打診の方法 ✦

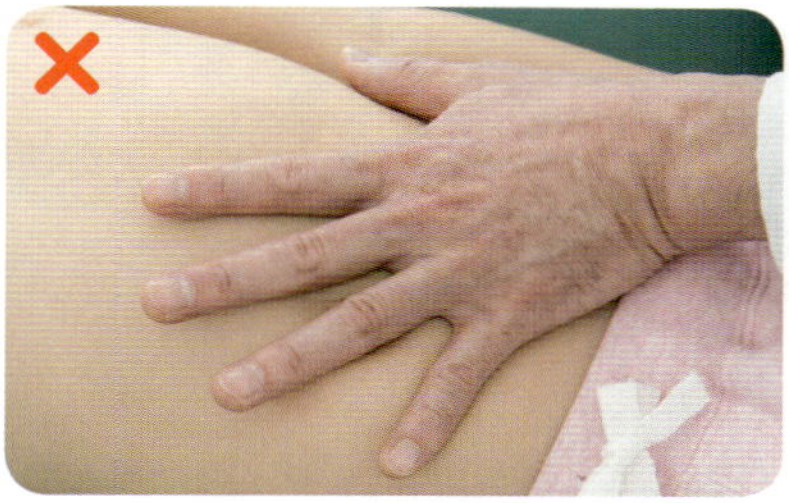

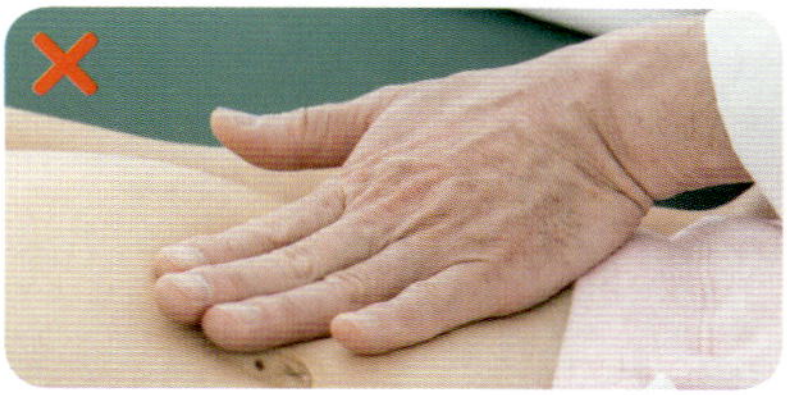

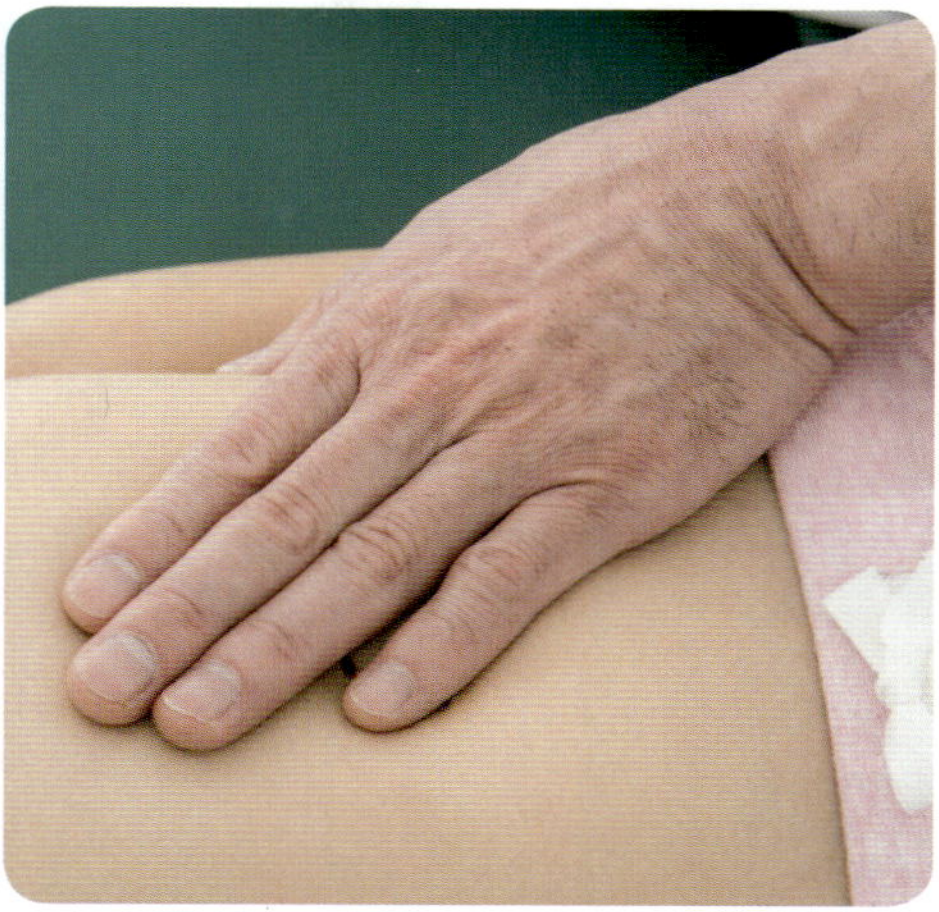

手のひらを腹部に沿える。反りすぎたり、広げすぎたりしないこと。腹部の弾力を確認する

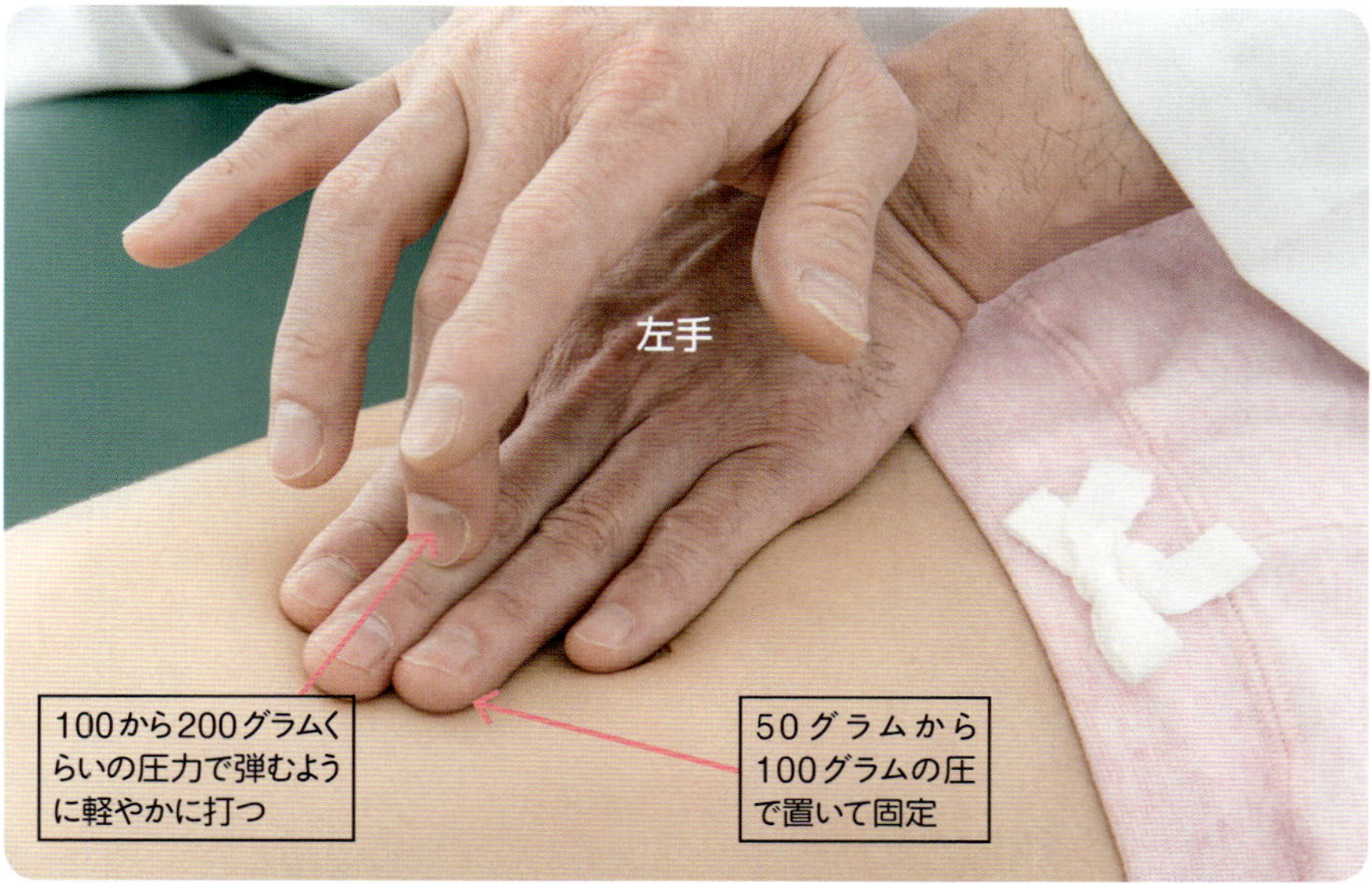

中指で軽く、手を当てている方の中指をリズミカルにトントンと叩く。音を聞き分ける

鍼治療をする前に「鼓音」に近くないと思ったときは、大概身体のどこかに不調がある。不調というのは病気に近い音であったり、病中の音、または、自律神経系やそれに伴う愁訴を呈していたりする場合に感じる音である。慣れないうちは、問診と同時に排便状況、便の様子、食事時間、食事のスタイル（洋食系・和食系・肉系・草食系）、水分量、今罹患している病気や病院にかかっている内容などを調査する。例えば、便秘中ならばその音が便秘の音であるととりあえず判断記録しておくことである。そして鍼治療をした後に、再度腹部打診音を聞いたときに快音になっているか、音の全体的な変化、お腹全体が均一かどうかなどのレベルを観察する。経験を積むにつれて、便秘の場合「乾燥した音」に近い音と感じることができるであろう。また、治療前に腹部の弾力が乏しいときも内臓の働きが低下していたり、病前であったりする場合が多い。一般に体調不良の場合、腹部の弾力は乏しく、一方治療がうまくできた場合、弾力は適度な弾力となる。

「適度な弾力」というのも、やや誤解を招きやすくわかりにくい表現である。治療前よりも手掌における弾力が軽くなったり、弾力の乏しさが消失することが多い。変化がない場合はその治療が反応点を治療されていなかったか、刺激が不足しているかである。また、弾力がさらに乏しく感じるような場合、その患児は重症の場合である。

私の場合、この訓練方法として、乾いたスポンジや水に濡らしたスポンジの弾力の差異を調べたり、絹こし豆腐と木綿豆腐の押さえる弾力の差異を確認したりと指腹感覚を養うよう努力している。また、記録をとる際、単に「弾力があった」「弾力が乏しかった」と表現するのではなく、事物を対象とした言葉で記載していくと理解しやすい。例えば「絹こし豆腐状の弾力」「ソフトクリーム状の弾力」「食パンの弾力」等思いついたものの弾力と同じような感覚を感じたものを記載する。治療後にはこの対象とした言葉が変わったのか、軽くなったのかが理解しやすい。変化をしていればその治療の成果は有効であると判断できたと言ってもよい。

✦ 弾力を見極める訓練 ✦

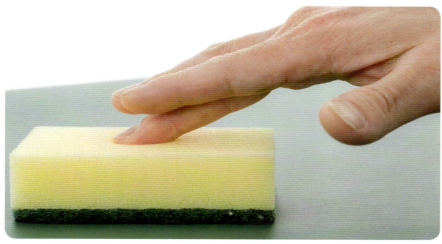

乾いたスポンジや濡らしたスポンジで弾力の差異を調べる等の訓練が必要である

✦ 姿勢 ✦

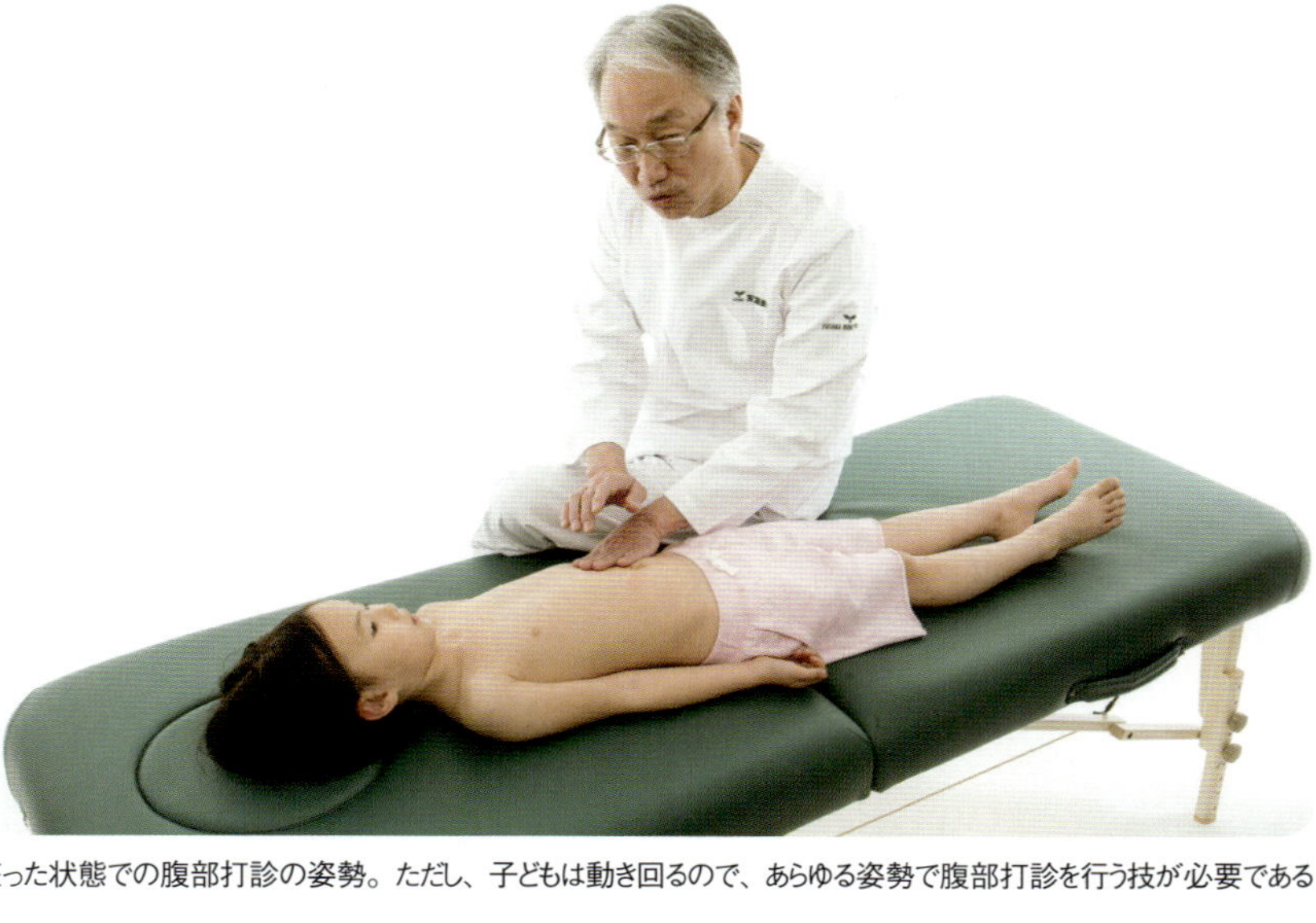

横に座った状態での腹部打診の姿勢。ただし、子どもは動き回るので、あらゆる姿勢で腹部打診を行う技が必要である

DAISHIRYU 4

腹部打診のタイミングを見極める

腹部打診は、治療の始めと終わりに行うが、実際の臨床現場では泣き止まない乳幼児や、また疳の虫症状の強い子ども、「イヤイヤ期」真っ只中の2歳程度の子どもを前にして、簡単に「腹部打診」ができるのかが問題となる。ほぼ間違いなく、簡単にはお腹を触れさせてくれないだろう。ましてお腹を触ろうとすると逆に大泣きをして鍼治療をするどころではなくなってしまうおそれもあるのである。子どもはとても用心深い。こちらの様子や、ちょっとした仕草、鍼を持つ手をのぞき込んで観察している。まるで本能的に自己を防衛するような目つきをしている。このような場合、初学者は形式通り治療室のベッドで腹部打診をしようとする間違いを犯しがちであるが、実は、ベッドのみならず、腹部打診のチャンスはどこにでもあるのである。

子どもが目を逸らした瞬間や、子どもの興味が鍼灸師から離れる一瞬の隙間時間を狙う。また、大概の子どもは腹部に手を触れさせないようにと両手で防衛している場合が多いので、母親が子どもの衣服を脱がそうとバンザイをして腹部が露出した瞬間などがチャンスである。さらに、子どもをおもちゃのある方へ向かせようと小声で母親に知らせ、鍼灸師は脇の隙間から手を入れるなどの手段がある。

しかし、「何が何でも腹部打診をしなければならない」とこだわりすぎると治療が不可能となる。腹部打診音を聴けなくても、腹部の弾力を確かめるために触れるくらいは簡単である。もちろん鍼灸師の手が冷たくては話にならないので、事前に手を暖めておくことは必須である。腹部打診をするタイミングは、日々の基礎練習が大切である。

ここで、私の腹部打診を施すタイミングの練習方法をご紹介しよう。子ども役となるスタッフや知

腹部打診の練習

スタッフ等に子ども役を演じてもらって行う。子どもの治療のしやすさ順に初級・中級・上級と分け、手を入れる位置などを考えて腹部打診を行う。

初級

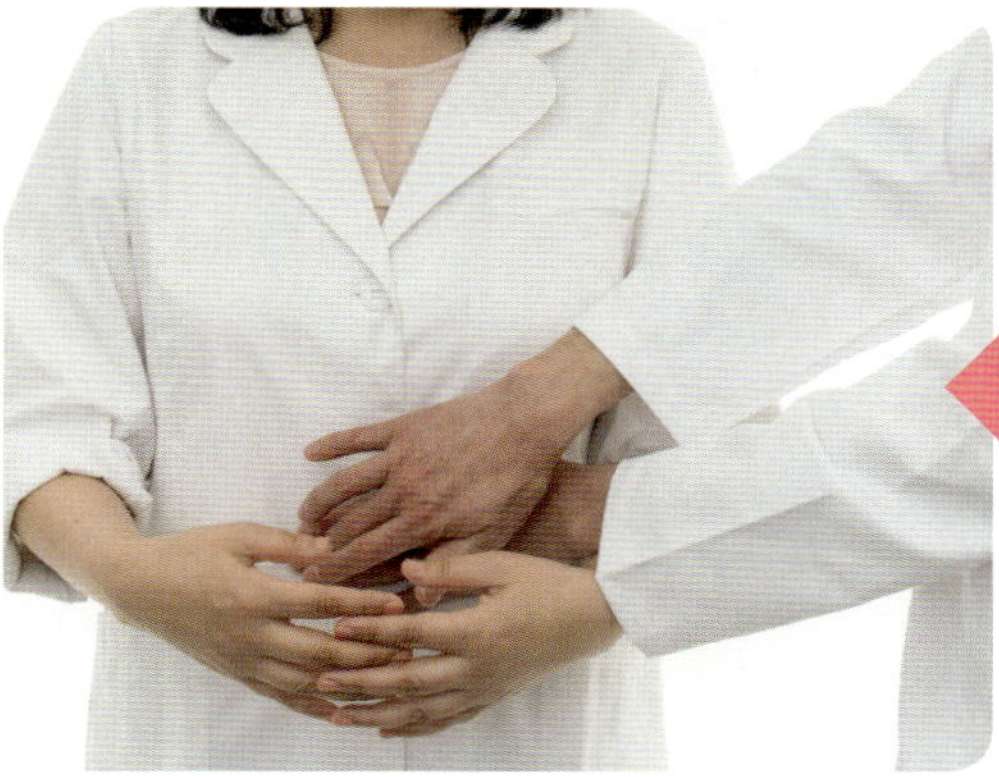

手を差し入れて腹部打診を行う

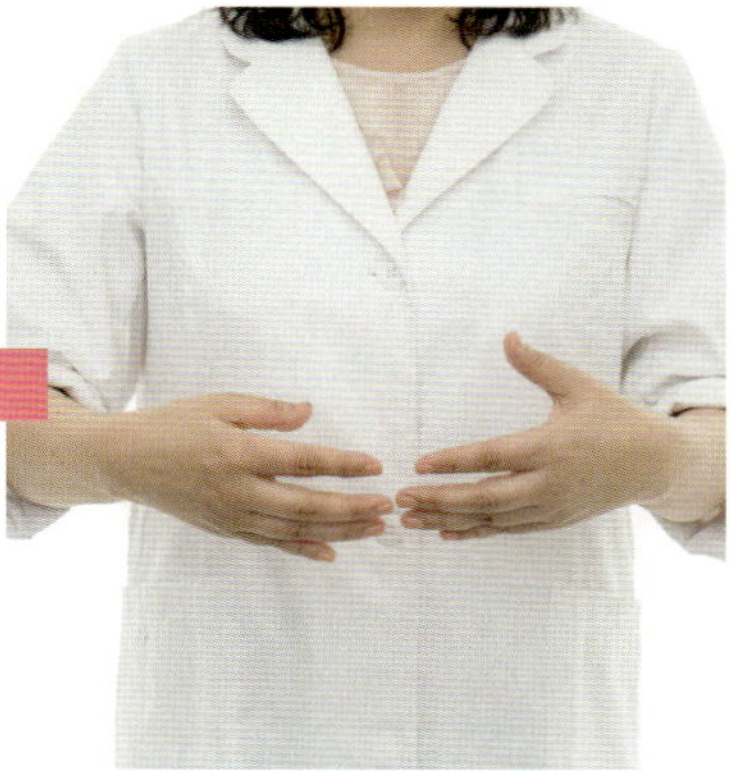

大人しい子ども役。十分お腹が見えている状態

中級

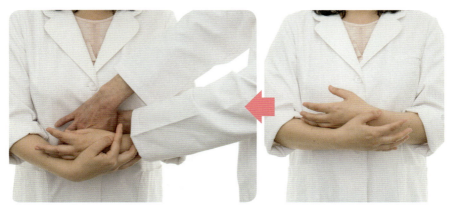

上からもしくは下から手を差し込み腹部打診を行う

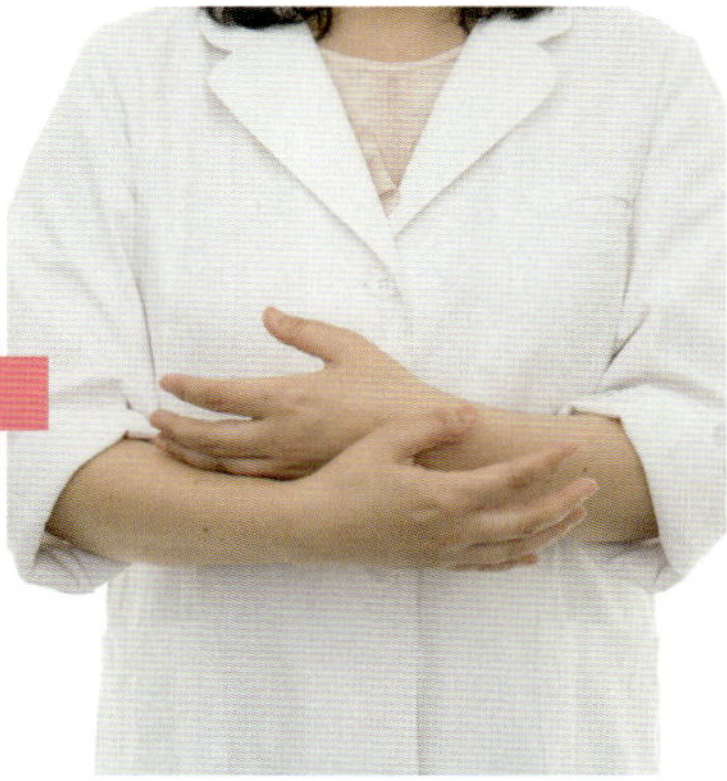

ややお腹が見えている状態

上級

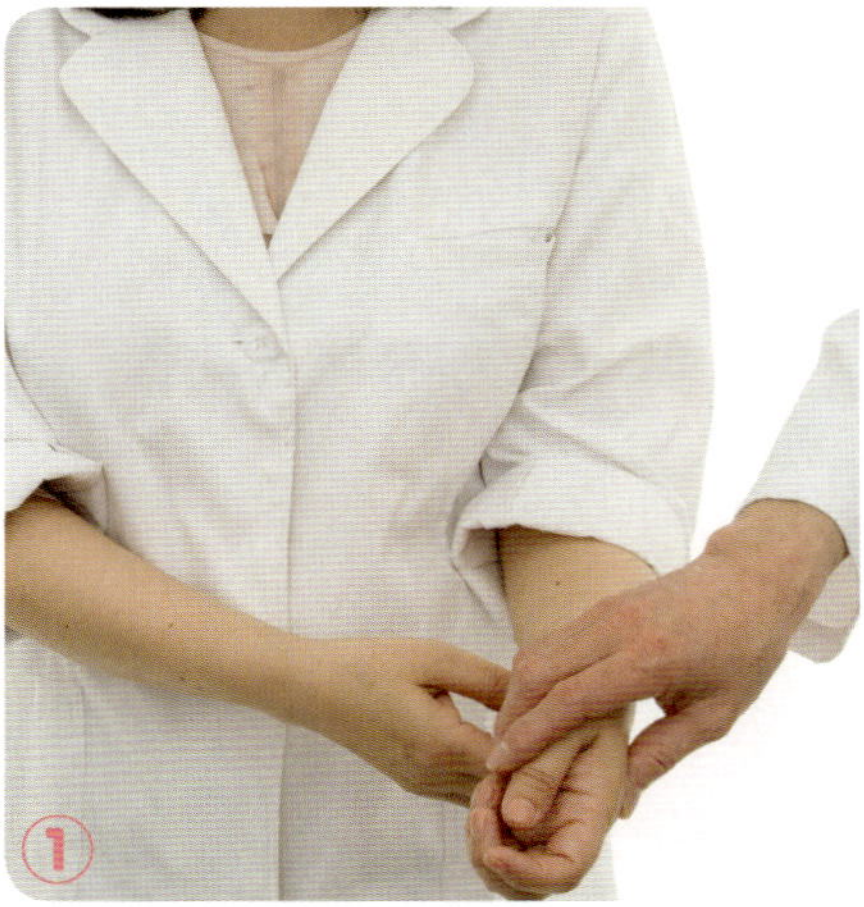

まずは手をほどく

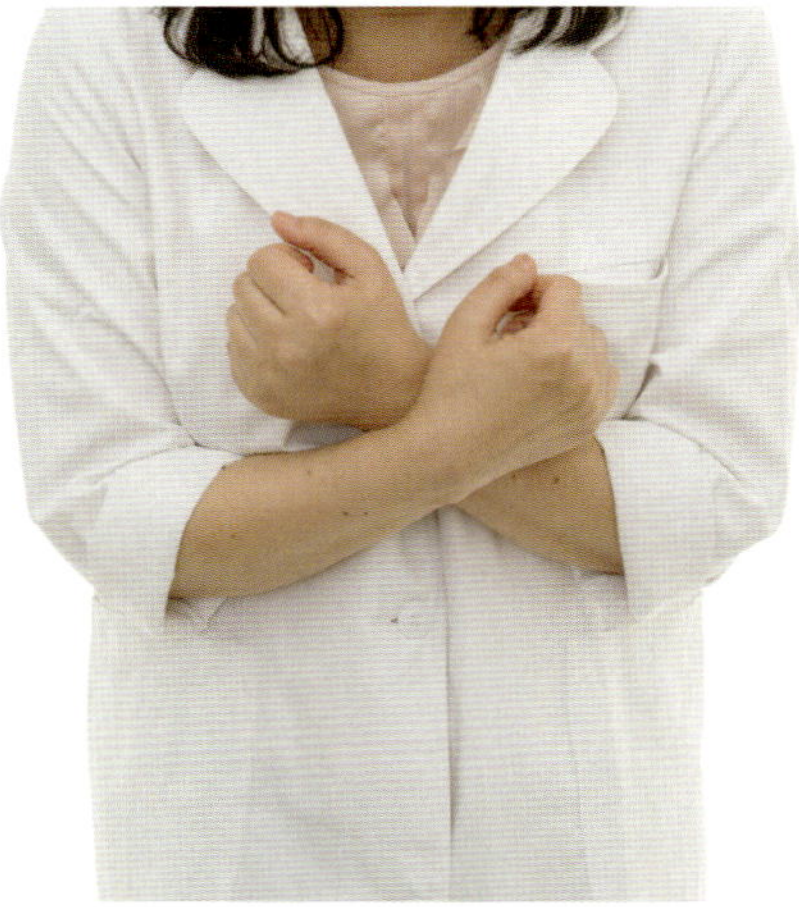

上級は子ども役のスタッフは「イヤイヤ」と身体を揺らす

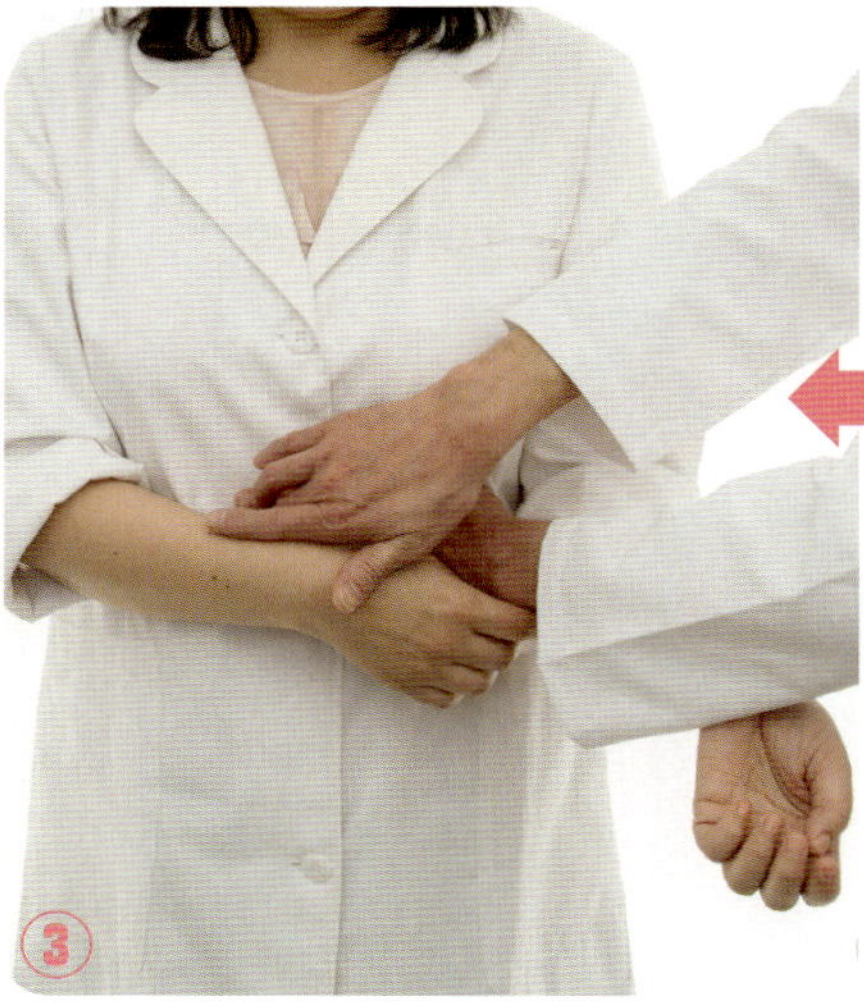

上から手を差し込み腹部打診を行う

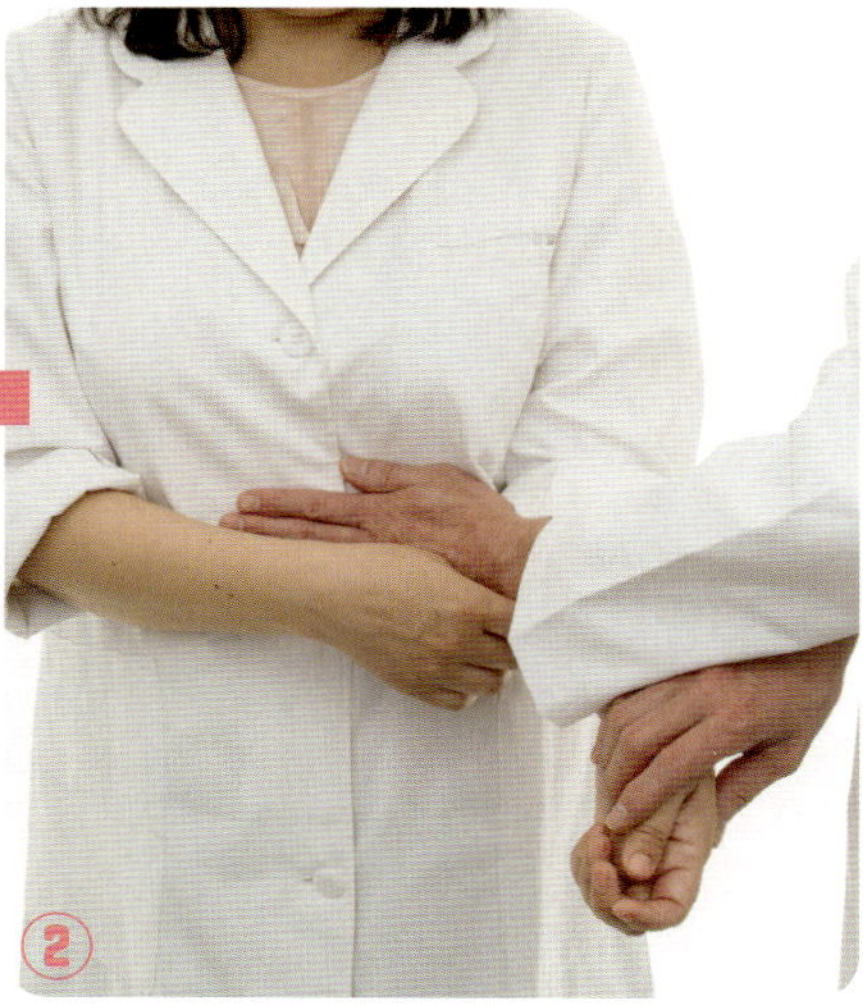

空いたスペースに手を当てる

り合いに座位で座ってもらう。初級・中級・上級とレベルをあらかじめ決めておく。初級は、腹部をかなり見せている状態でおとなしく座っている子どもの役。中級はそれよりもやや狭い状態。上級はほぼ前腕を重ねている状態で、イヤイヤという動作をしてもらいながら鍼灸師は腹部に手を入れて打診をすることができるかどうかを練習する。中級は子ども役の両手と腹部は隙間が少しあるが、初級に比べて鍼灸師の手が入る余地が少なくなり、困難となる。上級は子どもが動くので、スピードが要求されて腹部打診さえもできるかどうかの瀬戸際となる。

こうしたアイディアでトライして、腹部打診の要領が如何に大変なのかを知ってもらいたい。そして要領を得られるように練習を積み重ねてほしい。臨床での結果に結びつくのはこのような地道な努力なのである。

腹部打診音をカルテに記入するときには、さまざまな表現方法を使ってみるとよい。実際には、症状悪化の際の音から記載すると、濁音または実質音→緊張音→鼓音の順である。治療後の音の変化も大体このような順で経過を過ごすことが見られる。

しかし、これだけでは実際の腹部打診音の差異が理解しにくいと考えられるので、この場合は事物を対象とした音を考えていただきたい。「乾燥した木材の音」「水分が多く含まれている樽状の音」「ガスが入っているような音」「物が詰まっているかのような音」「リンゴを叩く様な音」「スイカを叩く音」等さまざまに表現が可能である。医学用語ではなく、鍼灸師自身の記録用なので自由であって構わない。それが蓄積してくるとそれらの言葉が、実質音・緊張音・清澄音・鼓音と振るい分けられるようになるのである。

術前よりも音が鈍く緊張するような音に変化した場合、それはドーゼオーバーか、治療の改善傾向が見られなかったと判断をしてもよいのである。音は変わらないことも多々ある。むしろ音が変わらないからといって変わるまで大師流小児鍼をすることの無いように気を付けたい。

DAISHIRYU 5

腹部打診法の理論

腹部打診はなぜ必要なのかを知っていただく必要がある。

大師流の腹部打診は、大人と子どもとでもその方法は異なる。大人と同じように腹部打診をするとそれはもう小児鍼の腹部打診とは違うので、ここでは大人の腹部打診法は割愛する。

治療前に腹部打診をすると、小児鍼をする前の小児の身体の様子が理解できる。治療後の腹部打診音の変化を確認でき、治療の質を知る手がかりとなる。治療の刺激量の過不足も理解できるのである。

それだけではなく、症状の病期や程度や反応点も知ることができる。例えば便秘かどうか。便秘であっても急性期か慢性期かまたはやがて下痢に変わるのかなどである。また、反応点が背部にあるか、下半身にあるか、上肢帯にあるかなどの情報も察することができる。

小児鍼の鍼技術を習得する以上に、腹部打診の訓練も必要である。

腹部打診は、まず鍼灸師の手のひらが温かくなっていなければならない。冷たい手のひらや、消毒した手のひらはとても冷たく感じ、子どもが嫌がる。

そして叩打する手の手関節は柔らかくなければならない。フェザータッチ法を習得するための、鍼頭叩き訓練（86頁参照）は、腹部打診の動作にも活用できるのである。肩が強張ったり、緊張したりしていると適切な判断を要する腹部打診が不可能なのである。

腹部打診の際は、叩く際の一発目は静かに叩かなければならない。一発目を強すぎる叩打で行えば、患児は嫌がるし、適切な音が聞き取れない。

方法論としては先述した通りで、静かに手掌を腹部におよそ50グラムから１００グラム程度の圧で置くことが理想である。叩打されるほうの手のひらは、しっかりと叩かれてもびくともしない（上

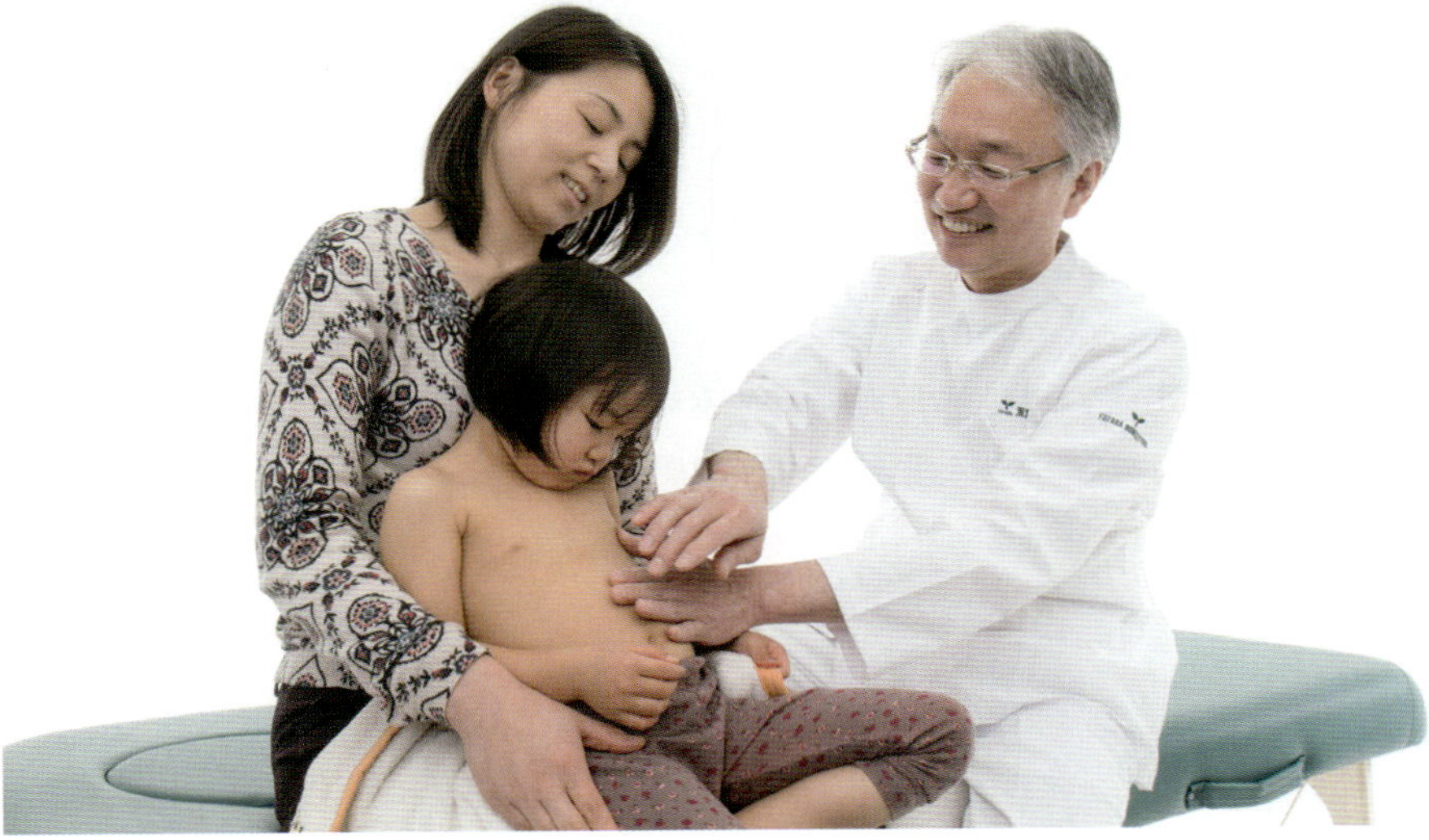

あらゆる体制で行えるように、手関節は柔かくしなくてはならない

下に動かない）ように関節を固定しておくことがポイントである。初学者の場合はほとんどが叩くと同時に手掌が腹部へ押し付けられて、嫌味な腹部打診をしていることが多い。

前述したように叩打する指は右手中指の頭で、左手中指の基節骨骨幹部背側を１００から２００グラムくらいの圧力で弾むように軽やかに打つことが基本であるが、乳児などの小さな子どもは、10グラムから30グラム程度の圧力で打たなければならない。吐乳をすることもあるので注意したい。小児鍼治療後に、腹部打診を行った際、音が正常に近づいて腹部全体が均一になっていればよい。

腹部打診では重症から修正期の鼓音までの順番は、濁音、緊張音、鼓音という認識でよい。治療前後の腹部打診音が聴き分けられるように、鍛錬が必要である。

6 腹部打診の音

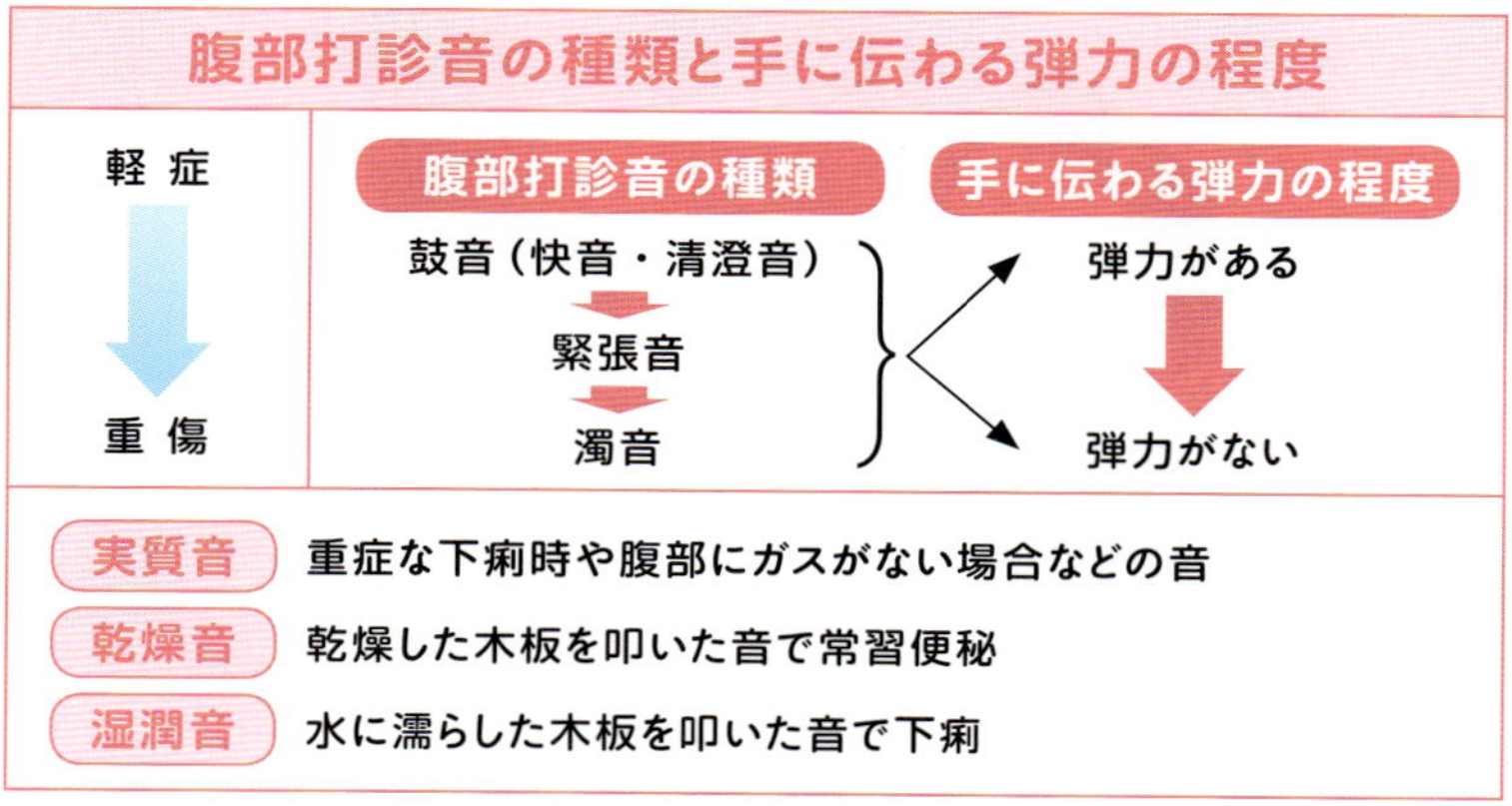

腹部打診音の種類

大師流小児鍼法の中の腹部打診は、反応点検索の他、治療の前後で音や弾力を比較することで、刺激量が適正であったかや治療効果の判定にも役立つ。腹部打診をする部位は、左承満、上脘、関元の3ヶ所を軽度に叩くことでわかる。この3ヶ所で十分である。この時の音の種類には概ね6種類ある。

鼓音（快音）・緊張音・濁音・実質音・乾燥音・湿潤音である。病気の重い順にすると重い方から実質音・濁音・緊張音・清澄音・鼓音である。乾燥音と湿潤音は便秘や下痢の患者で聞こえる音である。鼓音はその性状からさらに快音と清澄音と表現することもある。清澄音は刺激過剰の時に発生しやすい音である。

音の表現方法には事物を対象とした表現方法を利用する方法もあるが、中級者・上級者またはベテラン臨床家レベルに達すると、こうした音の種類を用いた表現でカルテを記載する。言葉にして記載すると、第三者にもわかりやすい。

鼓音は快音ともいい、正常な元気のよい子どもの腹部打診音である。その音は澄んでいて高くもなく低くもないよく響く音である。これに対して、緊張音は消化管が炎症を起こしたり、蠕動運動の激しい時に消化管の一部が過伸展状態となるため、弓を張るような緊張した高音または詰まった音である。

濁音は、低い低音で破れ太鼓のような響きを呈し、消化管などが拡張し収縮力が低下しガスが移動しにくい場合などで聴く音である。実質音は重症な下痢時や腹部にガスがない場合などの重症な症例で聴く音、腹水などでも聴かれる音でもある。また、乾燥音は乾燥している木板を叩くときに似ている音で、常習便秘者の腹部で聞こえる音である。湿潤音は、水に濡らした木板を叩くときに似ている音で、下痢の回復期や下痢をする少し前の音、または多量に水分摂取した際に聞こえる音である。

このような音は時折、澄んだ緊張音・高い緊張音・低い濁音と形容詞を附属して表現する場合もある。

音と症状の関係について、参考として羅列する。

緊張音は、消化管の炎症、過伸展を示す。濁音は消化管の弛緩、睡眠不足を示す。低音は消化管の弛緩音。高音は清澄音（高音で澄んだ音）という場合もあり、刺激過剰時に発生しやすい音でもある。濁音は消化管の弛緩や食欲不振、睡眠不足、無気力　脱力感などの症状の際に聞く事が多く、ぼてぼてとした音である。乾燥音は、乾燥した木材を叩くときのような音で便秘時に多い。また反対に湿潤音は湿り気の感じる音で下痢時の際に聴く音である。実質音は内臓臓器実質の音や過食直後、便秘や極度の冷えやまたは腹水などでも聞こえ、あまり状態のよいときではない。その他、詰まった音と表現される音もある。胃腸がストレスを受けている時などでいわゆる緊張音である。

また打診音はガスの量にも大きく関与している。ガス量が比較的多いと改善傾向になりにくく、ガス量が少ないほど治癒しやすい。その他、腹部打診音は、音の判別の他、腹部の弾力で診ることも多くある。弾力が乏しいときは改善しにくく、弾力が大いにある場合は治癒しやすい。例えば実質音で

緊張音	ドーゼオーバー時、よく怒る子ども、胃炎、病み上がり、口内炎、冷たいものの摂取過多、嘔吐、急性ストレス、下痢、臍脱腸
濁音	睡眠不足、夢遊病、ストレス過多、胃弱、口内炎、アイスクリームなど摂取過多、昼夜逆転（夜泣き）
実質音	腹痛・不快感を伴う下痢
詰まった音	便秘、モノを投げるなど疳の虫、頭をぶつけるなど疳の虫、体表弛緩時
空虚音	重症な夜尿症

腹部打診音の種類と症状

腹部の弾力が無ければ重症であって、弾力の有無によっても重症と軽症の区別は異なる。緊張音に術後変化をしても弾力が回復していなければ、適度な施術をしたとはいえない。弾力の有無も重要である。

このように腹部打診音は定型音では無いのは当然のことではあるが、症状が回復するにつれ、濁音から緊張音、鼓音へと変化していく。また乏しい弾力が施術によって適度な弾力になる。しかしながら、変化をしない場合も多々ある。変化をしないからと言って変化するまでその日に施術を続けることは愚の骨頂であるので注意を要する。

また、音ばかりではなく、腹部打診の際には、手掌に伝わる弾力を感じ取ることができる。弾力がある、または弛緩傾向なのかである。弾力のある子どもは回復が早い。弾力の乏しい子どもは回復が遅いと判断をする。

健康でない人の腹部打診音は正常音（鼓音または快音）ではない。また部位によってばらつきがある。施術前にこの音を聞き分けておいて施術後正常音に近づけばよい。しかも全体的に均一な音になればなおよい。左手に伝わる弾力もしっかりしてくればよい。

このほか、大師流小児鍼では、「絶対音」というものもある。いわゆる深音である。深音はやや腹部に圧力をかけて叩打しなければ聞こえない音である。

これは小学校の高学年頃のひどい便秘などに聞かれる音で、大師流では概ね大人の場合に聞く音ではあるが、高学年などの場合、この絶対音（深音）が変化することが大切で、表層の音の変化はあまり価値が少ない。

また、乳幼児などの全体のガスの量が少ない場合は、表層から中間層などそれぞれの体質に応じた圧力でよい。

DAISHIRYU 7

皮膚から読む反応点の探し方

健康な子どもの皮膚は、正常な緊張状態である。疳の虫や病気の子どもの皮膚は、過緊張や弛緩、正常な皮膚が混在している。身体各部によって緊張度は異なる。

この通常の皮膚とは異なる部分、特に過緊張部位のことを反応点と呼ぶ。緊張部位のうち特に緊張している部位を過緊張部位となる。反応点を見つけることは、正常部位と比べて、皮膚が過緊張状態である皮膚を探すということである。この「正常部位と比べて」が大切で、逆に正常部位が判別できなければ反応点を探すことができない。例えばアトピー性皮膚炎の場合、アトピーの部分は皮膚がカサカサ、もしくはジュクジュクしている。この部位は当然正常な部位とは言えない。従ってこの部位以外が正常な部位である。皮膚の過緊張部位はフェザータッチ法で治療している間に、環指が皮膚に引っかかるような感じを持つ。この引っかかった部位が、「過緊張部位」である。頚部から背中をゆっくりと毛を触るような感じで触れてみると、同じ皮膚でも「皮膚」のツッパリ具合が異なることが分かる。皮下でもなく、筋組織でもなく「皮膚表層」の緊張度を触れなければならない事に注意する。

皮膚表層をなでるイメージは、ゆで卵の「薄皮一枚」を剥ぎ取るような感触である。この薄皮が、「緊張している皮膚」か「弛緩している皮膚」か、触診して周囲と比べる。過度に緊張していれば薄皮は破れんばかりの緊張状態を示しており、逆に弛緩しすぎていれば触れると子どもに嫌がられる。

過緊張部位に対しての「弛緩部位」とは、文字通り、皮膚が「弛緩」している部分である。弛緩部位とひとくくりにしても、全ての皮膚が同じように弛緩しているわけではなく、ひどく弛緩している部分とやや弛緩している部分とに分けられる。

例えば大人でも下痢などで、躯幹が弛緩している際は、梁丘、陽陵泉、太衝あたりの遠隔に過緊張

フェザータッチ法の手の動き

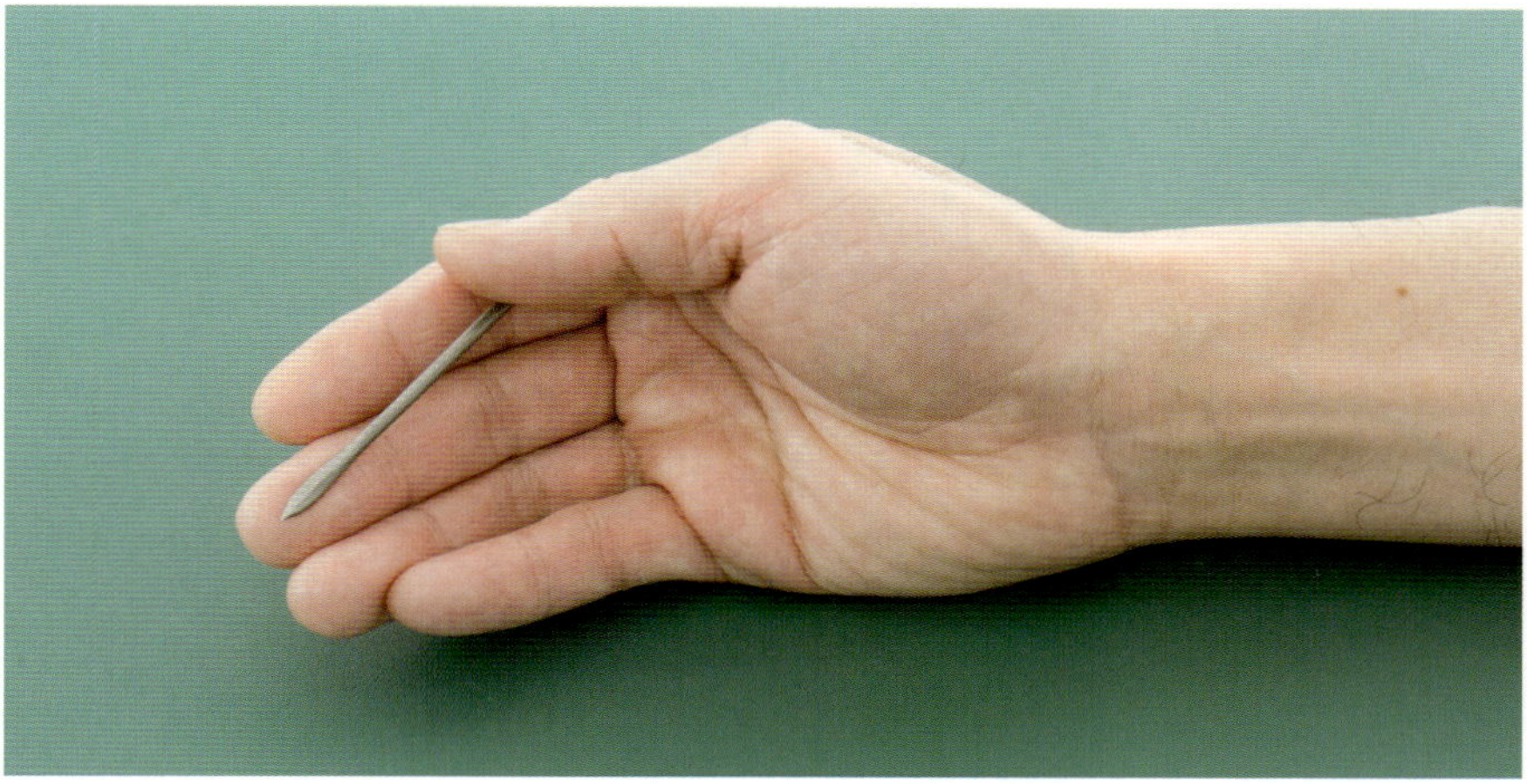

鍼頭を示指の第一関節付近で母指と挟み、子どもから鍼が見えないように持つ

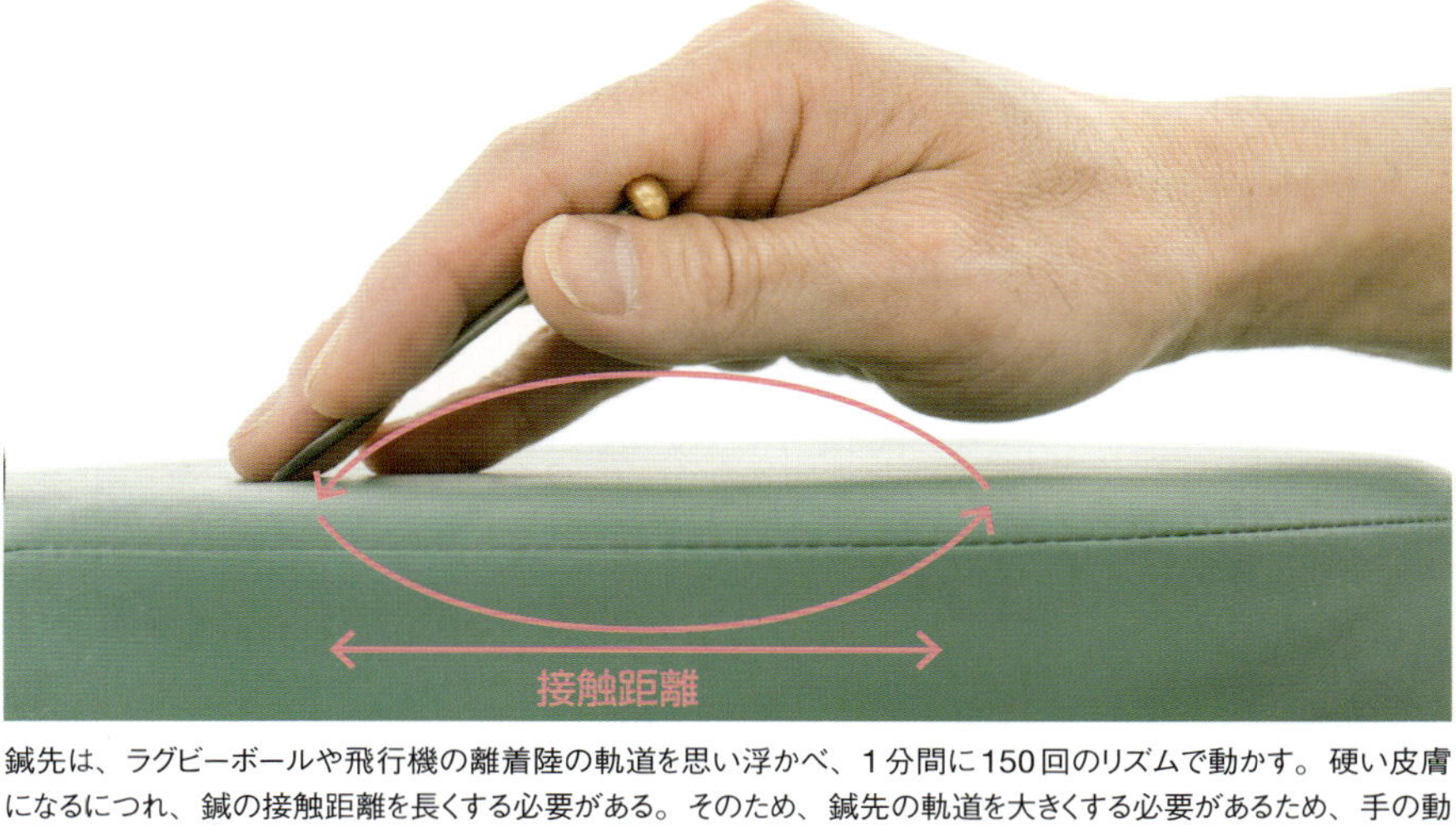

鍼先は、ラグビーボールや飛行機の離着陸の軌道を思い浮かべ、1分間に150回のリズムで動かす。硬い皮膚になるにつれ、鍼の接触距離を長くする必要がある。そのため、鍼先の軌道を大きくする必要があるため、手の動きは早くなる

部位があったり、また局所が弛緩している場合は、それに関連した遠隔部に過緊張があったりする。神経支配領域や筋の起始停止にも関連してくることが多い。大師流小児鍼では弛緩部位には治療せずに、その部と関連した部位の過緊張に治療する。全身の皮膚が弛緩している場合は、弛緩の程度の少ない部位を、その子どもの過緊張部位と判断する。しかし弛緩しているので、ごく軽い治療を行う。

実際にこれらの過緊張部位・弛緩部位を詳細に確認する具体的な方法として、大師流小児鍼では、鍼を持つ術手で鍼が皮膚から離脱する瞬間の環指または中指で読み取る。

指が皮膚から離脱する際の、皮膚面に対しての指頭角度がポイントである。環指で読み取るためには離脱の際、指頭と皮膚の角度が5度から10度の緩やかな角度でなければならない。

フェザータッチの動きはゆっくりとしたペースで読み取るのではなく、一般に、1秒間に2.5回程度のリズム（1分回に150回のリズム）を保って手を動かしていなければならない。瞬時に反応点を読み取ることが大師流小児鍼の最も難しい所である。また、鍼の治療角度は45度から75度が適当で、できる限り、母指球筋が皮膚面に平行に近い角度で行う。

たまに、皮膚の緊張と筋肉の緊張差が大きいこともある。大師流小児鍼ではこれを「遊離」と説明している。緊張した皮膚と深部の緊張した筋肉の間に、浮いているような感覚の「遊離」状態を感じることもある。遊離状態の場合は治療を行わないか、ごく弱い刺激で治療しなければならない。皮膚が過緊張だからといって強刺激をすると簡単にドーゼオーバーを示すからである。

フェザータッチ法の鍼の角度

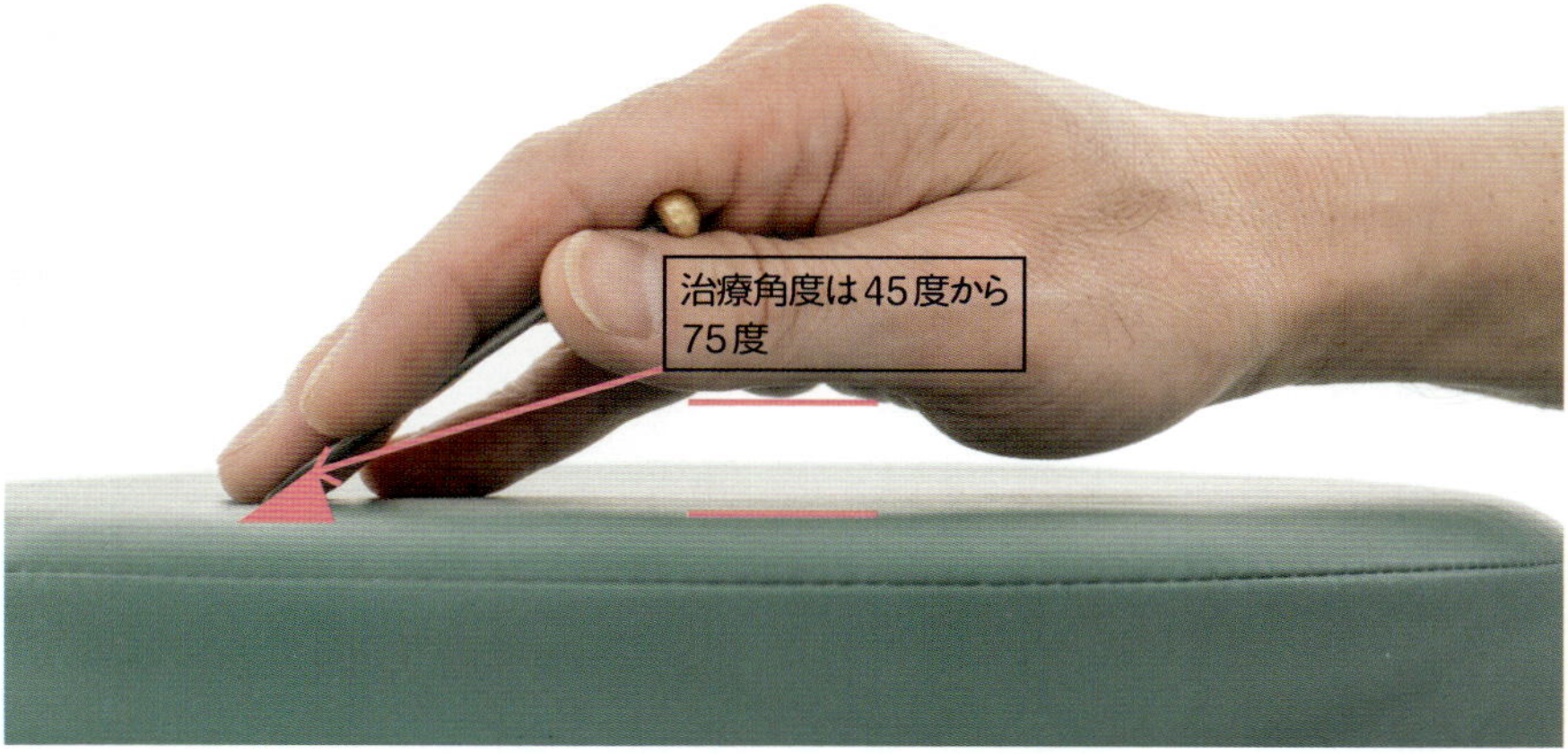

鍼先の角度は45度から75度で、母指球筋が皮膚面に平行に近い角度を保つ

フェザータッチ時に指が離肌する際の指の角度

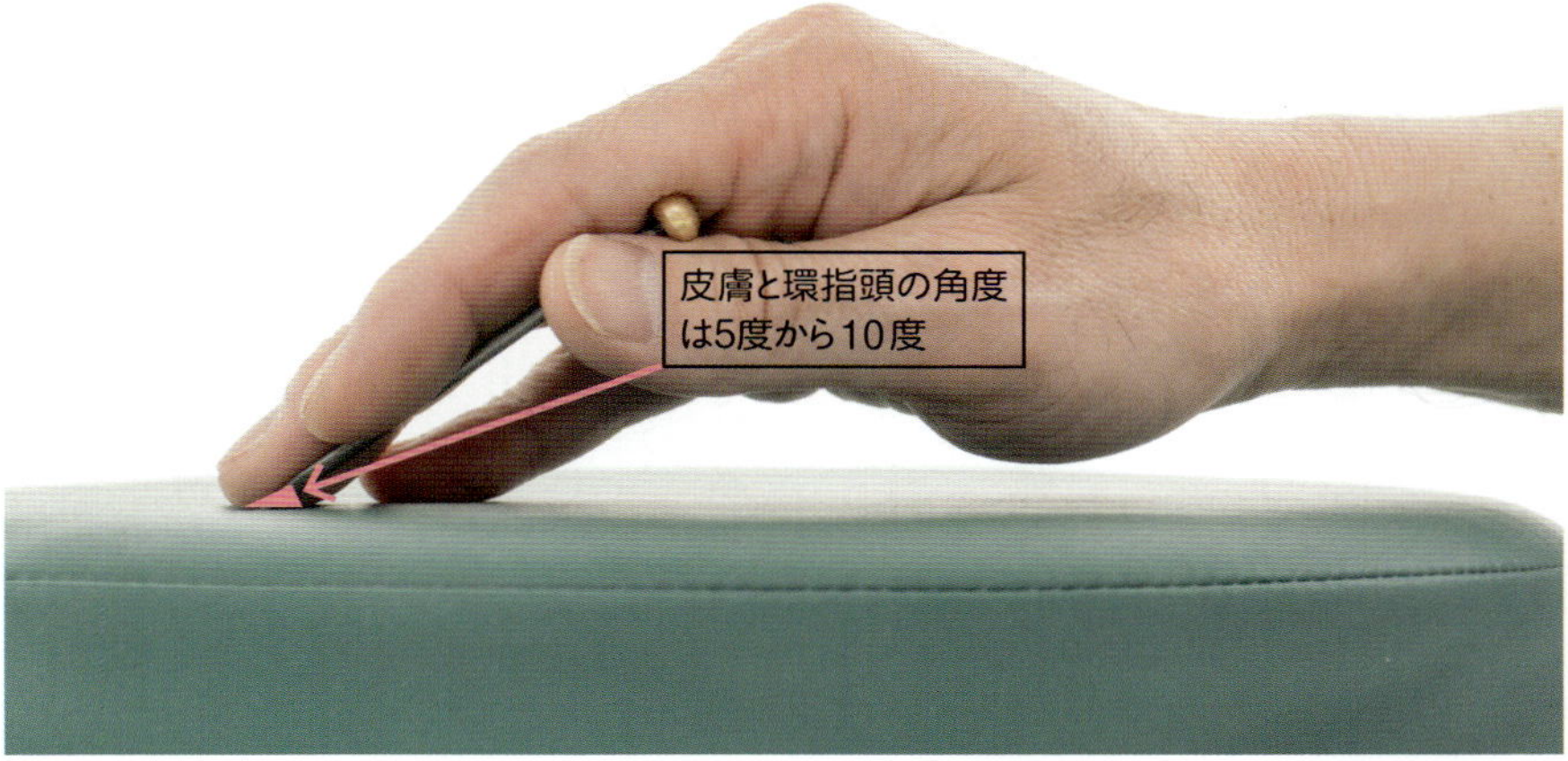

環指または中指頭で皮膚を判別する。皮膚から離脱する際の角度は5度から10度の緩やかな角度で行う

DAISHIRYU 8

皮膚を読めるようになるためには

「反応点」である皮膚過緊張部位を読むことは、初学者にとっては大変難しい。臨床経験が圧倒的に少ないと、反応点を読むことは不可能である。やはり何と言っても数ある子どもの皮膚を触ることに比例して、皮膚の状況が読めるようになる。1日に5人以上は触れる機会を得て、治療をするとよい。しかも無料ではなく、きちんと治療費を頂くことである。

無料でお試し的に治療をするのと有料で治療するのとでは鍼灸師側にのしかかる気合やプレッシャーが異なる。「習うより、慣れよ」である。しかしながら何の工夫もなく、研究心もなく漠然と子どもの治療をしている鍼灸師はおそらく大師流小児鍼を正しく会得する境地には進めないであろう。「この部位かな?」「このあたりかな?」と恐れず皮膚に触れ、疑問を持ちながら試行錯誤で触診して治療を進めればよい。皮膚過緊張部位を読めない理由は、勉強不足である。小児を診察する場合は、様々なプレッシャーがある。大人とは異なり、服を脱ぎたがらない子ども。目線を合わせた途端に泣き出す子ども。触ろうと近寄ると母親にしっかりとしがみつく子ども。くすぐったがる子ども等さまざまである。また、治療を開始した途端、母親から集中的な質問や相談の回答を迫られる。鍼灸師としては緊張の連続であろう。

小児鍼治療で必要なのは、解剖学でも生理学でもなく、子どもの心理や母親の心理に対する知識である。これは学校では教えてくれないので、デパートの子どもの広場や公園、映画館、児童館等子どもが多く集まるところで学ばなければならない。誤解されないように遠くからその風景を眺めるのもよいであろう。また保育士の経験談や失敗談を聞くなど、積極的な学習は個人でも十分に行えるのである。

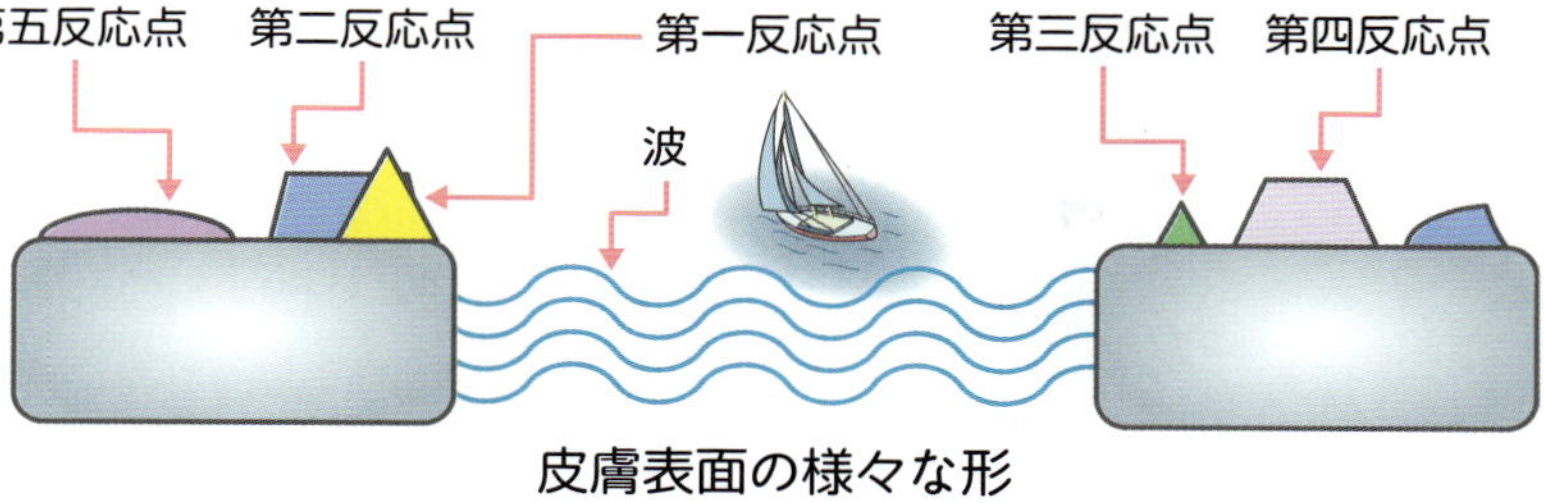

皮膚と反応点の関係性

そういったところから、探究心をもって学習し、まず子どもに触れるチャンスを得ることをしなければいけないのである。過緊張部位が読めない理由として皮膚を十分に理解していないことがある。

皮膚は滑らかでもすべすべでもない。ザラザラでもなければサラサラでもない。皮膚表面には角質層という層がある。この層は部位箇所によってさまざまな顔をしている。例えて説明をすると目を閉じて皮膚に触れてみると、海の波のように揺らいでいる波動を感じるところと、そうでないところがある。

波動を感じる最上部は岩が出ているかもしれない。岩と岩の間には滑らかな波動を触れる波があるかもしれない。波は岩の近くでは打ち寄せるため勢いがあって、波動は触れない。波動を触れるのは岩と岩との間の比較的波の立つのがおとなしい領域であって、ヨットが休憩できるところでもあろう。

「皮膚過緊張部位」を見つけるためには、ひとつの反応点を見つけるのでは無く、周囲反応点と比較して比較された反応点の中でどれが一番の反応点なのかを見つける事なのである。それが「過緊張部位」というものである。指腹で触れていく反応点には第一、第二、第三といくらでもあるので、最も表面に感じる「岩」を見つけることである。「周囲と比較して」が条件である。

DAISHIRYU

9

どうしても反応点が分からない時の対処の仕方

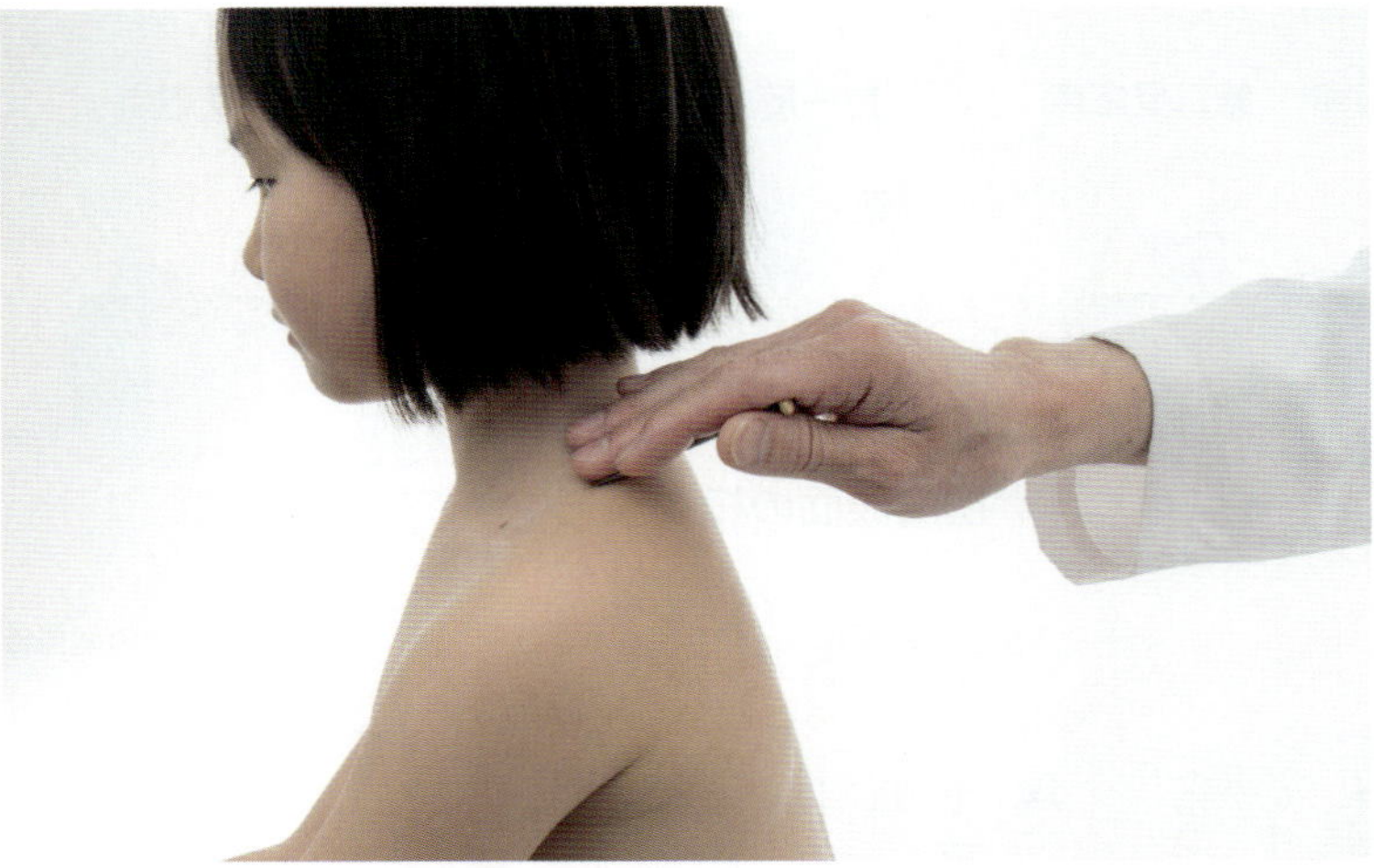

腹部打診、フェザータッチ法で皮膚反応点がどうしてもわからない場合、フェザータッチ法での頸肩部の治療をお勧めする

前項で、治療部位としての反応点は皮膚の最も緊張した部位として捉えるもので、基本的にその捉え方は「指が止まるところ」であると説明した。この「指が止まるところ」は指が皮膚から離脱する角度が5度から10度くらいで「皮膚が硬いと感じるところ、やや粘り気の感じる、水を触っているような感触がしないところ」である。この感覚がわからずに治療する場合は、まず鍼を持たず、手掌全体で、患児の背中を羽毛でなでるように触れてみる。もちろん大師流小児鍼は筋肉を診るのではないから、皮膚表層の感覚をとらえる。背中に生えている産毛に触れるような感覚で擦ってみればよい。その際、皮膚は均一ではなく、山盛りになったり、骨に平行になったり、皮膚の皺になっていたりと皮膚の線がさまざまあることに気が付くであろう。

この手掌で捉えると、なんとなく山盛りになっている「面」を毛でなでるように小児鍼してみるとよい。

しかしこれでもまだ、反応点が分からないこともたくさんある。そういう時は、とりあえず、頚肩部をしっかりとフェザータッチ法で治療することをお勧めする。大師流小児鍼2世の谷岡捨蔵氏は頚肩部のみの小児鍼をしていたとも聞いている。頚肩部から始めてみてはいかがだろうか。

反応点がわからないまま治療をした場合、次の治療の際には必ず、前回の治療の後どうであったかを詳細に聞くことが重要である。前回の治療後の様子によってその治療がよかったのか悪かったのかを覚えておくことである。このことは3世の谷岡賢徳氏も今も伝えていることである。いわゆるドーゼの状況をきちんと整理するということになるだろう。

治療後、「よく眠りについた」のか「一晩中興奮して眠れなかった」のか「熱が少し出た」のか「食欲が減少した」「顔色がはっきりとして気持ちよさそうだった」のか「便が軟便や下痢便になった」のか、さまざまな意見を聞くとよい。ドーゼオーバーになっていなかったらその治療はまずまずであるということに尽きるし、ドーゼオーバーになっていたら、その治療は過剰であったということである。一人ひとりの患児の状況を観察と結果の詳細をきちんと報告と記録することによって、反応点が見えてくるものであろう。

当然腹部打診の診察にも怠ってはいけない。腹部打診が適当であったかどうかも、そのドーゼによって判断が異なるからだ。子どもは大人とは違って、体力的にも免疫力的にも非常に弱い。弱いがゆえに、環境変化による反応は一段とはっきりとしている。辛抱強く反応点探しに邁進しているうちに、反応点の検索も効率よくなってくるであろう。

そのためにはできるだけ多くの小児患者に触れることが最も大切なことである。数年は必要である。

DAISHIRYU 10

体表弛緩とドーゼオーバーについて

繰り返しになるが、大師流小児鍼の特徴は何といっても「皮膚の過緊張部位」を治療することによって正常な皮膚にして健康を取り戻すことにある。反応点、つまり過緊張部位を探し出して、そこに適切な刺激をすると、さまざまな病気が改善するばかりではなく、子ども自身の笑顔が見られ、情緒が安定する。

しかし、子どもの身体の反応点は必ずしも「過緊張部位」ばかりとは限らない。「皮膚の弛緩部位」も反応点のひとつであることをここで説明しておく。

臨床上、皮膚の過緊張部位の探し方は前述のような皮膚の最も緊張した部位とするが、逆に皮膚が緊張せずに反対に「弛緩」していることもある。

この緊張と弛緩の関係であるが、特に腰部などで腰が前弯していたりしている「かまぼこ状」の場合は、腰部の筋肉も緊張するが当然皮膚も緊張している。また反対に頚部後方では頚部のシワがあり筋肉が弛緩しているし、皮膚組織も弛緩している。このように筋組織と同調して緊張と弛緩が平行に呈している場合もあるが、この場合は本当の皮膚の緊張と弛緩ではなく、構造上の緊張と弛緩であるに過ぎない。

大師流小児鍼の「弛緩」とは「皮膚が弛緩している」ことである。

肩や背中を一番敏感な指腹でさらっと擦ってみると、皮膚の硬柔がわかる。大師流小児鍼では「水面の水を触っている感触」で、「さらさらとした皮膚」が弛緩の皮膚と表現している。逆にこの水の性状が「粘り気」を感じれば「正常な皮膚」としている。逆に、プラスチック素材やタイルの表面を触る感触を「硬い皮膚」と表現している。

触診の際、このような感触が指腹で感じ取れればおおよその皮膚の硬い柔らかいは観察でき、柔らかい皮膚には弱刺激、硬い皮膚には強刺激で治療する。

さて次に、体表自体の弛緩であるが、体表が弛緩する原因はいくつかある。まず子どもの脱水症状時や過度睡眠、病前病後等の時そして、鍼灸治療のドーゼオーバーとなる。子どもの診察をする際に、体表弛緩傾向がある場合、この場合刺激量は極端に少ないか、またはしないかである。また、たとえ治療をしたとしてもその弛緩した部位に大師流小児鍼をすることは禁忌である。

鍼灸治療の過剰刺激によるドーゼオーバーは、微熱、行動力消失、眠気、吐き気、頭痛、下痢または軟便である。いずれの場合においても、体表弛緩がある場合は大師流小児鍼をしてはならない。

しかし、体表弛緩と言っても身体全部が弛緩して「こんにゃく状態」になったわけではない。温泉に入ったり、長風呂に入って湯あたりしたような「副反応」である。従って、生命的には消失したわけではないのだから、部分的に弛緩していないところもあるわけであるし、緊張部位もあるわけである。体表が弛緩傾向にある場合やドーゼオーバーが感じられる場合は、このような「やや弛緩した部位」を触診し、ここを施術するのである。またドーゼオーバーとなった部分の施術した部位を避け、四肢遠隔などを中心に行うのがよい。

腹部打診音では体表弛緩傾向の場合は「濁音」を呈するのに対し、「やや弛緩部位」では腹部打診音は「緊張音」となる場合が多い。

体表弛緩をしている小児には特に問診と共に注意が必要である。

子どもの体表は刻々と変化をしているし、ちょっとした刺激量でも体表は変化をする。もし、自分がドーゼオーバーをしてしまったと感じたら、きちんとその予後と治療後の療養について保護者に説明しておかなければならない。

DAISHIRYU 11

大師流小児鍼の鍼技法について

大師流小児鍼の鍼技法には大きく分けて5つある。すべて、三稜鍼を使用する。メインとなるフェザータッチ法のほかにも、タッピング法、バイブレーション法、圧鍼法、弱三法（平成打鍼法）の5つがあるので、症状に応じて活用して頂きたい。

まず、基本となるのはこれまでも説明してきたフェザータッチ法である。羽毛でさするような強さで行うため、フェザータッチと名付けられた。三稜鍼を突かずに後方へ引く動作を行う手技を用いる。三稜鍼を使いながらも、弱い刺激を加えるものである。三稜鍼の鍼先に中指を添えて、飛行機の離着陸の軌跡状に擦る。指と指の間が離れすぎていたり、小指が立っていたりしてはいけない。

三稜鍼の鍼頭側を使って、皮膚を打診する方法であるタッピング法は、鼻翼の外側や頭、頸部、腰部等必要な反応点を好転させる目的で行うのに向いている。

バイブレーション法は、三稜鍼の鍼頭側を体表に接触させて上下動を与える方法である。鍼頭をバイブレーションをすることで、フェザータッチより強めに反応点を刺激し、好転させることが可能である。鼻翼の外側、頭皮などの刺激に適しているが、あまり強く圧しないことが大切である。

圧鍼法は、三稜鍼の鍼先・もしくは鍼頭を、体表に立てて少し圧を加える方法である。鍼体を体表と平行において鍼先又は鍼頭を指頭で軽く圧してもよい。

弱三法（平成打診法）は鍼管に入った三稜鍼を使い、出血させずに打鍼する方法である。

いずれも強刺激となるものであるが、小児鍼の実際はいずれも弱刺激であるので、決して強刺激するものではない。

フェザータッチ法

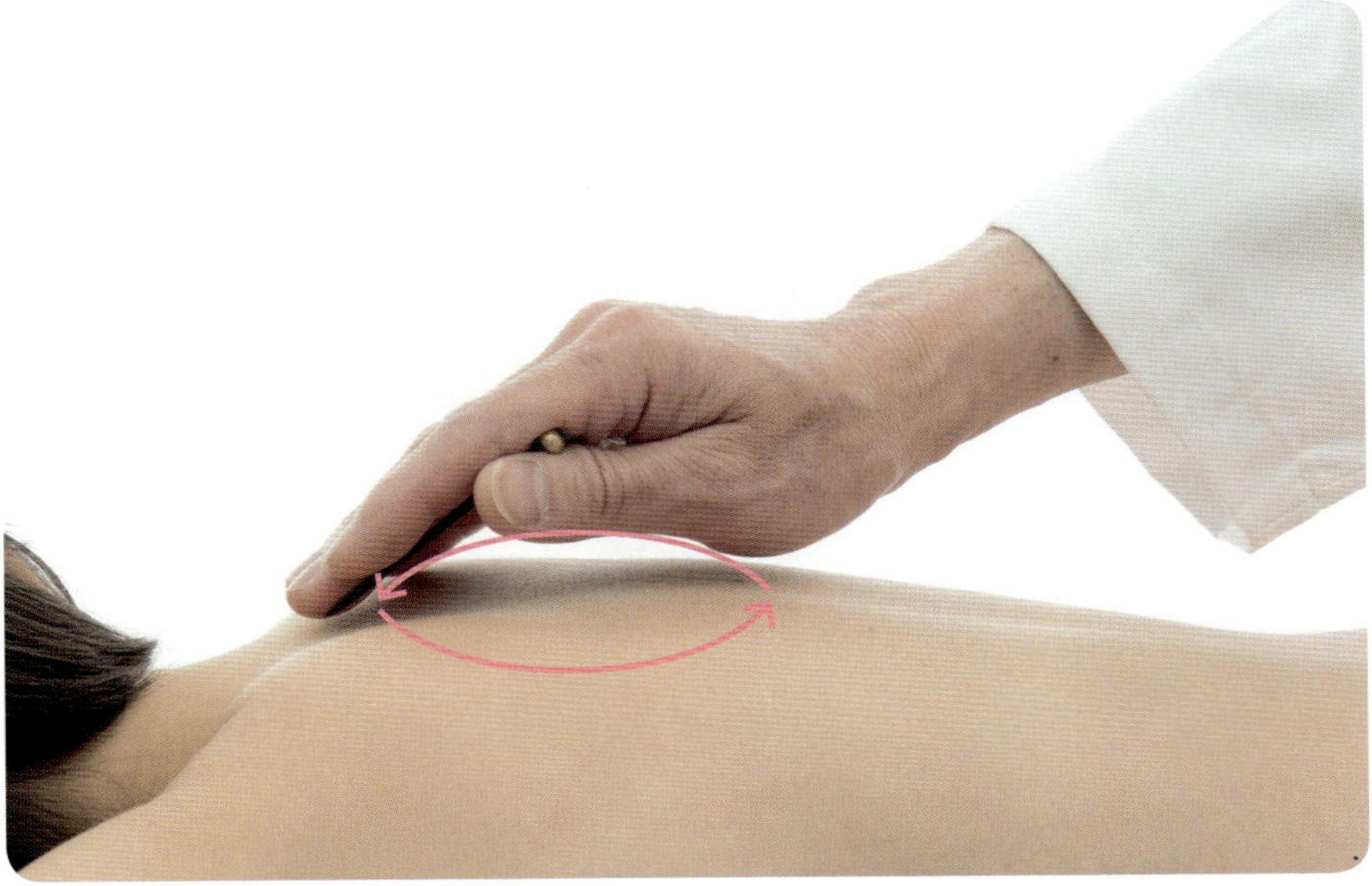

鍼先はラグビーボールや飛行機の離着陸の軌道を思い浮かべ、１分間に150回のリズムで動かす

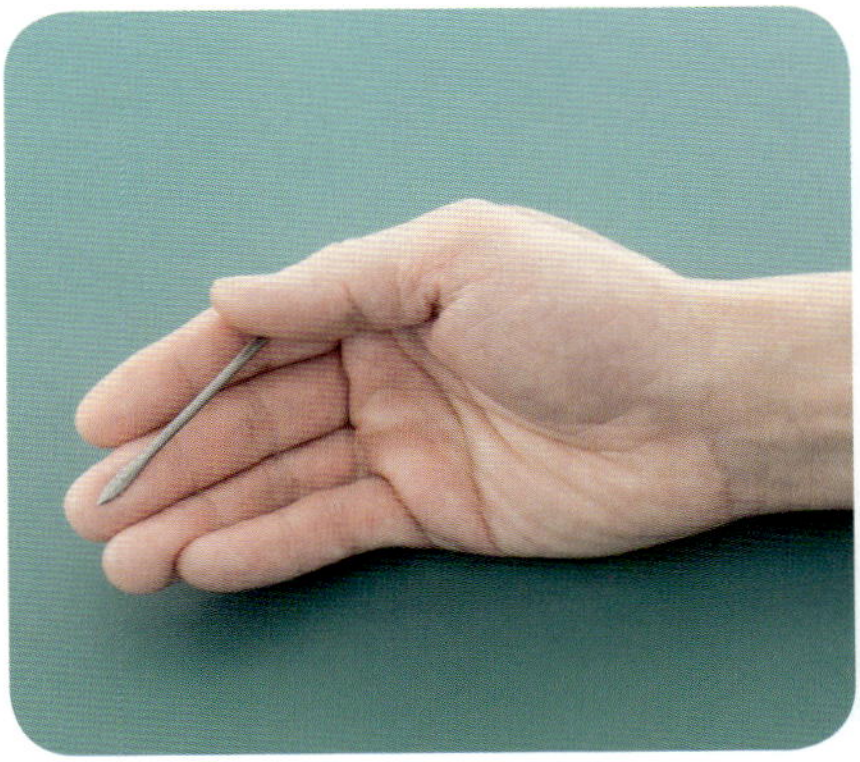

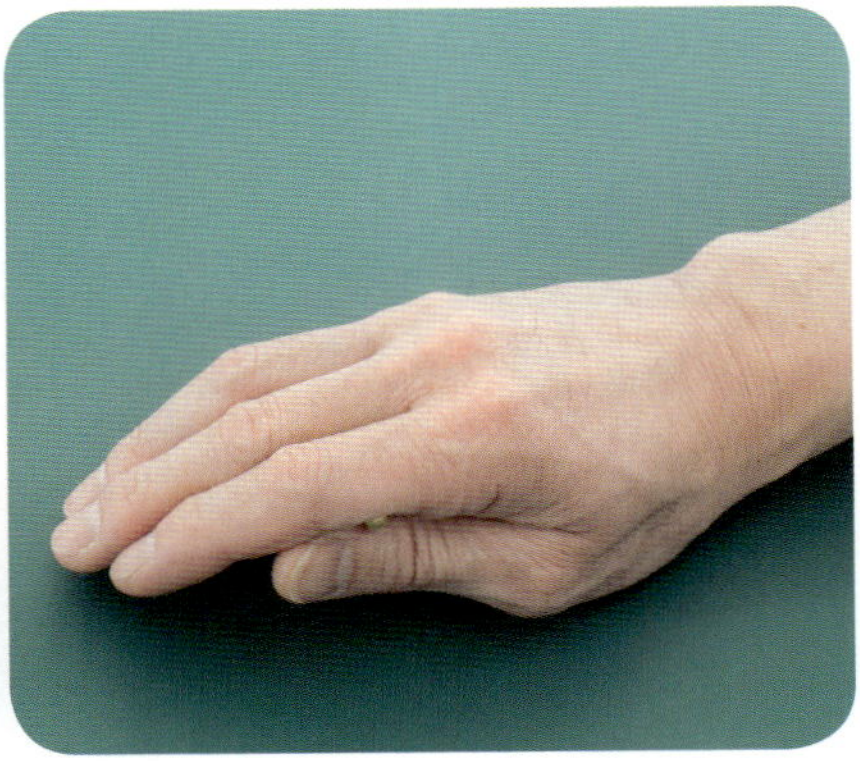

フェザータッチ法の鍼の持ち方

タッピング法

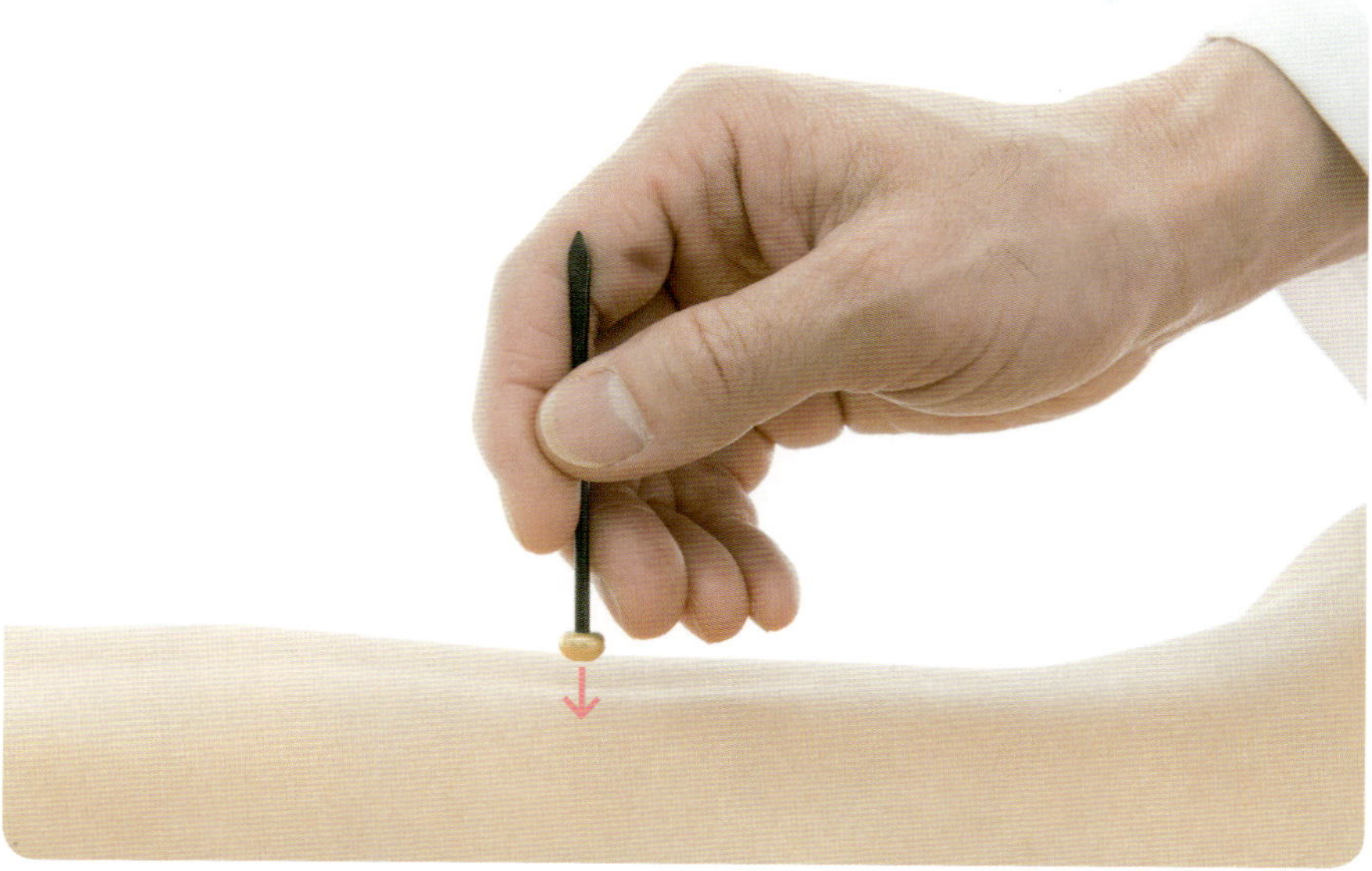

1分間に200～300回のリズムで、10～50gほどの圧でリズミカルに反応点を叩く（離す距離は1～3mm）

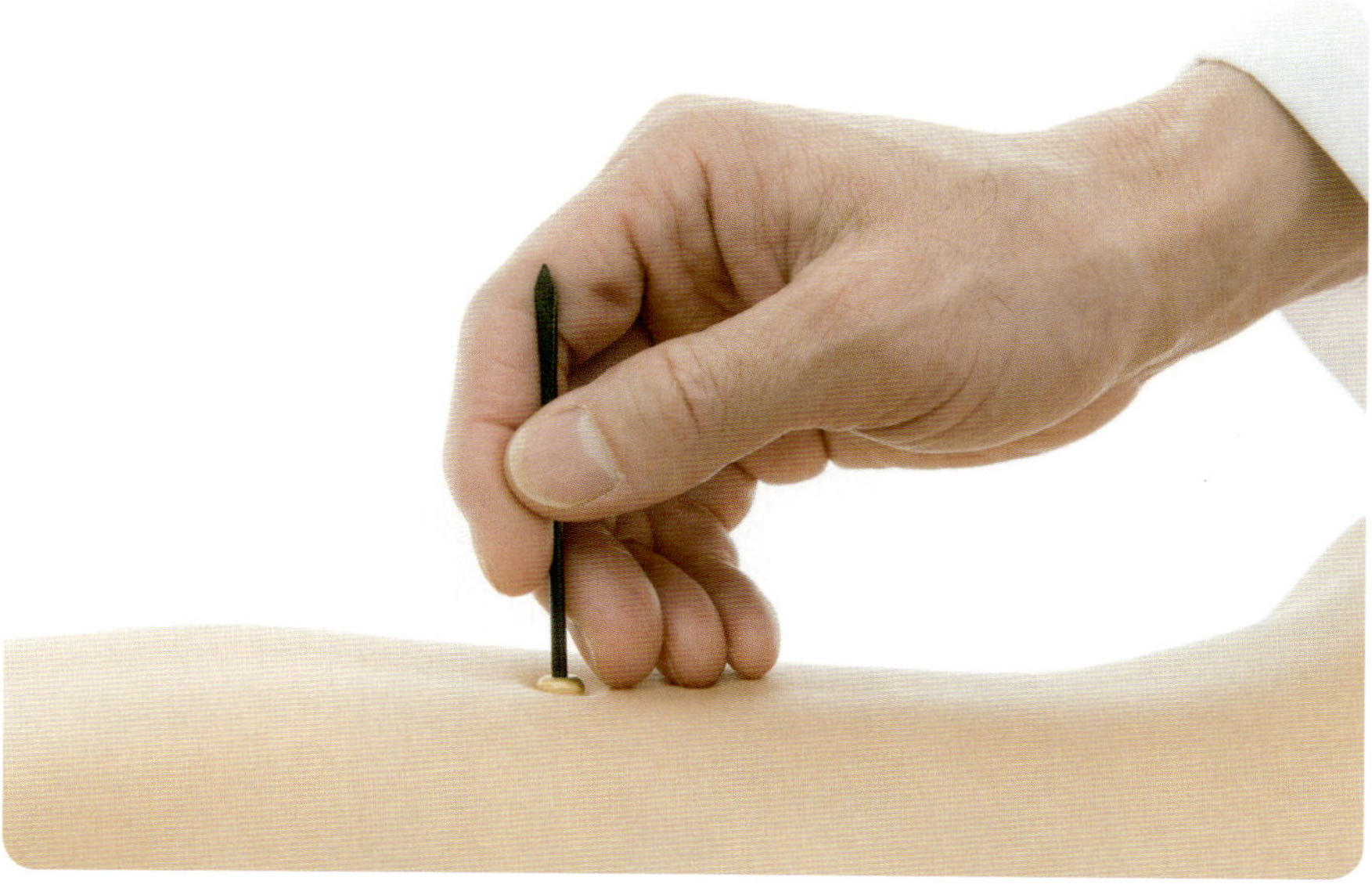

バイブレーション法

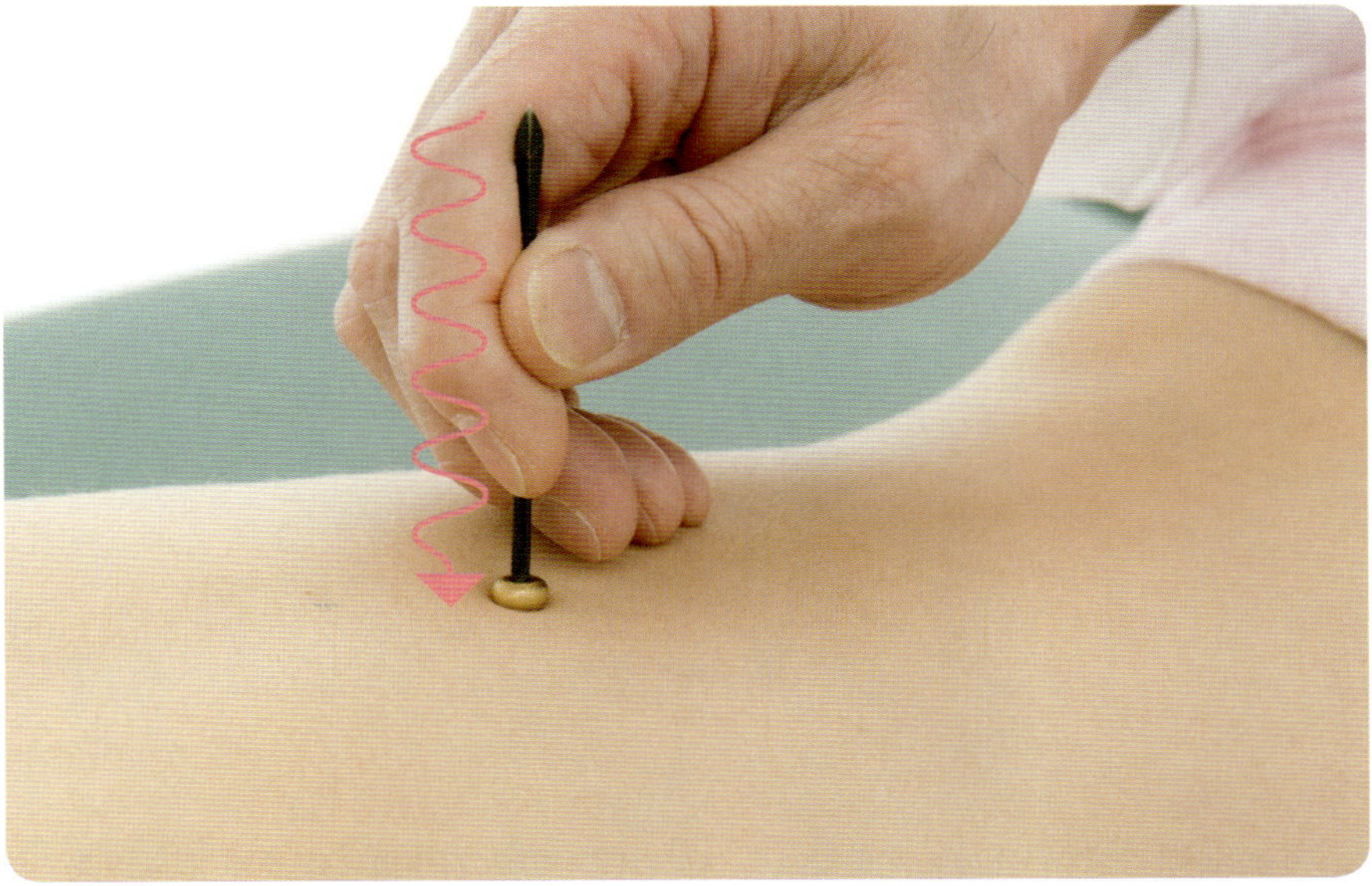

体表に接触させた状態で、小刻みに震えさせる上下動を与える

圧鍉法

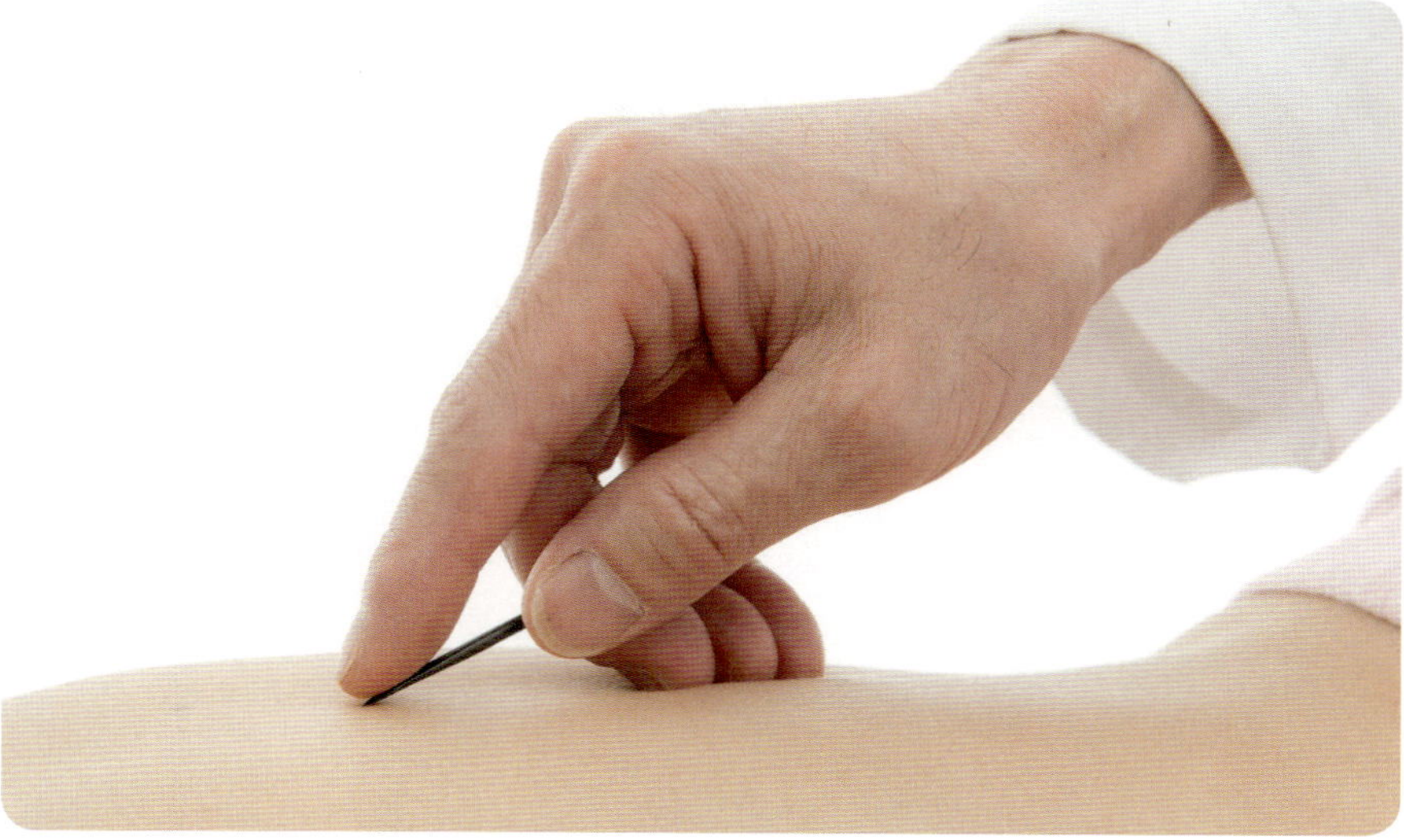

鍉先を体表に立てて1～10gほどの圧を加える、または鍉体を体表と並行に置いて、指頭で軽く圧する

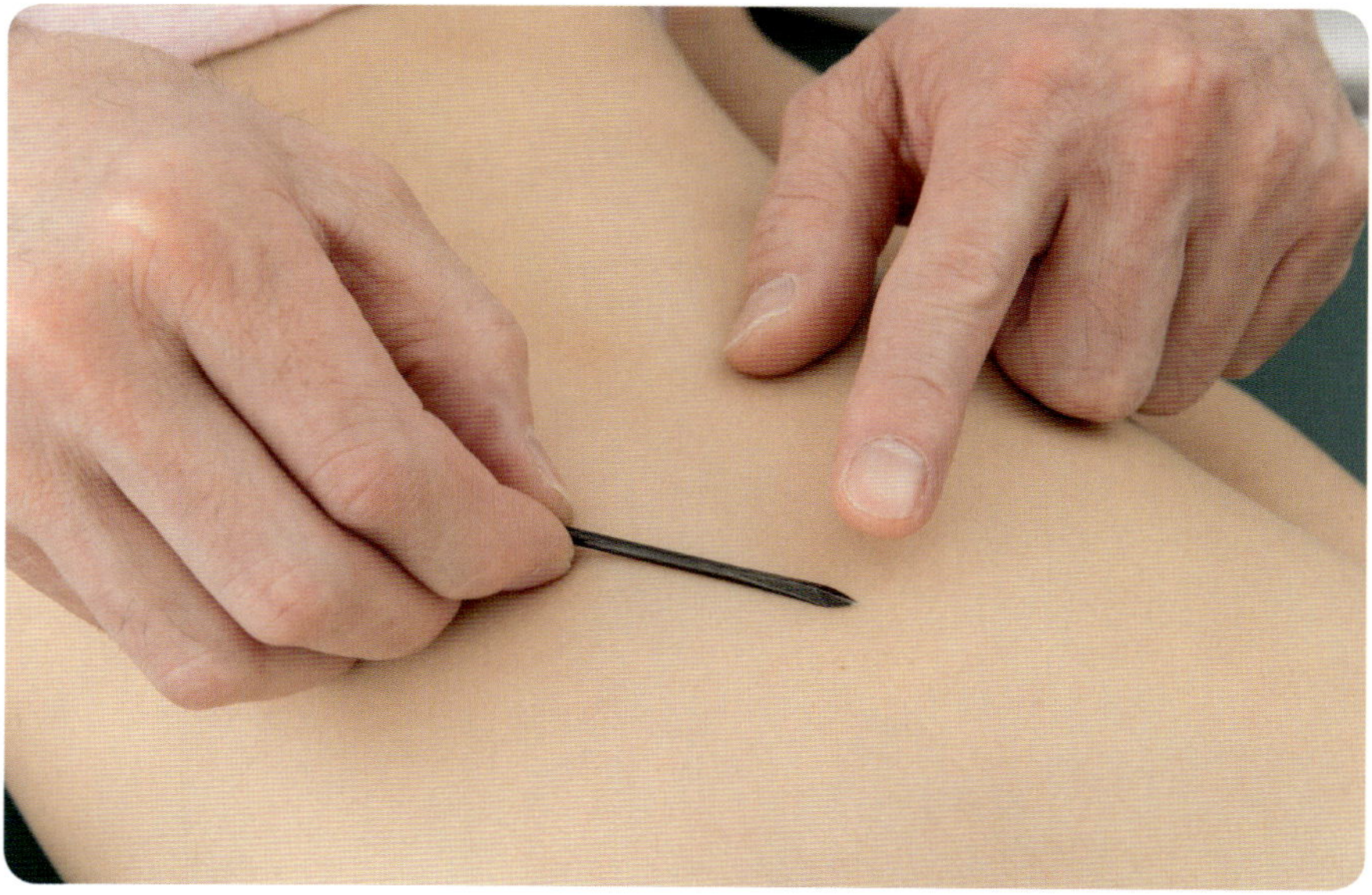

片手で行っても、両手で行ってもよい

弱三法（平成打診法）

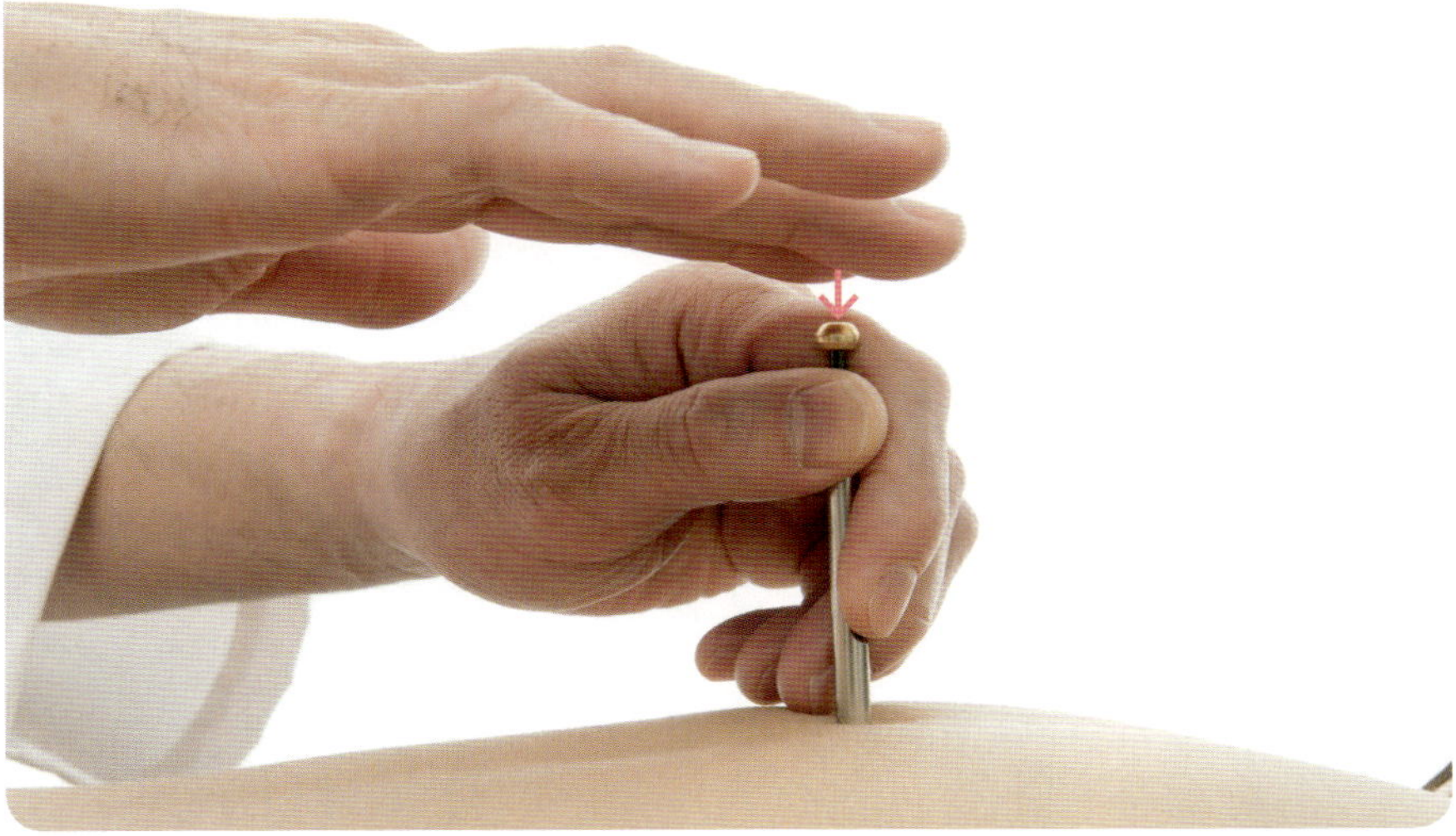

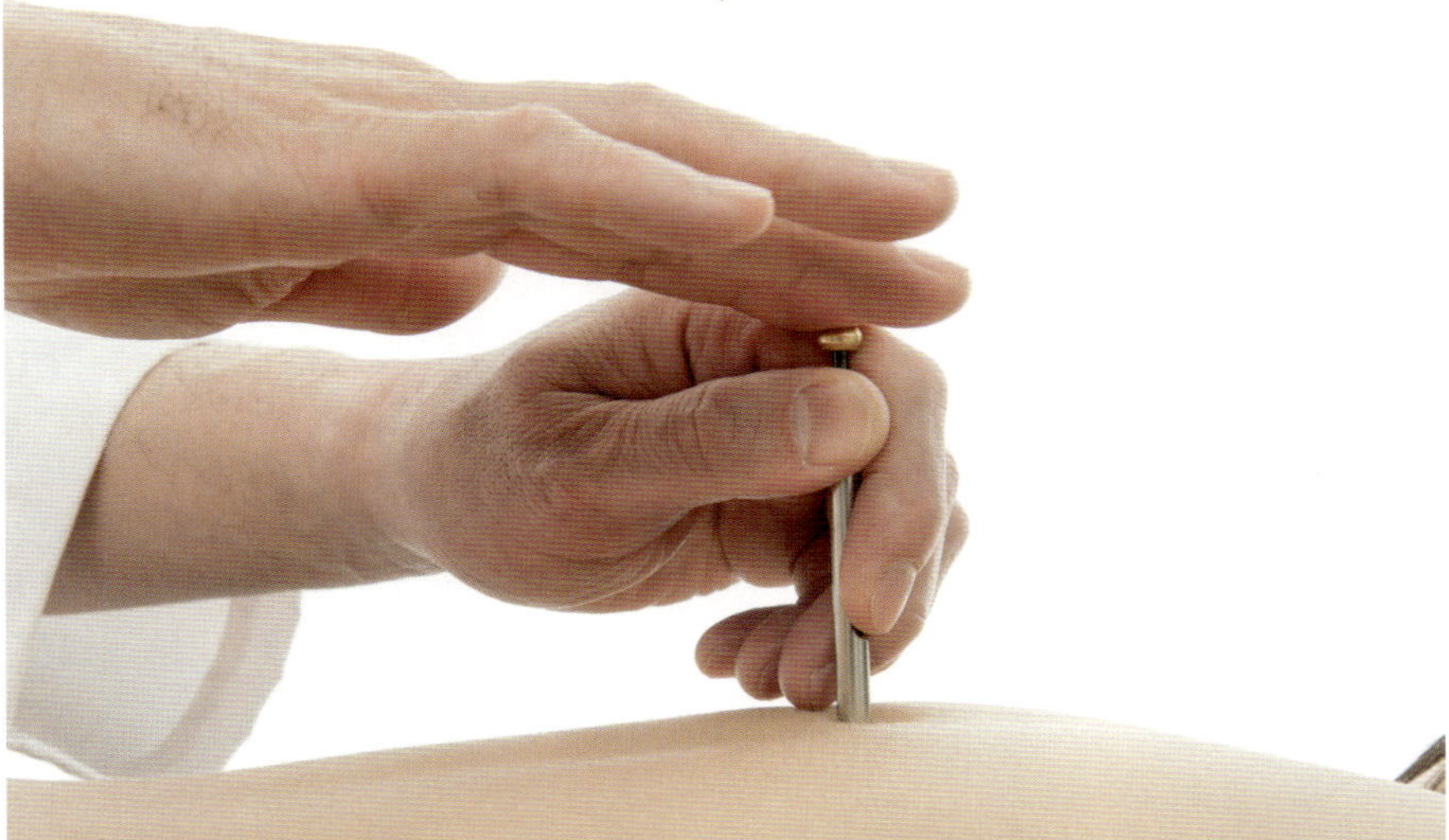

鍼管と鍼は垂直にしっかりと固定し、当初はゆっくりと１打ずつ着実に打つ。
慣れてくるにつれてスピードを増していく。1分間に100〜150回のリズムで鍼管に入った弱刺激用三稜鍼の鍼頭を軽く叩く

DAISHIRYU

12 弱三法での弱三稜鍼（弱三）の持ち方・使い方・治療の適応

前項で紹介した弱三法（平成打診法）について詳しく解説する。弱三とは「弱い三稜鍼」のことである。他に強三・中三もある。大師流小児鍼では特に弱三を用いることが多く、弱三を、鍼管に入れたものを使用する。弱三の持ち方・使い方は使用する状態が大切であるのでここで解説する。

鍼管の窓を下側にして（指の長さによっては上側の状態で使用してもよい）弱三稜鍼を鍼管の筒に上から下に入れ、鍼管を皮膚の上に垂直に当てた状態で使用する。この時、弱三稜鍼の鍼先は鍼管の下から出さないが、皮膚にはしっかり当てることが重要である。

まず、持ち方であるが、示指の基節骨部（ここの筋肉がバネになる）に鍼体・鍼頭を当て、末節骨指腹を鍼管の窓に置く。次いで母指の指腹を鍼管の上端に置く（鍼体に触れて固定するとよい）。そして中指の爪の撓側側面あたりを、鍼管の下方に当てる。

重要なのは上下2か所で押さえることである。上部は示指と、母指であり、下部は鍼管の窓に置いた示指である。

次に使い方を説明する。鍼管を皮膚の上に垂直に当て、鍼頭叩きの要領で、鍼頭を叩く。鍼頭を叩いた時に、鍼先がわずかに一瞬出るように（これが刺激）、示指基節骨部の筋肉をバネのように使う事が重要である。

刺激量の調整の仕方は三つの方法がある。一つ目は鍼頭を叩く強さで加減する方法で叩く距離、二つ目は叩く力を加減する方法である。鍼頭を叩く方向で加減する方法は斜めから垂直までの方向を変えることによって刺激量を変化させることができる。三つめは筋肉バネの強さで加減する方法で、示指の指腹で鍼管を押さえる強さによって刺激量を加減する方法である。注意点としては連続打ちより、

✦ 弱三稜鍼とは ✦

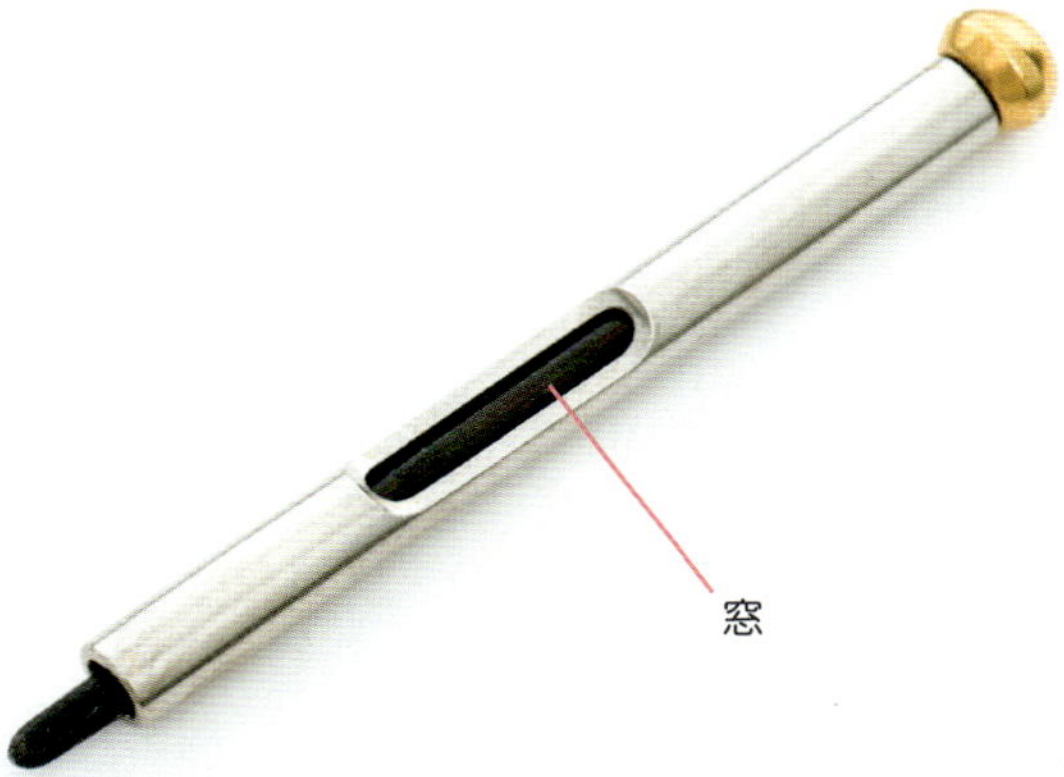

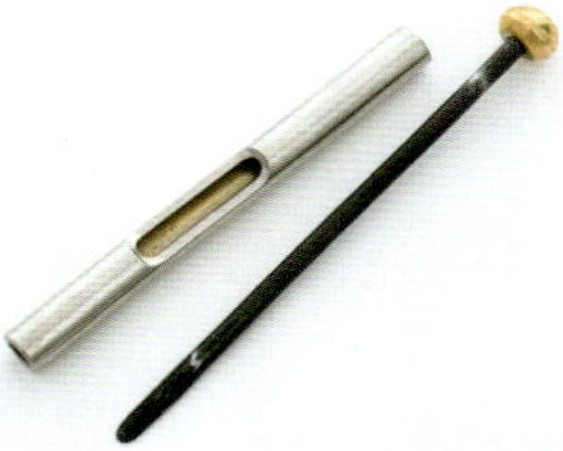

弱三稜鍼を鍼管の筒に、上から下に入れて使用する

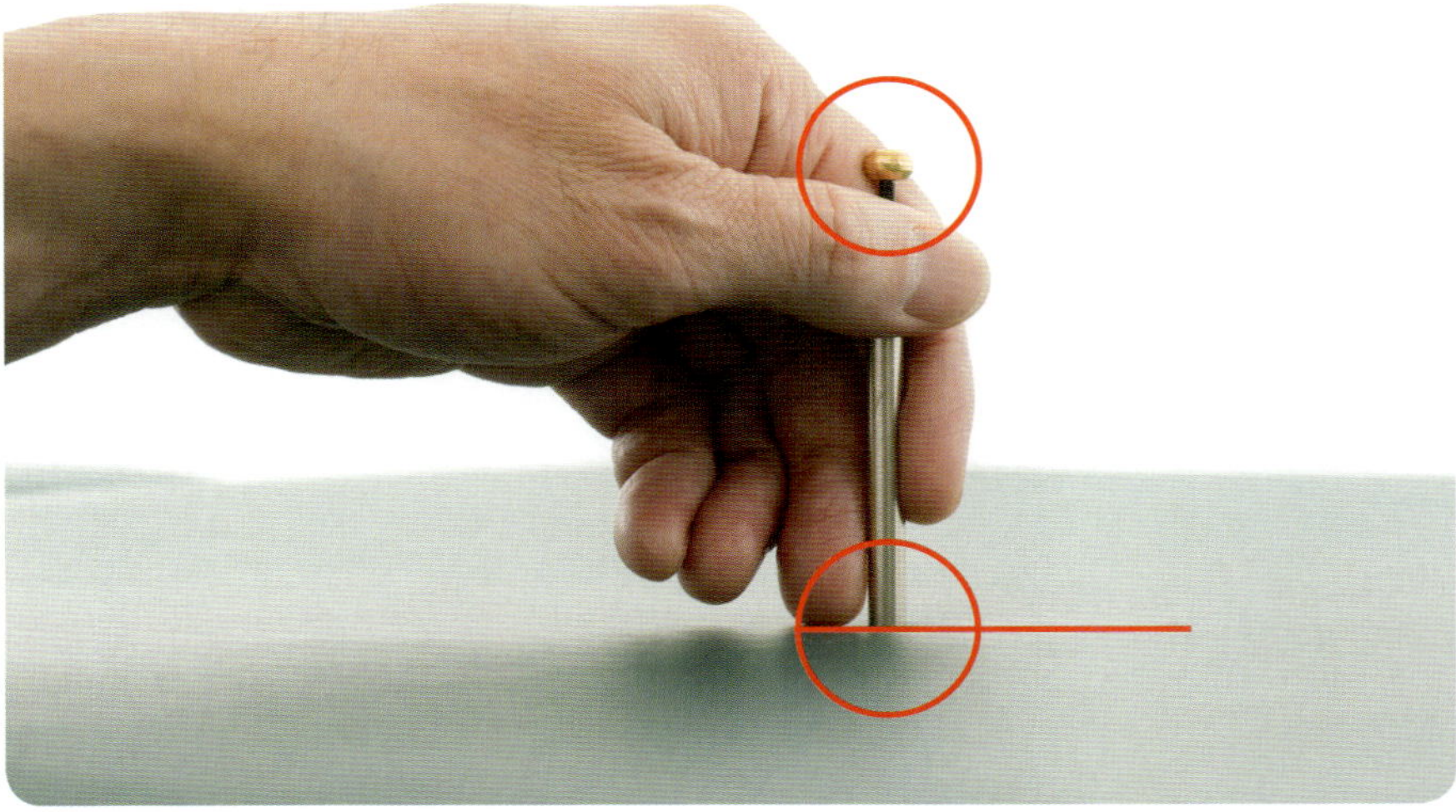

示指の基節骨部（ここの筋肉がバネになる）に鍼体・鍼頭を当て、末節骨指腹を鍼管の窓に置く。次いで母指の指腹を鍼管の上端に置く（鍼体に触れてもよい）そして中指の爪の撓側側面あたりを、鍼管の下方に当てる。そして鍼管を皮膚の上に垂直にあてた状態で使用する

1回1回の刺激を確実にすることである。

大師流小児鍼で行う弱三稜鍼は鍼頭を挟んだ指腹の皺を利用して、この皺をバネの作用として用いる。鍼頭が皺から抜き出て皮膚に突き刺すことは決して無い。この筋肉バネの程度で弱三稜鍼を使用して皮膚に刺激効果をもたらすので、大師流小児鍼の刺激量から比べれば、非常に強刺激となる。

鍼灸の刺鍼法の中に管散術という技法があるが、叩くという点では最も近い手技とも言える。しかし、管散術は鍼を使用しない。大師流小児鍼での弱三稜鍼は筒の中に三稜鍼をいれてわずかに皮膚に当たるか当たらないか程度で刺激するのでそこが管散術とは異なる点である。

弱三法は、毫鍼が使用できないほどの皮膚や、タイル状に硬くなっている皮膚やつるっとした板状の皮膚などに適している。大師流ではよく「熟した」「熟す」「熟された」という表現をしばしば使うことがある。「熟す」とは例えば「熟れた柿」を想像してほしい。もぎたての柿は皮の張り具合がよく引き締まっており、中身の実質も硬い。ところが、柿が熟れてくると皮がやや突っ張っているものの、実質は熟れすぎてドロドロっとしている。ヒトの身体の皮膚にも似たような状態があって、このような皮膚表面の皮膚がやや硬さを有しており、その皮膚組織の下方にある組織は柔らかい硬結を触知することがある。いわゆる「熟した硬結」「連続した硬結」という表現をする。このような「熟した硬結」のある皮膚に弱三稜鍼を施術すると毫鍼が刺入しやすくなったり、皮膚表面が弛緩する傾向にあるのである。また、皮膚の表情も多種多様で乾燥した皮膚面も潤いが出現し、小児鍼を行う前にやや弱三稜鍼を使用してから行うと、湿潤が生まれ小児鍼の効果を増大してくれる方法でもある。

また、皮膚が乾燥していてお灸が施術しにくいときにも弱三稜鍼を使用して湿潤を得てから行うと、お灸効果が発揮されることが多い。

小児鍼での使用は、フェザータッチ法を使用した際にくすぐったがる子どもにも適している。小児鍼をする前にやや皮膚に適度な弾力として心地よさを感じさせて弱三稜鍼を行うと、意外とフェザータッチ法の取り組みの際に効果を発揮することが多い。またこのように弱三稜鍼は皮膚の深層より表層の方が硬いところ、つまり頭皮に指が食い込むほどのうっ血部位や浮腫の部位に適応している。また鼻炎などの際の鼻根や鼻翼の付近などの硬結にも適しており、鼻症状や副鼻腔炎などの症状にも有効に機能してくれる。総合して三稜鍼体質は、気持ちよい皮膚刺激となるのである。

弱三は有効に治療をすれば効果が発揮されるものであるが、その技法は訓練が難しい。鍼管を皮膚表面に垂直にきちんとおき、その後鍼頭を鍼灸師の示指の指腹でリズムよく叩打しなければならない。鍼管が皮膚から離れた際に鍼頭を叩いたり、皮膚に鍼管が接していない状態で鍼頭を叩打したり、皮膚面から鍼管がやや傾斜した鍼頭に叩打したりしてはいけない。初めはゆっくりと叩く練習をする。手の形がきちんとできるようになってから、鍼頭叩き訓練のようにアップテンポで治療するようにすることが大切である。適度に基本を守れば気持ちのよい弱三稜鍼刺激ができ上がる。従って初学者の場合は弱三稜鍼を自分の大腿部前面に置いて叩く。場所を移動して再び置いて叩く。つまり「置いて－叩く、置いて－叩く」をゆっくりとした動作で練習することが基本である。スピードは後からでも練習できる。

三稜鍼を使った治療法

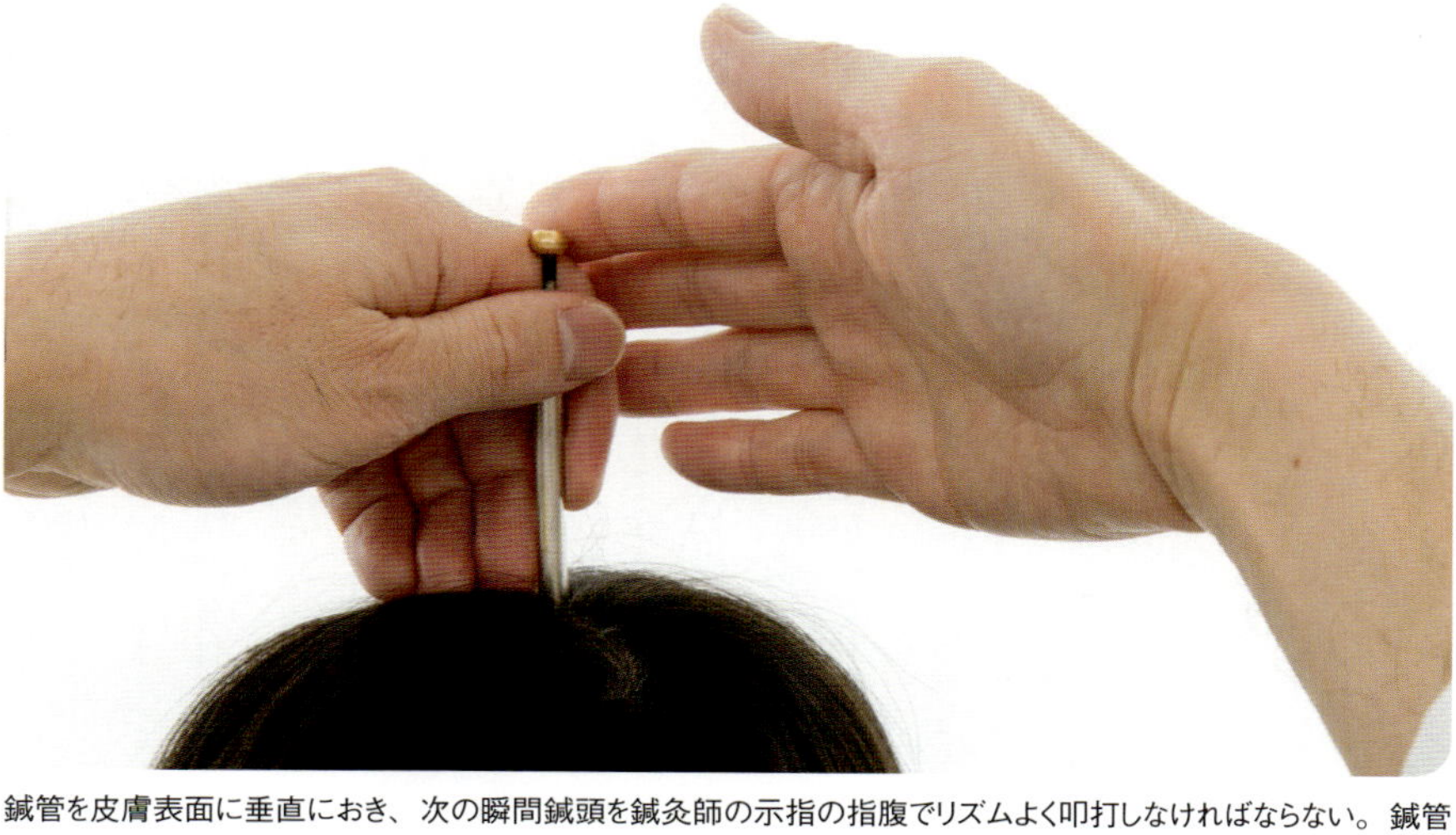

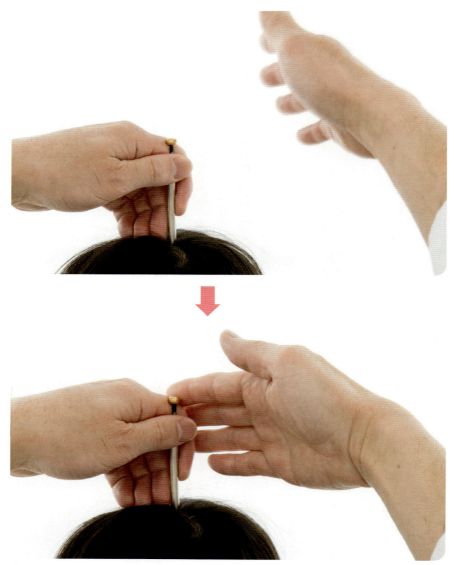

鍼管を皮膚表面に垂直におき、次の瞬間鍼頭を鍼灸師の示指の指腹でリズムよく叩打しなければならない。鍼管が皮膚から離れた際に鍼頭を叩いたり、皮膚に鍼管が接していない状態で鍼頭を叩打したり、皮膚面から鍼管がやや傾斜した鍼頭に叩打したりしてはいけない

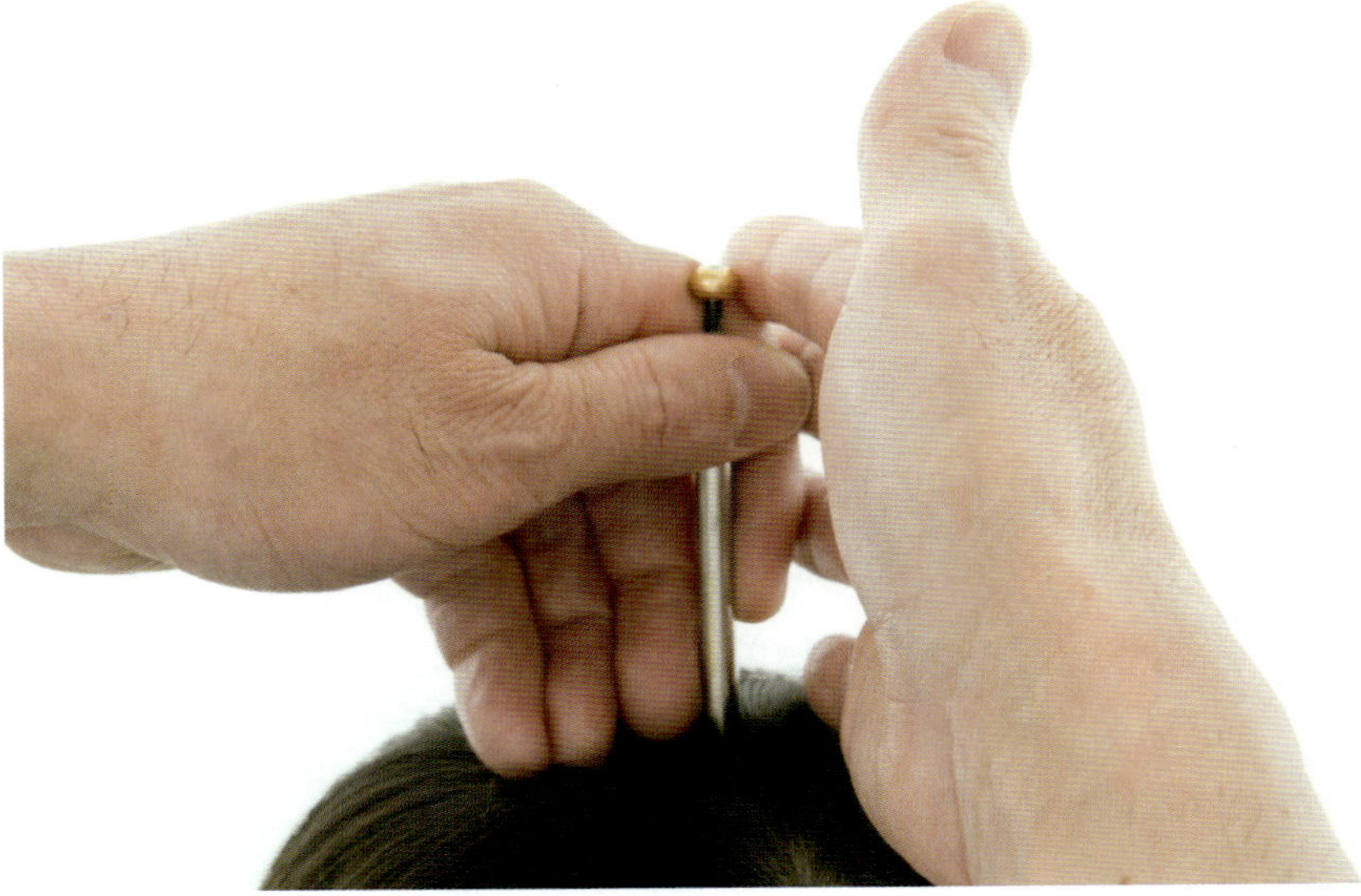

鍼を叩く角度を変えて刺激量を調節することもできる

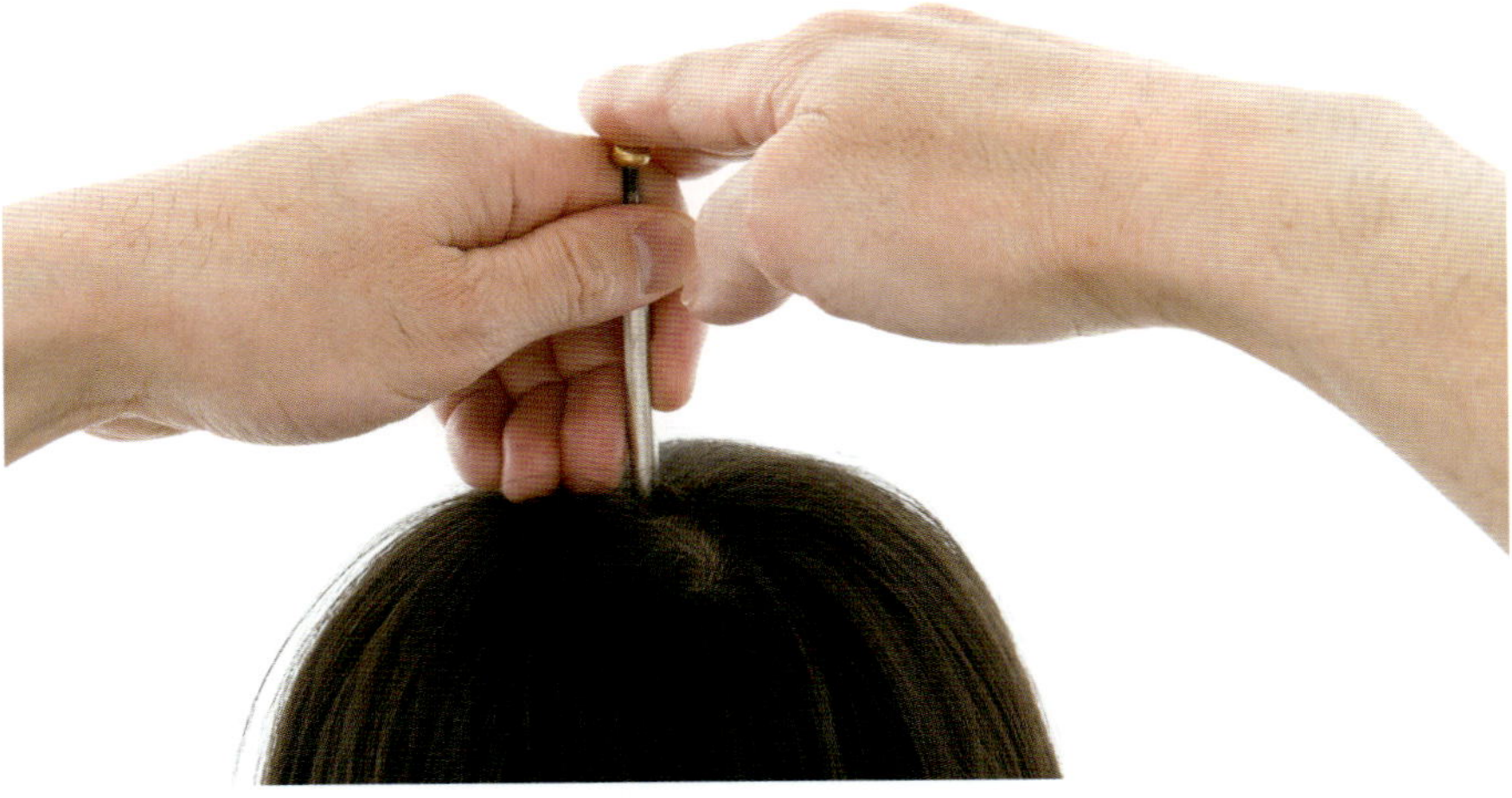

頭部など角度がついている場合でも球形に合わせて三稜鍼が皮膚に垂直になるように鍼をおく

DAISHIRYU 13

鍼頭叩き訓練でフェザータッチ法ができる手を会得する

大師流小児鍼を習い始め、講習会等でも基本として習うのが「鍼頭叩き訓練」である。この「鍼頭叩き訓練」は、鍼体を手で握り、握った手の示指の末節の指腹で1分間に１５０回の一定のリズムを保ちながら鍼頭を叩いていくという訓練である。この鍼頭叩き訓練は講習会では毎日、およそ20分間行うことで上達すると伝えている。

この訓練は鍼頭の向きを時計で3時方向から9時方向へ（またはその逆）や12時方向から6時方向とその逆など、6方向からの鍼頭叩きを行う。

なぜこのような訓練を行うのかというと、簡潔にいえばここまで何度も述べてきたフェザータッチがうまくできる「手」を作るために大変重要だからである。フェザータッチ法は、1分間に１５０回のペースで保ちながら、手を飛行機の離着陸のような軌跡状に動かす。そのためには実際に羽毛で擦られるような鍼を実現するためには、手の動かし方や、それに伴う肩の柔軟さが多分に要求される。それを、鍼頭叩き訓練で会得するのだ。

さらに子どもは動き回るので、必ずしも鍼灸師側が希望する体制で治療ができるとも限らない。あらゆる角度から、反応点にフェザータッチを施せる手を作るため、訓練に励んでほしい。肩関節・肘関節・手関節や指関節が柔軟でなければ、「大師流小児鍼」の治療は始まらない。

大変重要な基本訓練であるが、大師流小児鍼を取得のために集った多くの鍼灸師や学生にとって、この訓練は非常に難しいようである。普段治療に指圧あん摩マッサージを取り入れている鍼灸師は、柔らかい肩関節などを作るのに苦渋している。また、学生や一般の鍼灸院経営者は練習時間が取れず、普段の生活の中において時間がとれないという。しかも訓練すればするほど肩が凝ってくるし、叩いている指が赤く腫れあがり、物を持つときに痛みを感じるようになる。最初のうちは非常につらい。漠然と小児の治療ができるようになればと講習会に参加した諸氏も、最初のこの「鍼頭叩き訓練」で躓き、せっかく大師流小児鍼を会得しようとしていたのに途中で諦めてしまい、講習会の参加を辞めてしまうというサイクルが絶えないのが実情である。大師流小児鍼を会得したい読者は、ぜひ、ほんの20分間なので、時間を捻出して練習して頂きたい。

「鍼頭叩き訓練」を行うと、鍼灸師は子どもの動作に敏感に反応し、とっさに小児の身体に鍼を突き刺すことの無いよう、鍼の動きや向きや刺激量を変化させることができるのである。子どもが治療中、ずっと大人しくしてくれれば何も言うことは無いのであるが、右後頸部を治療している際に、急激に小児が右を振り向くと、鍼は小児の眼や頬部に突き刺さる。フェザータッチ法は三稜鍼で行っているため、場合によっては刺してしまうこともあるし、刺さないまでも傷をつけることも多分に生じる。私も慣れない頃はこういった失敗がよくあった。従って、小児が急に顔を右に向いた際には、瞬時に方向を切り替えて治療しなければならないのである。

この「瞬時に切り替える動き」が6方向からの鍼頭叩き訓練の成果なのである。例えば、子どもを座位で座らせて治療を行う際にも使用できる。夜尿症患者の場合、腰臀部に皮膚の過緊張点である反応点が多くみられるため、通常は座位だと治療がしづらい。しかし、鍼の動かし方を変えることでいちいち鍼灸師が大きく体勢を変えないで済む。治療者はどんな子どもの動きにも対応できる鍼の打てる柔らかい関節・柔軟性が必要なのである。

また、指先の感覚は鍼頭叩き訓練によって養われる。過緊張部位を治療した後でもその部分が「弛緩」または「やや弛緩」になったのかを見分けるためにも必要なのである。

また、腹部打診の際も強く叩くと吐乳したり、嫌がれたりするのでソフトタッチができるようになるためにも「鍼頭叩き訓練」は重要なのである。

鍼頭叩き訓練の実践

大師流小児鍼を臨床で実践するためには全6方向から鍼頭を叩けるようになる訓練をしなくてはならない。1日20分間（1方向につき約3分少々）、毎日積み重ねることで、どんな体制からも小児鍼ができて刺激量を調節できる柔らかな動きの手、皮膚を読める敏感な指先を得ることができる。肩幅や鍼に対して手が平行か、などを確認しながら150／分のリズムをメトロノームで「トン・トン・トン」と刻みながら行う（スマートフォンのメトロノームアプリ等でもよい）。

①12時から6時方向

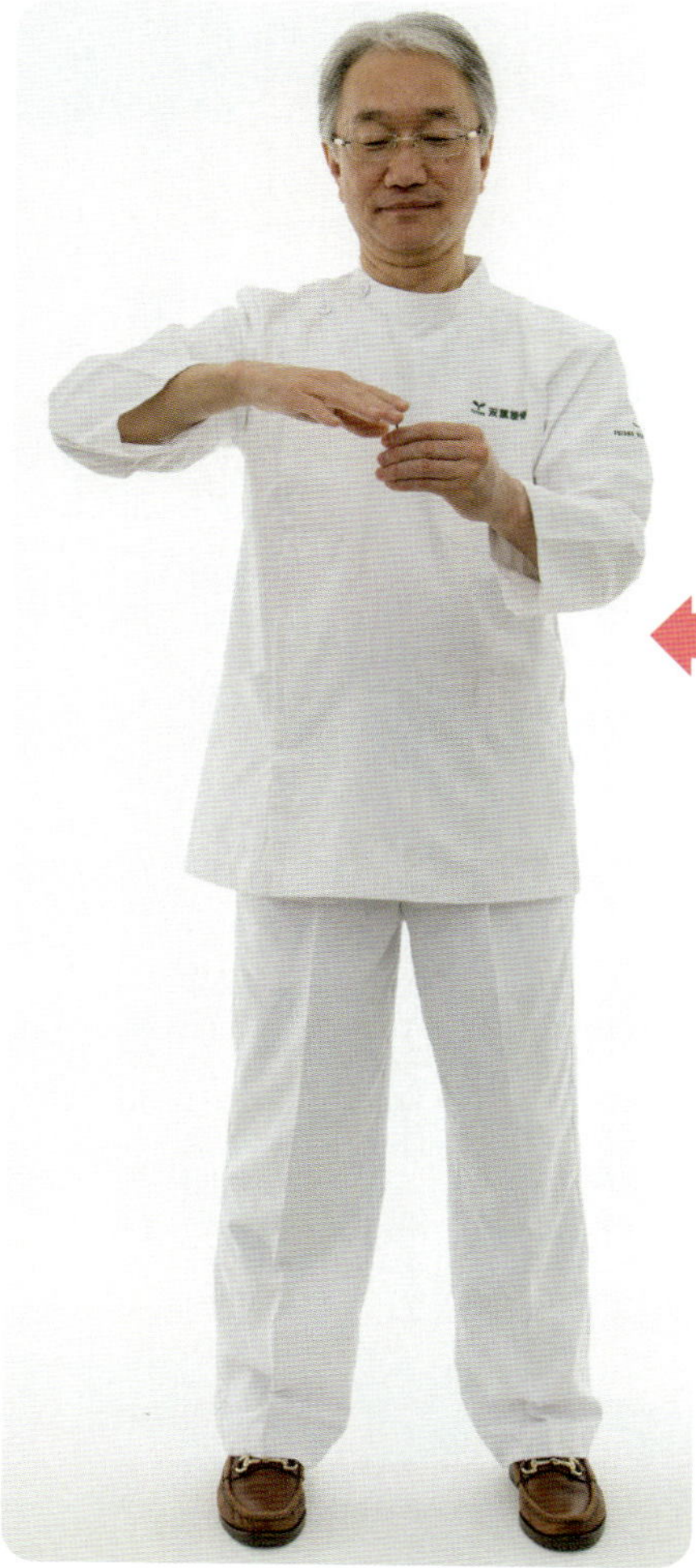

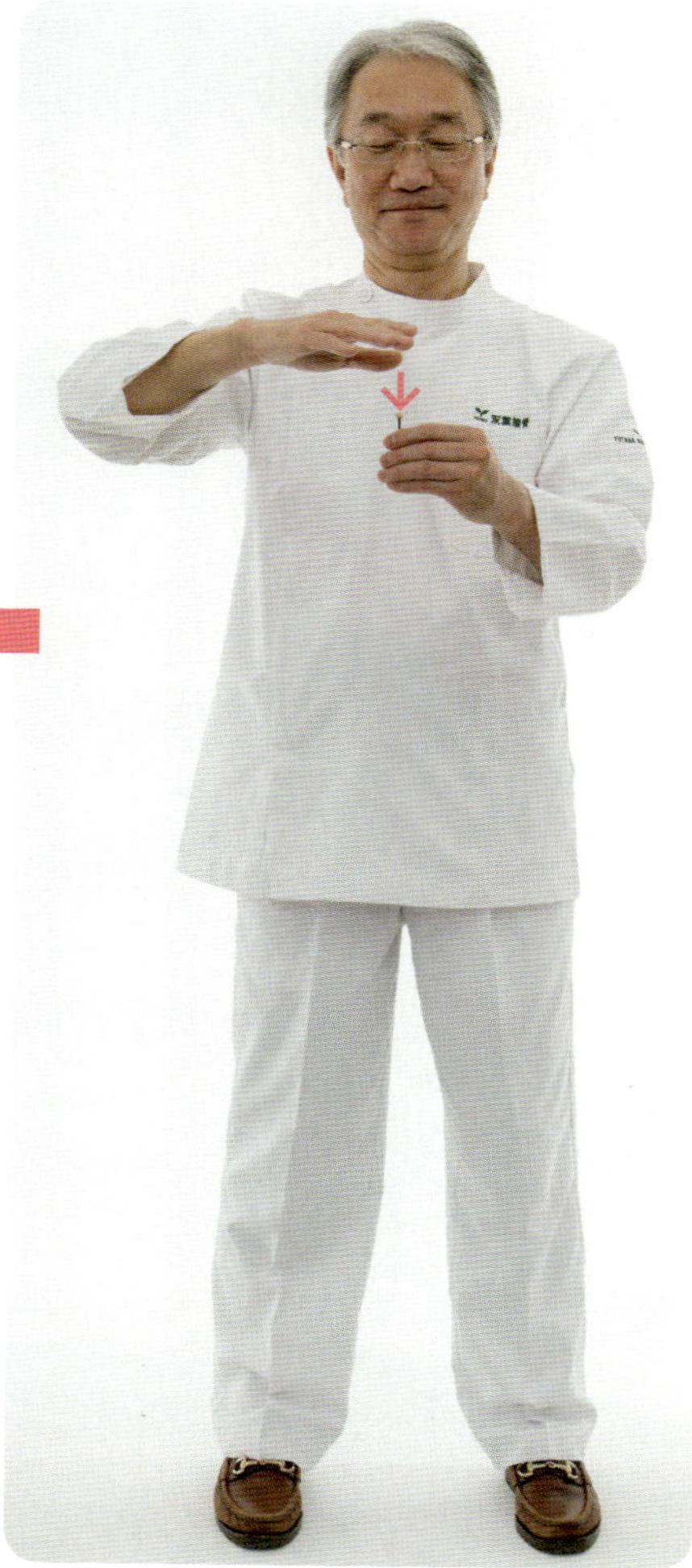

②6時から12時方向

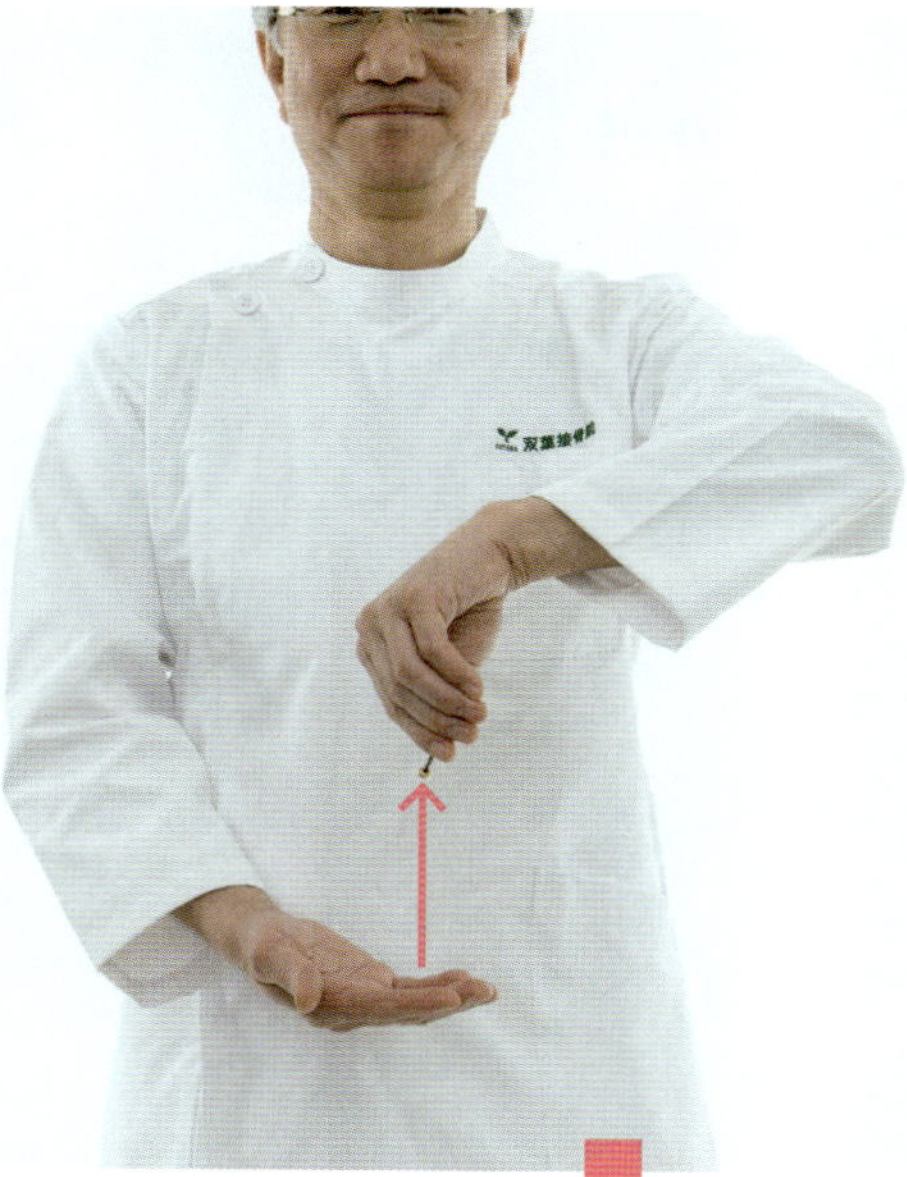

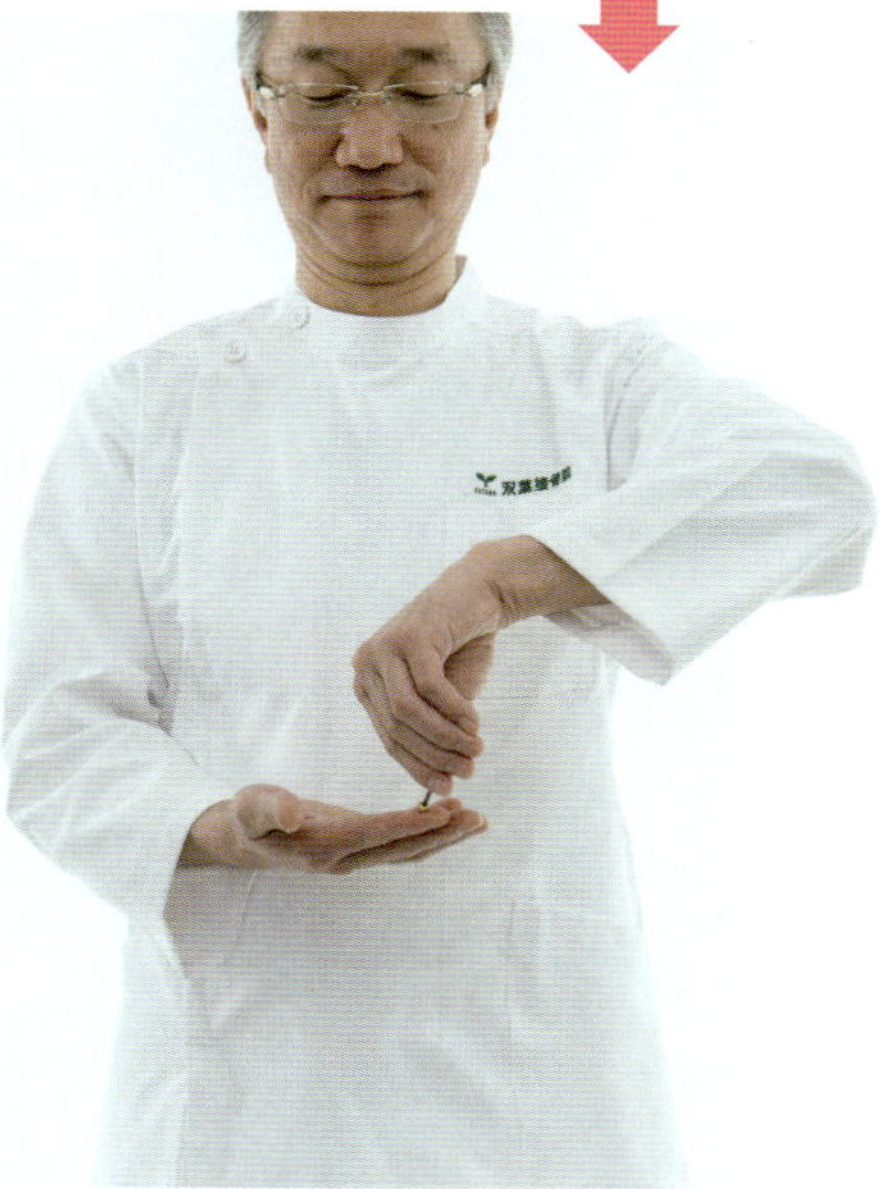

③9時から3時方向

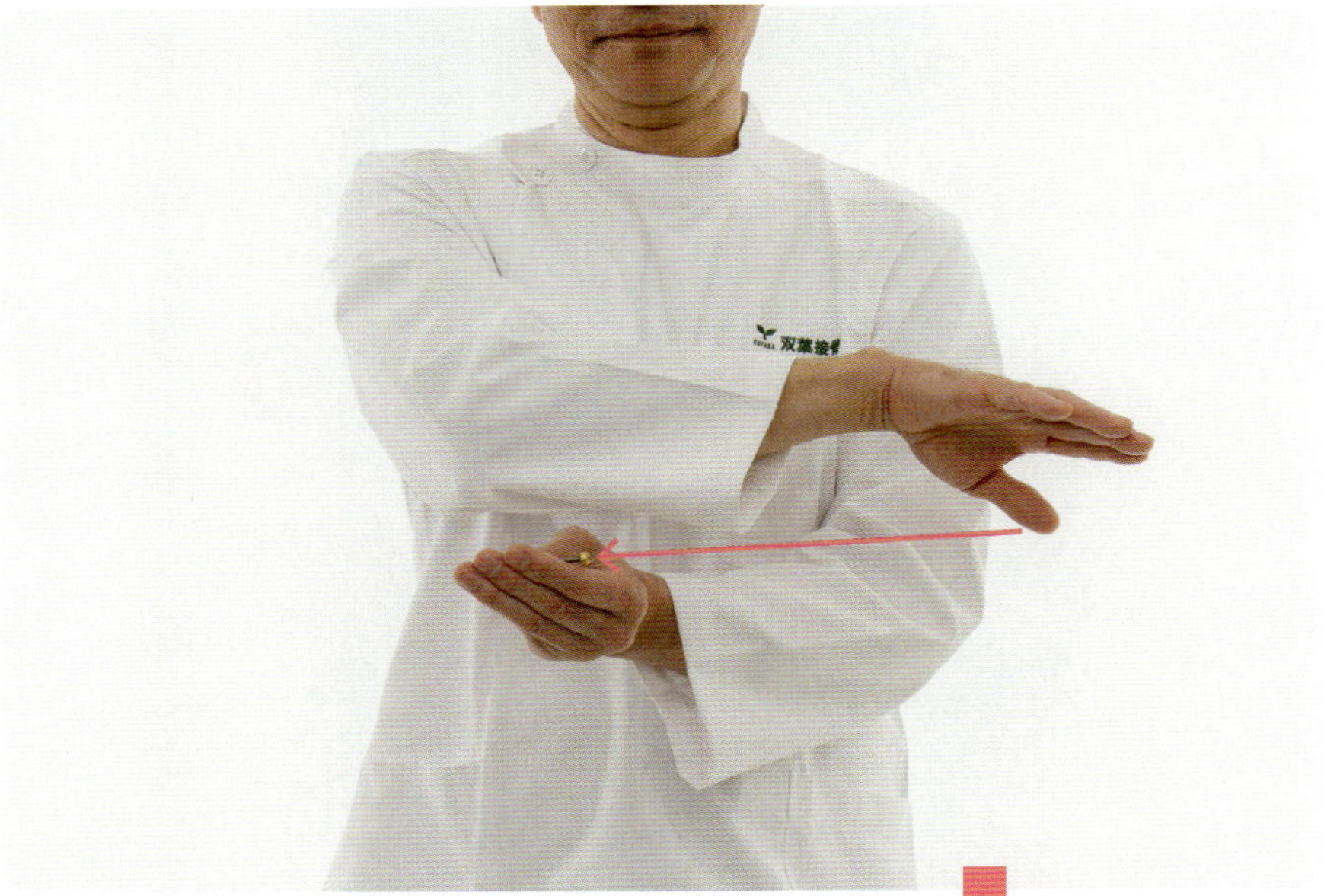

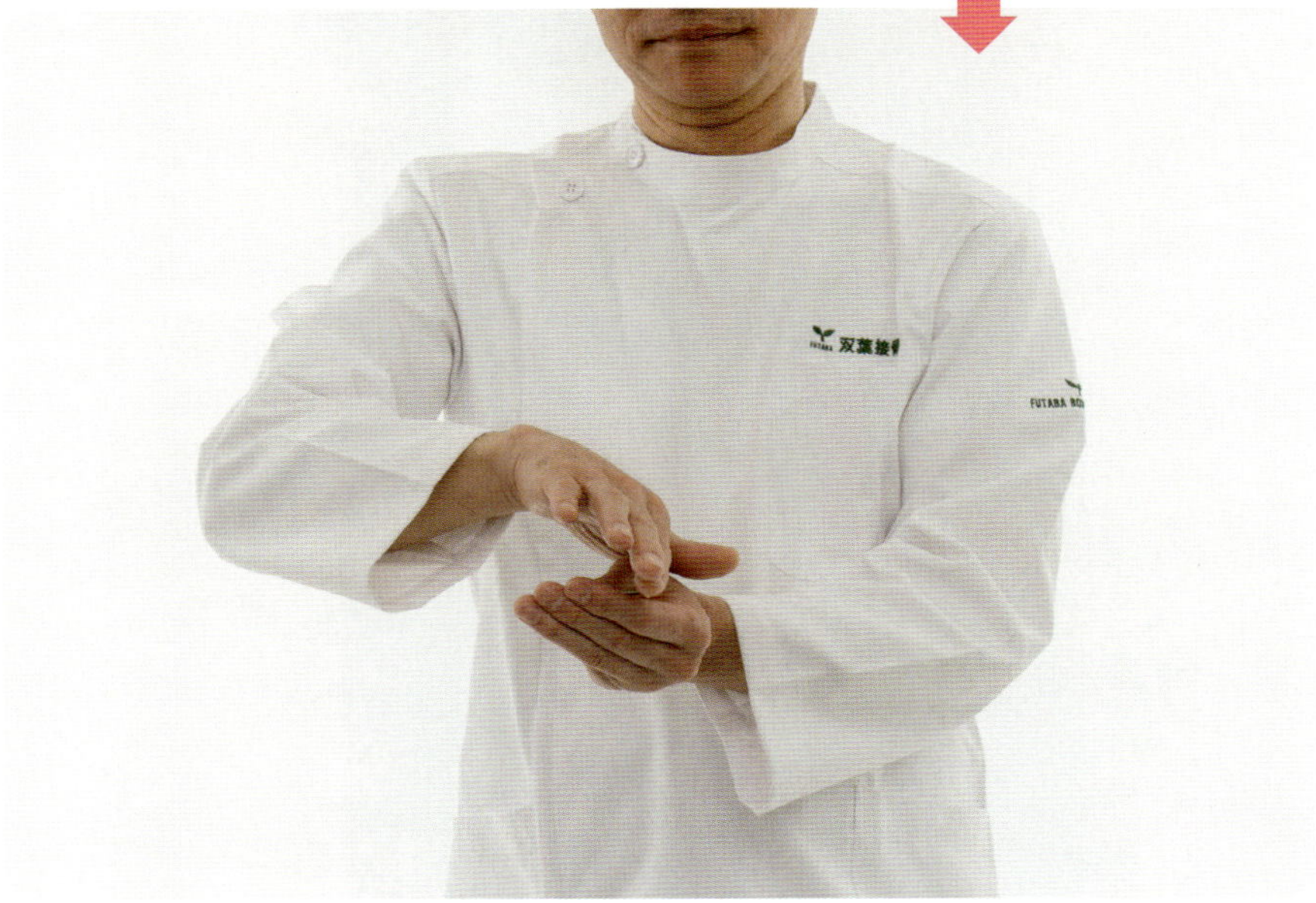

④3時から9時方向

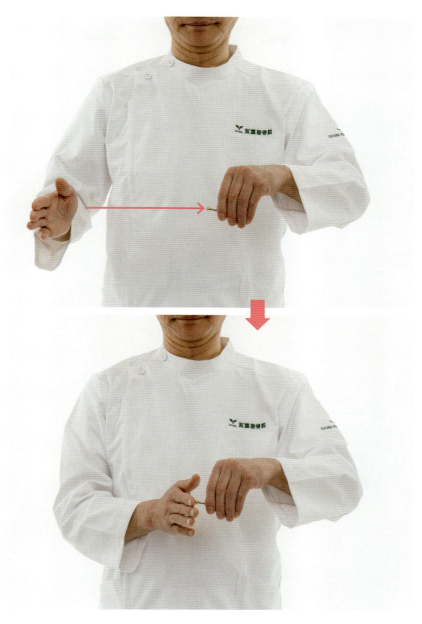

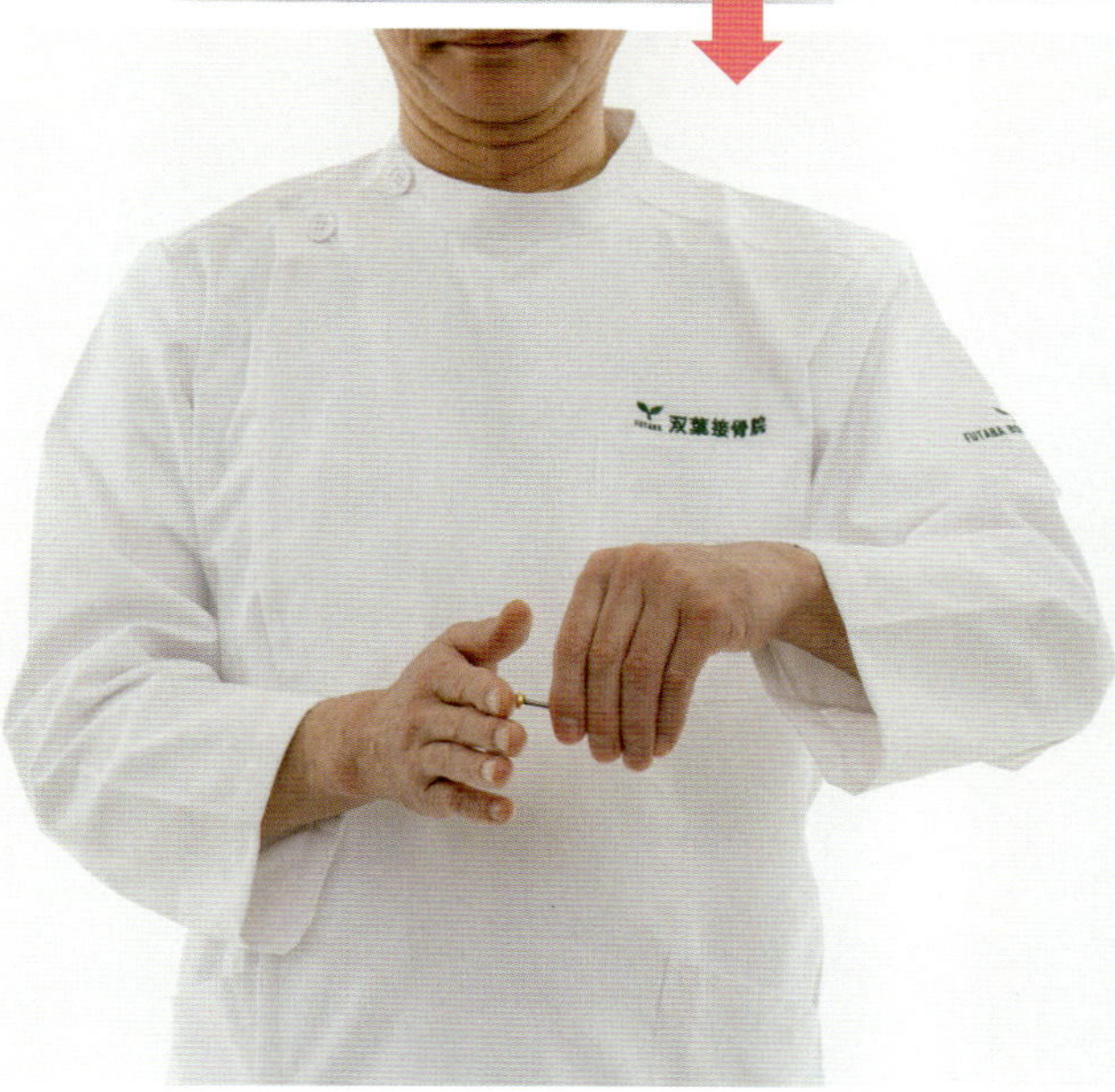

⑤手前から奥

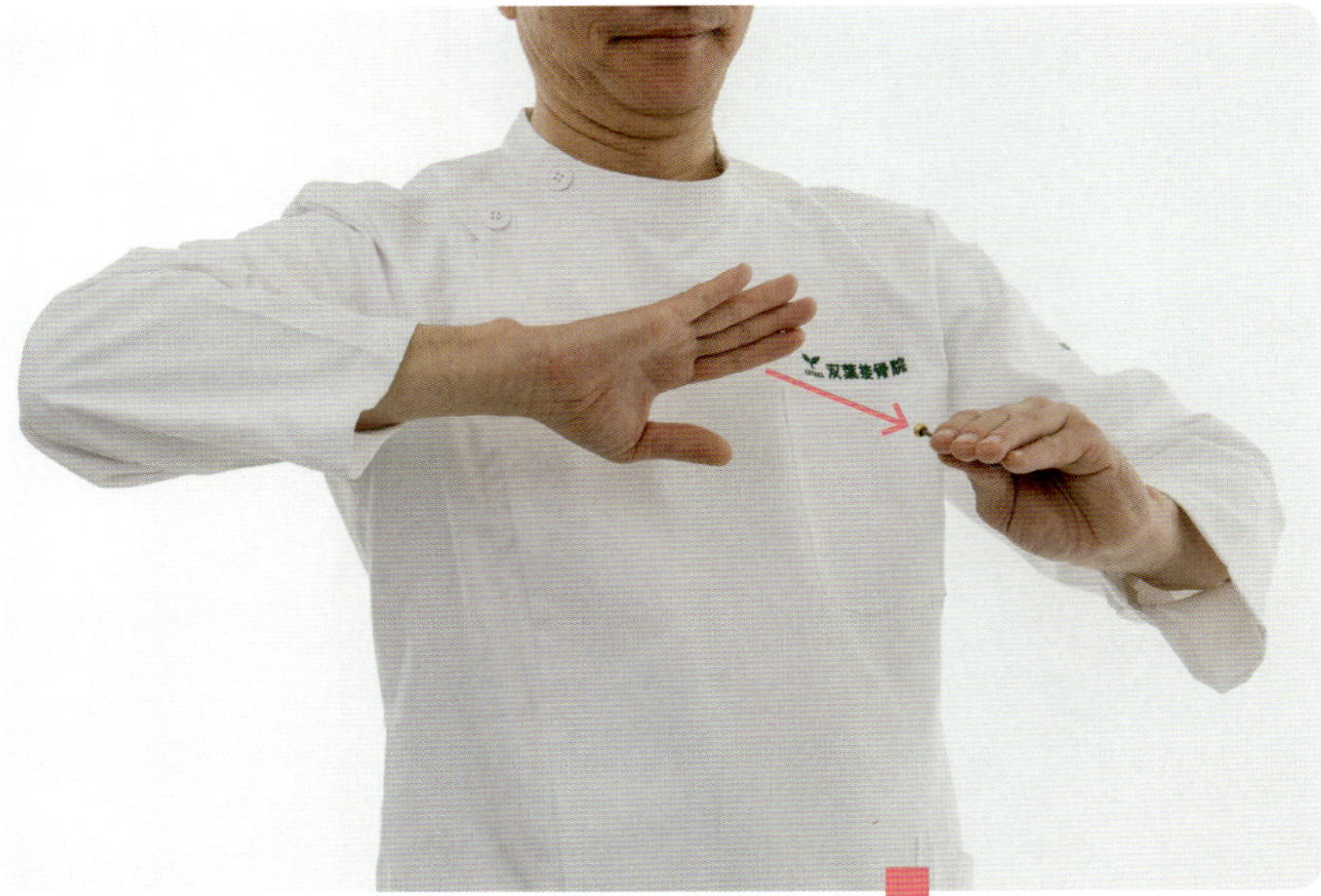

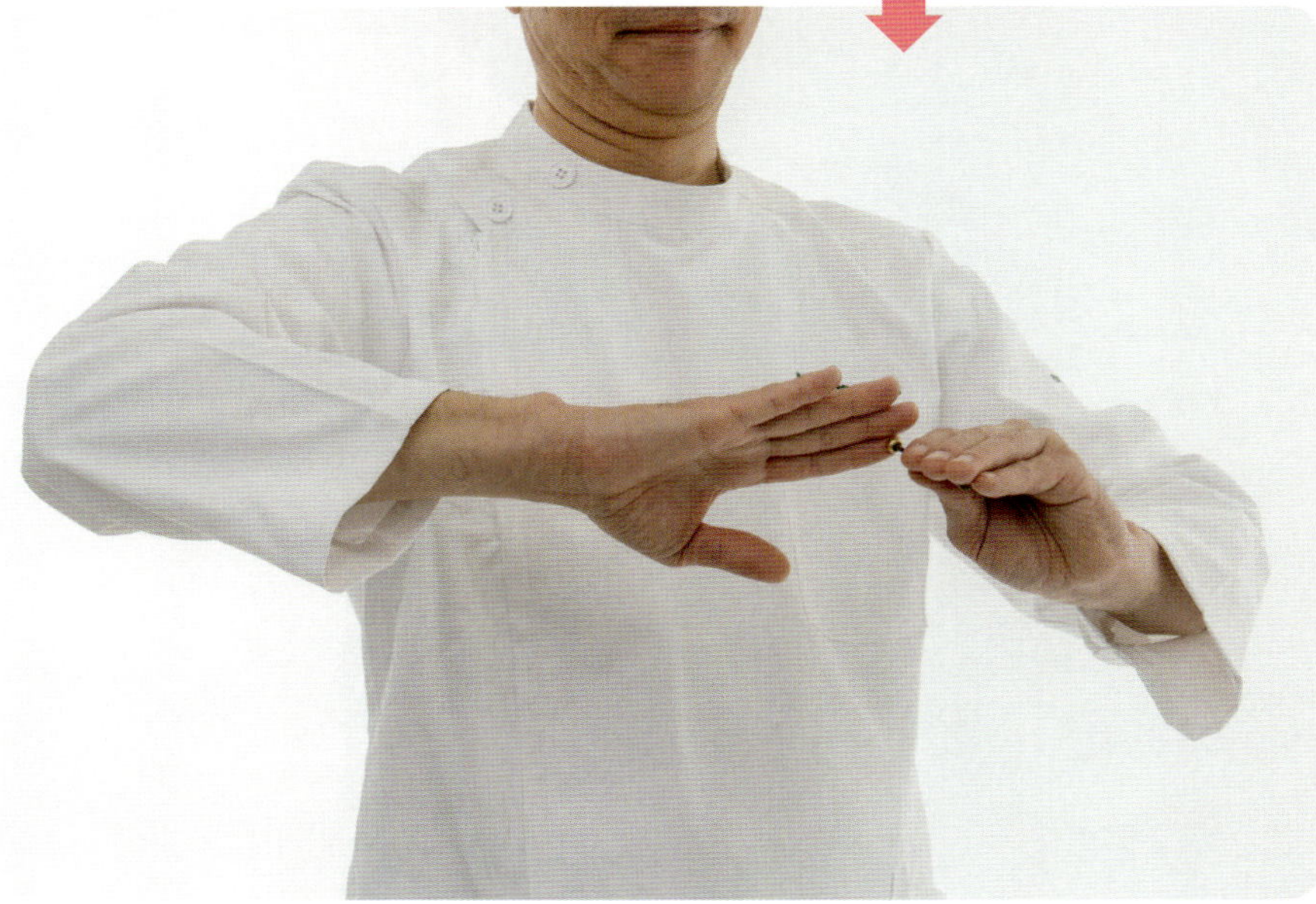

⑥奥から手前

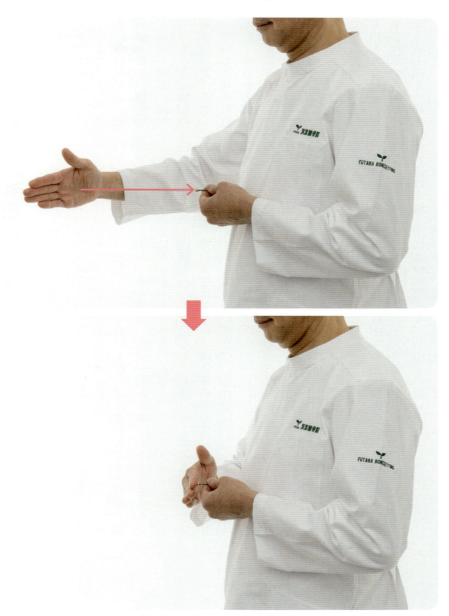

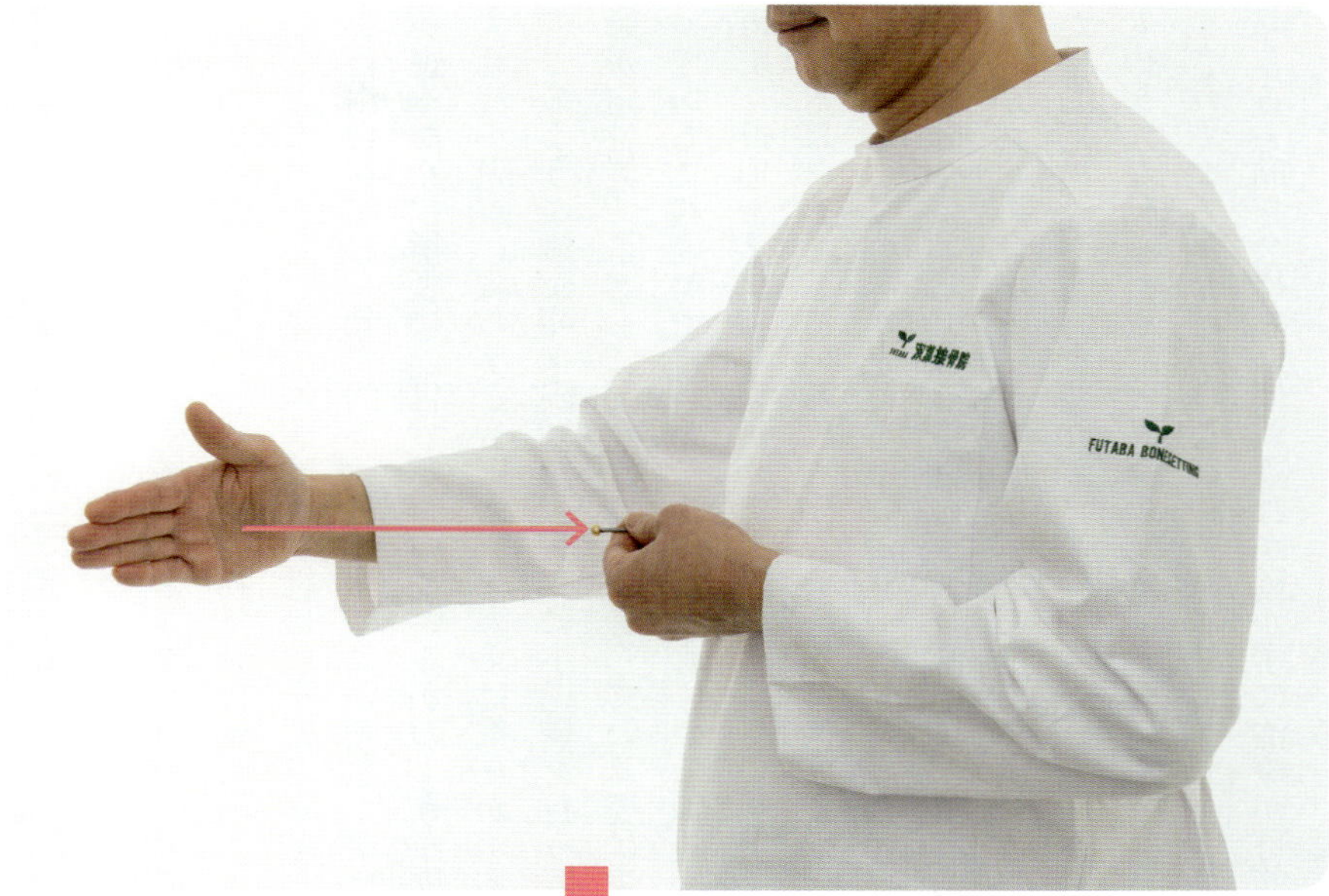

DAISHIRYU 14

あらゆる方向に手を動かす部位別の治療実践

大師流小児はりの会では、全受講生・全スタッフが「鳥の羽毛でなでるような気持ちのよい鍼」を会得するために練習に励んでいる。特に初学者は始めの1ヶ月間、毎日20分、前述した鍼頭叩き訓練を行うこととしている。この鍼頭叩き訓練は肩を柔らかくして鍼の皮膚へ接触する圧・スピード・接触距離を自由自在にし、効率的な「気持ちのよい刺激」ができる肩を作る訓練でもある。その他、指頭感覚が鋭くなり、指腹に「目」がついているかのような皮膚の変化を読み取ることもできるようになる。大師流小児鍼に限らずとも、治療家の手は柔らかくあるべきだと思う。

さて、このような鍼頭叩き訓練を、実際に小児鍼を行う際と照らし合わせて考えてみる。

鍼灸師が定位置で子どもに向かって治療をしている姿は少ない。鍼灸師の方が定位置にいる子どもに向かってあちこち姿勢や場所を変えて治療している鍼灸師が目立つ。これでは子どもに振り回されるばかりで、肝心な大師流小児鍼ができない。

本来子どもはじっとしているはずがない。右を向いたかと思うと、ふと左やら後ろなど音や気になる方に目をやるので姿勢が定まらない。じっとしてほしいと言っても無理な話である。こういった子どもの瞬時の動きに即応できるように、鍼灸師の手が子どもの動きに合わせて臨機応変に動きを変えられる必要があるのである。ここでは、あらゆる体制でのフェザータッチ法として、鍼頭叩き訓練で習得した手の形の活かし方を紹介する。

子どものどんな動きにも、どんな姿勢での治療にも瞬時に対応する手や肘の動き方、肩の動き方がマスターされていなければいけないのである。

鍼頭叩き6方向を会得すれば鍼灸師が動かずに治療が可能で、疲労度の無い正しい施術ができる。

僧帽筋部の治療

僧帽筋部では前縁から後縁にかけて、12時から6時方向にフェザータッチ法を行う。

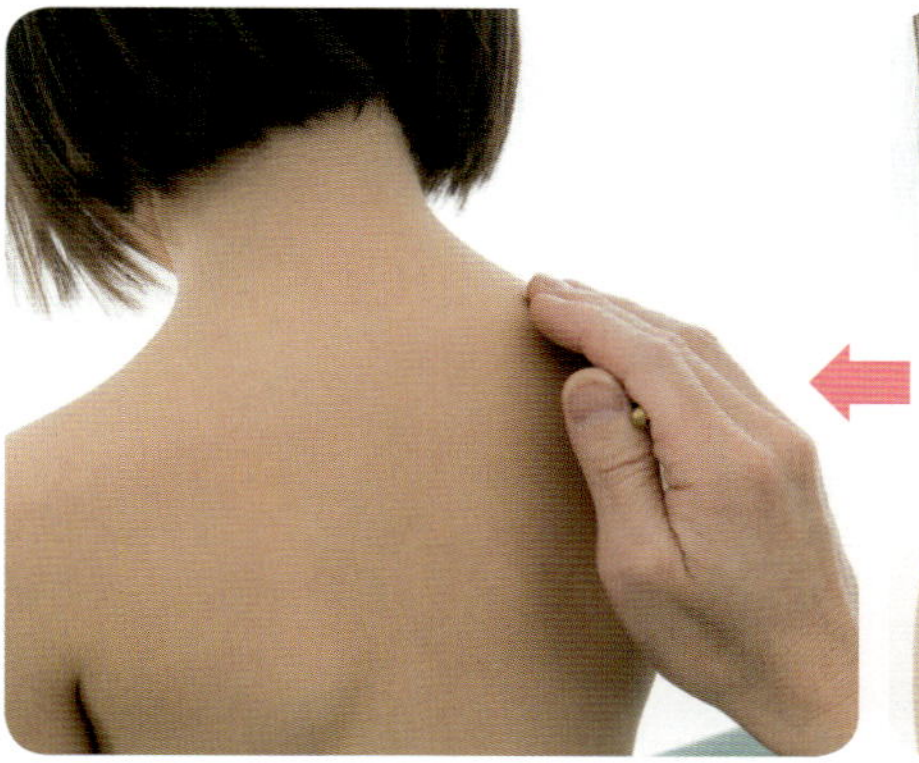

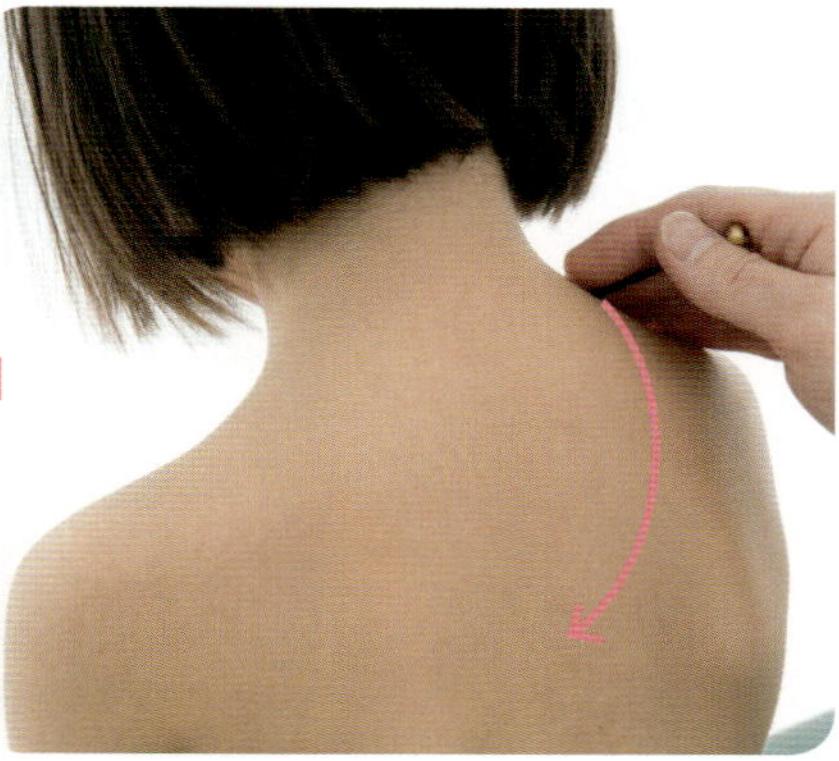

後頭部から上部胸椎

後頭部から上部胸椎あたりでは9時から3時方向またはその逆（3時から9時方向）に前額面に平行になるようにフェザータッチ法をする。急激に子どもの動きがあった場合これらの動きは全て臨機応変に対応し、別の角度でフェザータッチ法を行う。12時から6時方向、9時から3時方向、3時から9時方向と、常に子どもの動きや治療者の位置によって手の動きが変化をする。前額面に対して平行となれない場合は、やや角度をつけた7時から13時や、10時から16時などの方向へと施術する場合もある。

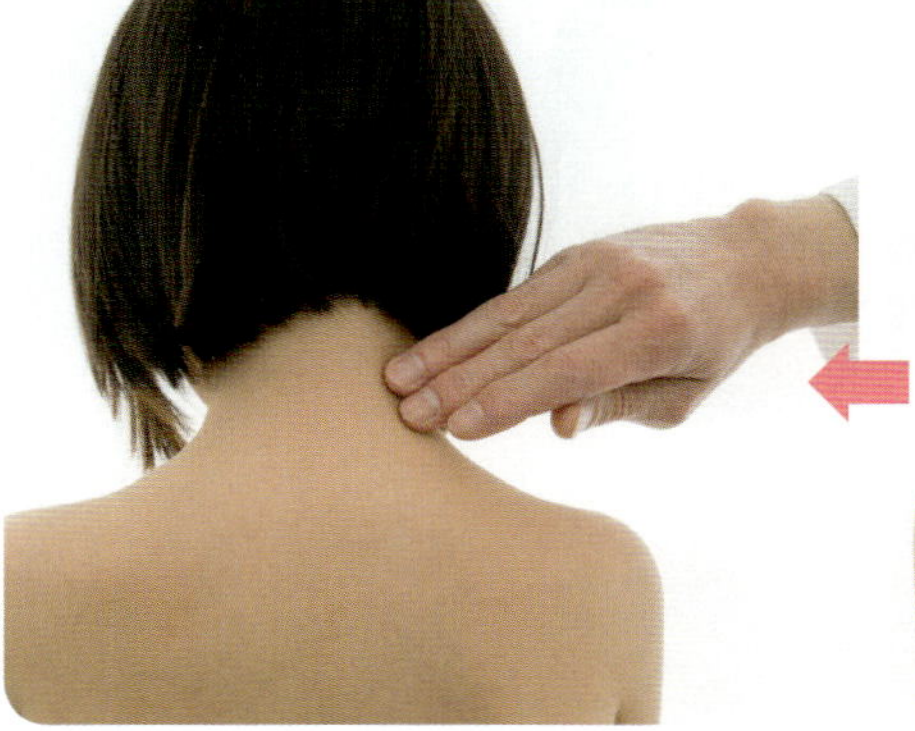

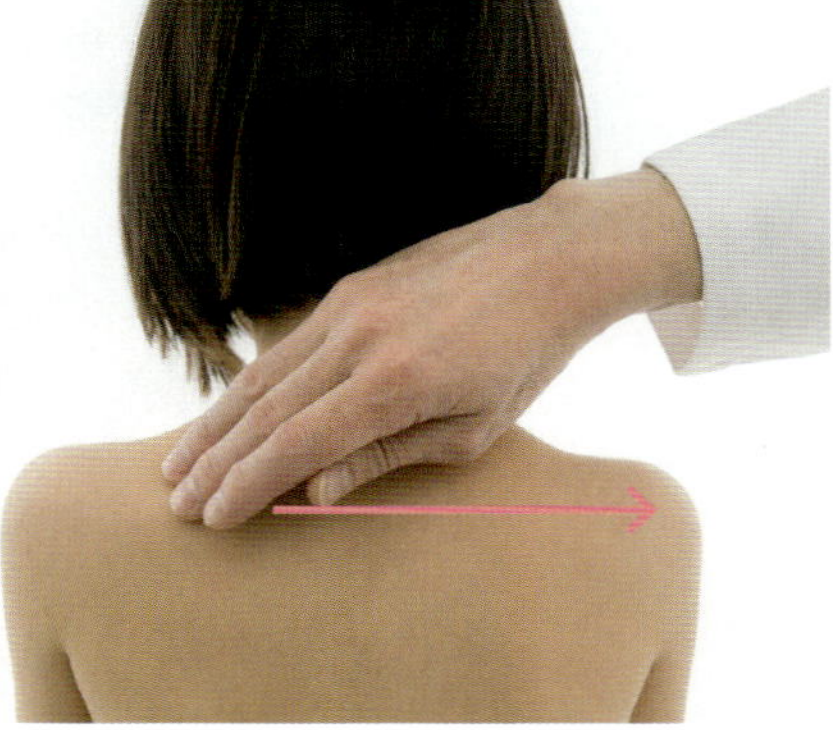

前頚部の治療

前頚部リンパ節や側頚部では12時から6時方向の角度を少しつけて1時から7時方向へ引いてくるように施術する。子どもが急激に施術部の方を向いた場合、瞬時に反対側の前頚部・側頚部を施術する。

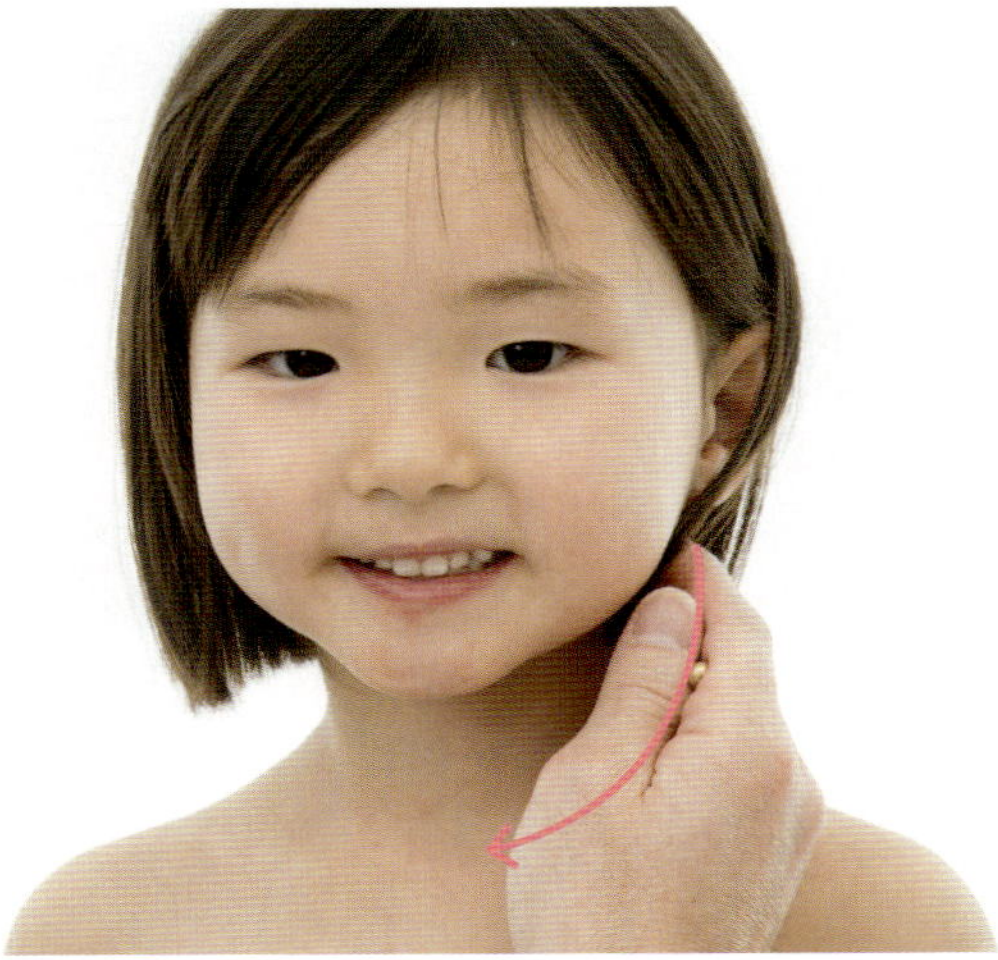

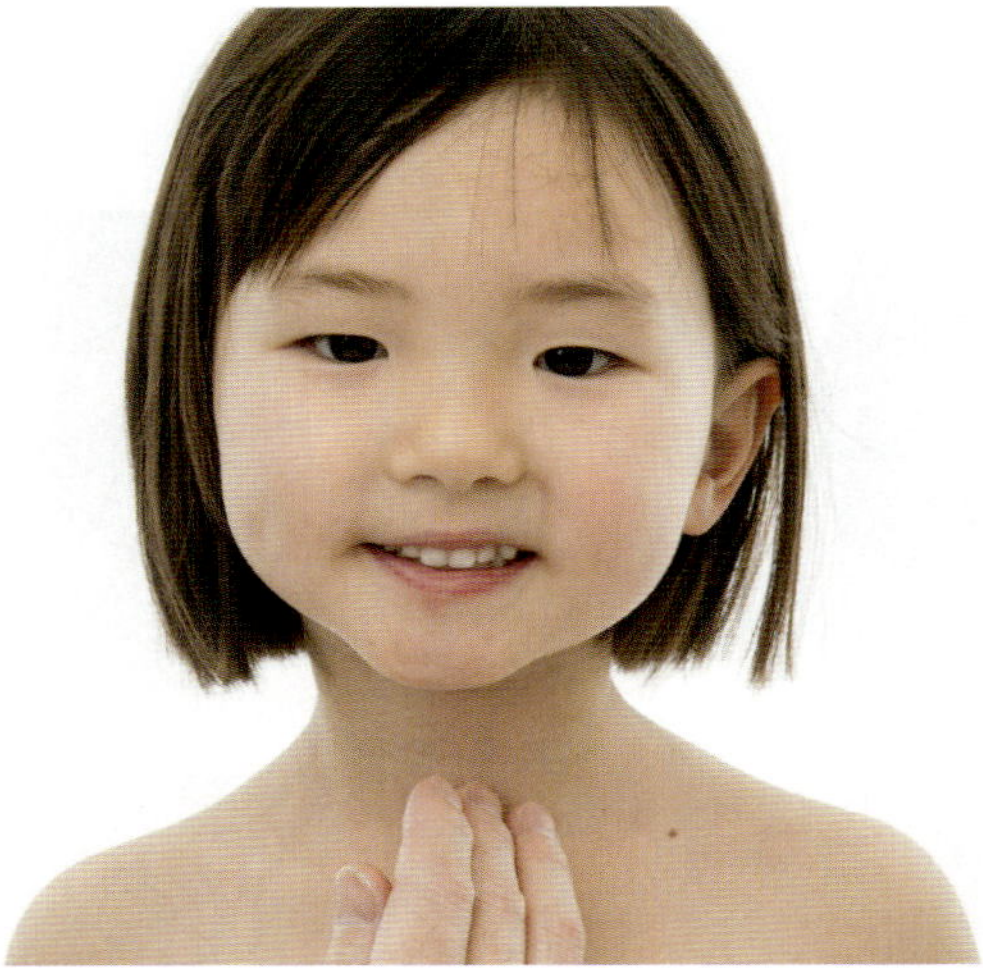

前胸部の治療

前胸部では9時から3時方向またはその逆（3時から9時方向）に施術する。

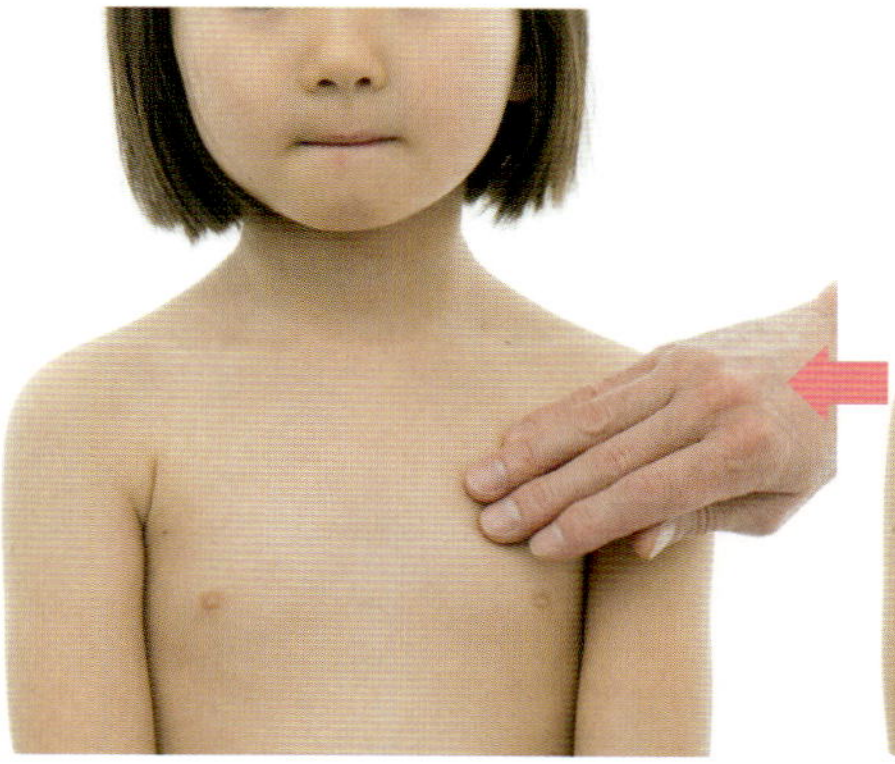

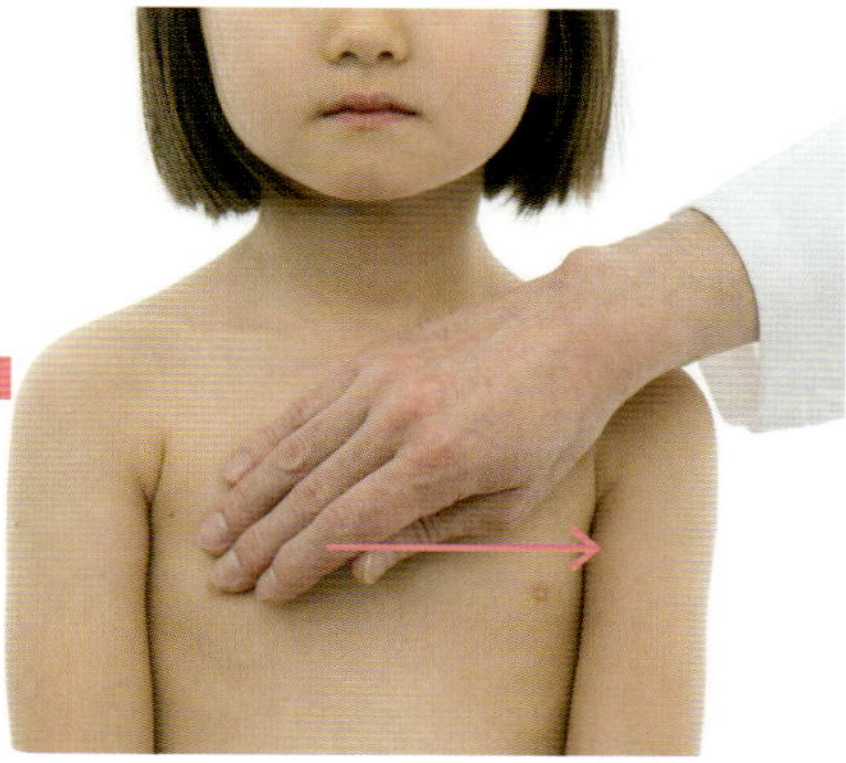

腰部・仙部の治療

腰部・仙部では6時から12時方向または3時から9時方向へと施術することが可能である。

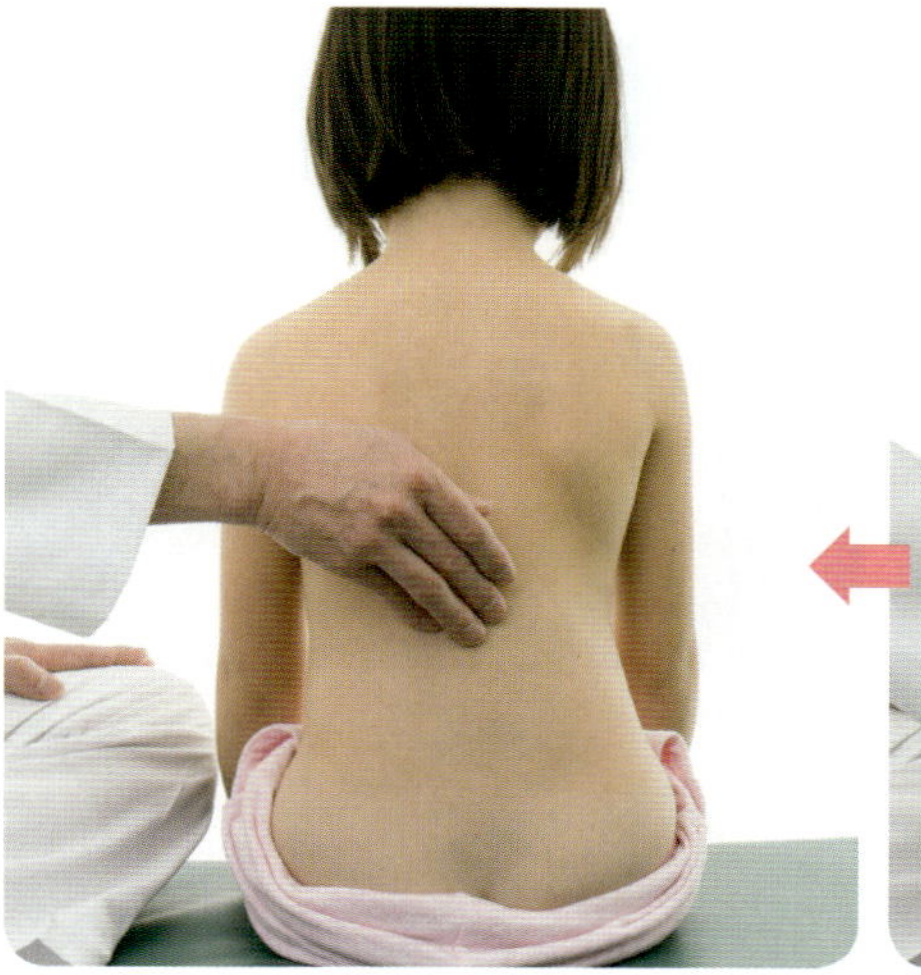

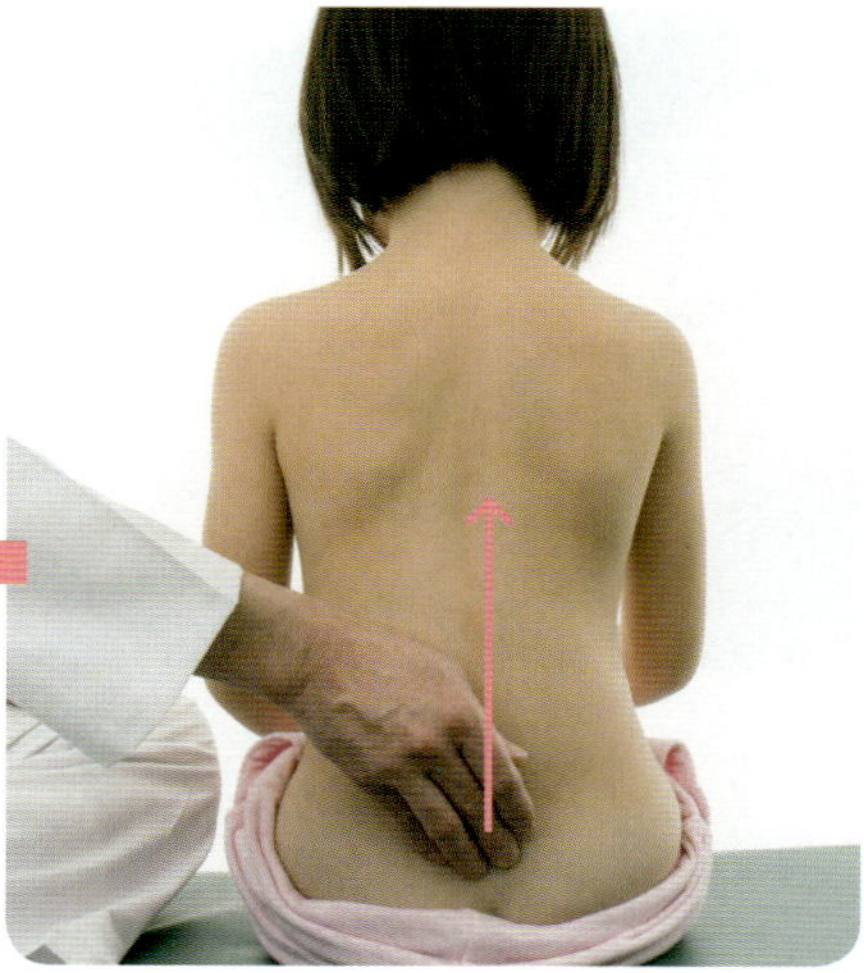

下腿部の治療

下腿部では矢状面に対して、12時から6時方向になでていくことが一般ではあるが、前額面に対して平行になるように9時から3時方向、あるいは3時から6時方向と施術方向に変化をつけることもある。

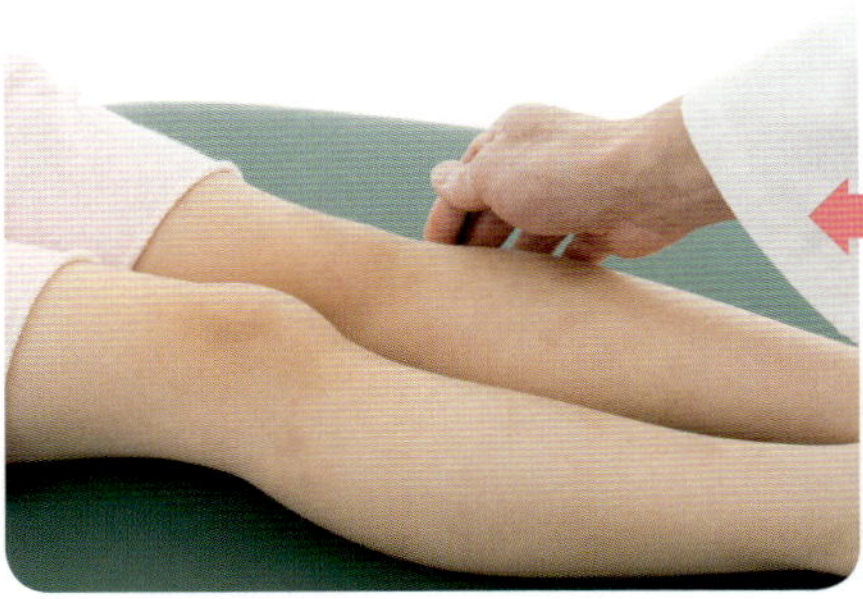

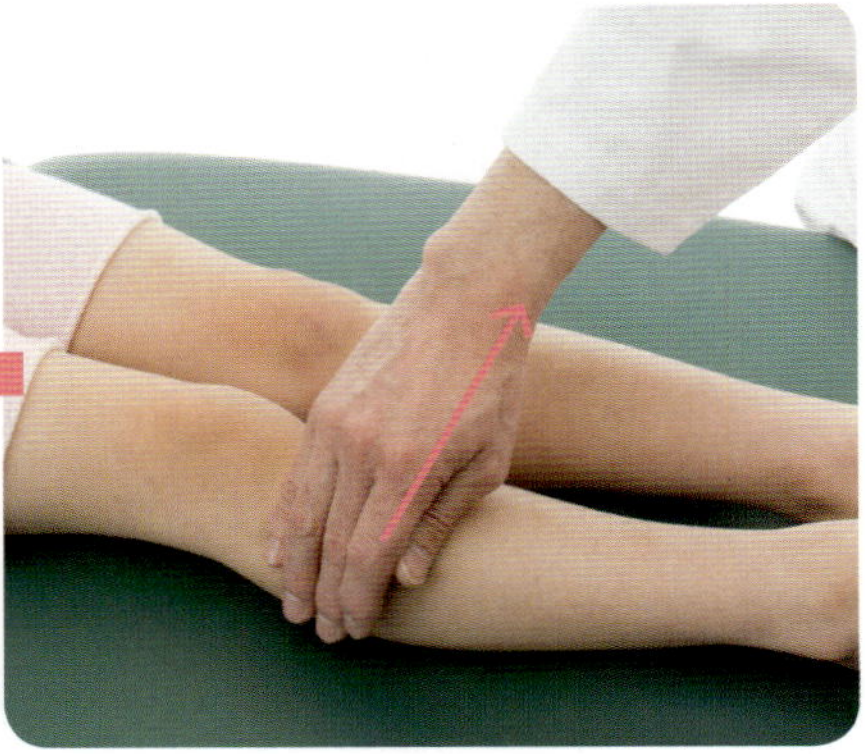

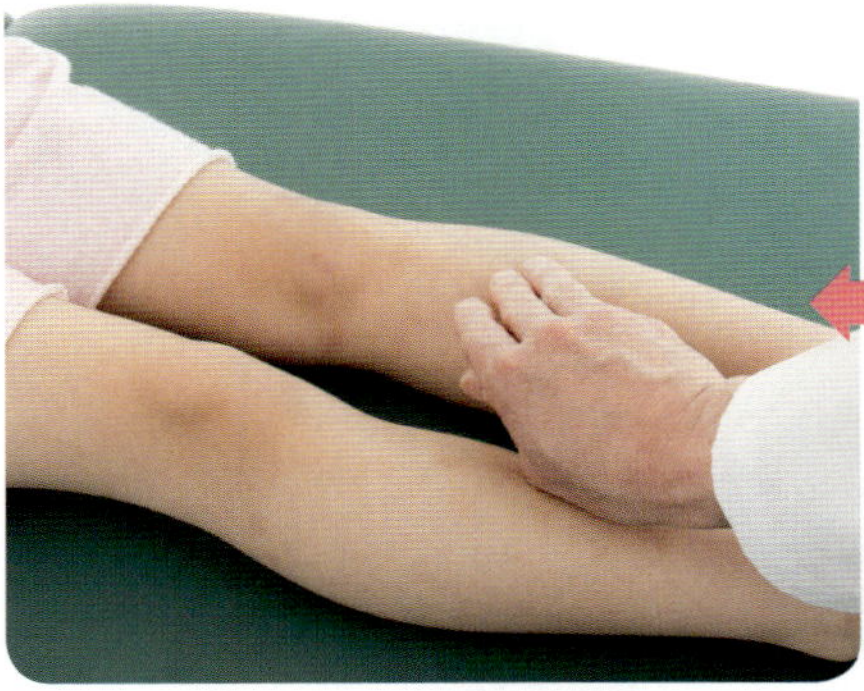

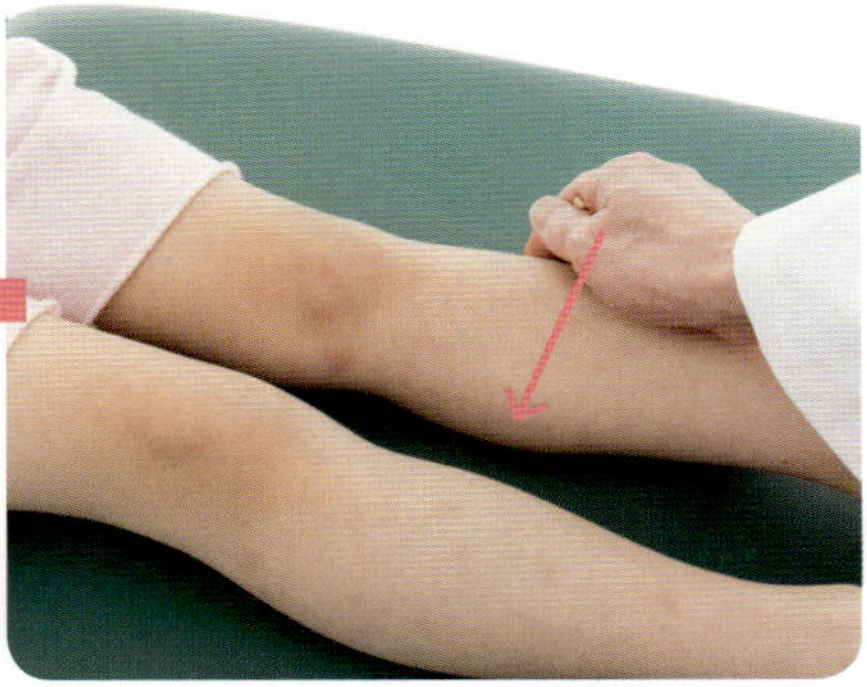

前腕部の治療

前腕部でも下腿と同様に、矢状面に対して、12時から6時方向でなでていくが、時には前額面に対して平行になるように9時から3時方向、あるいは3時から6時方向と施術方向に変化をつけることもある。

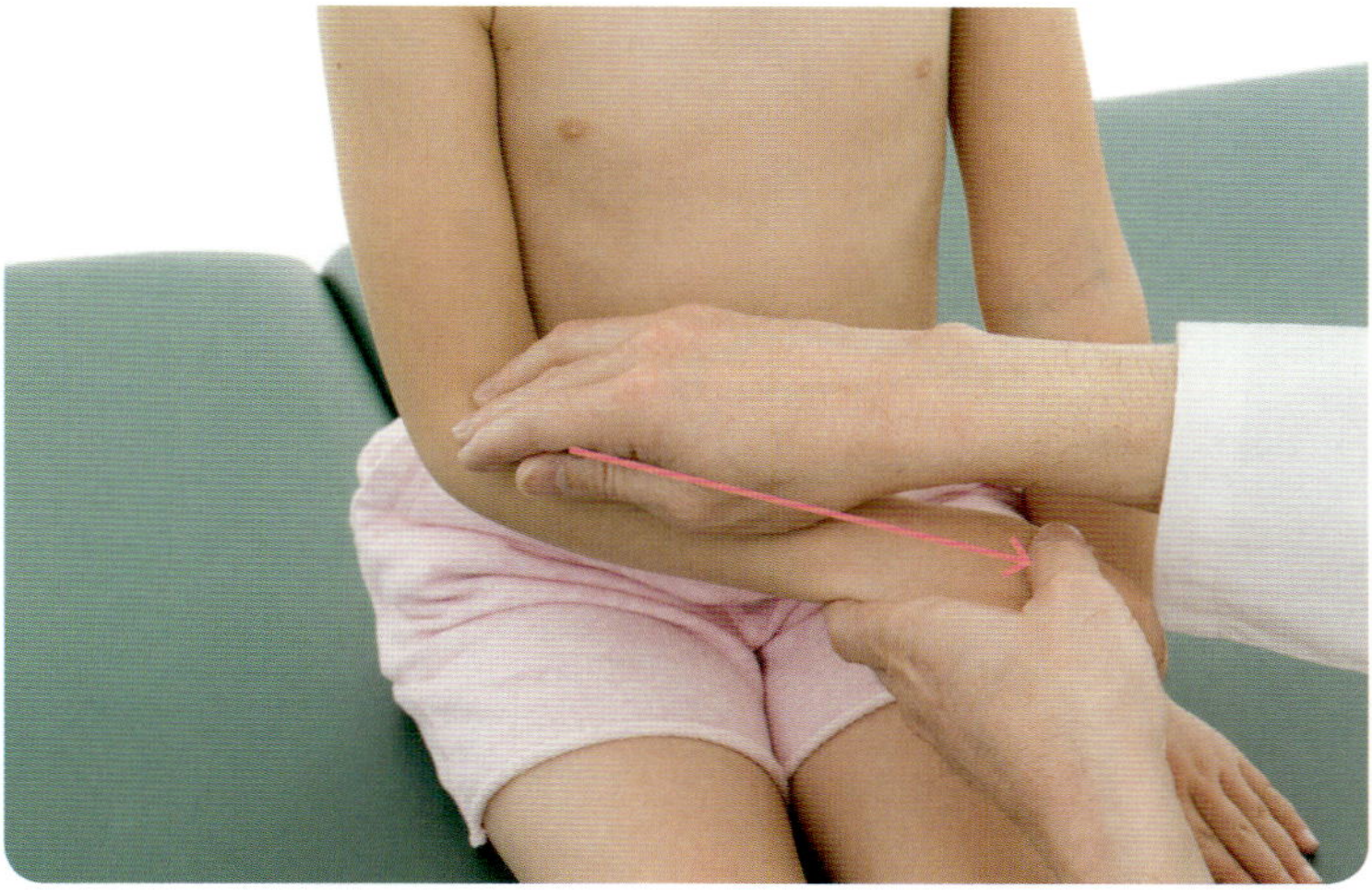

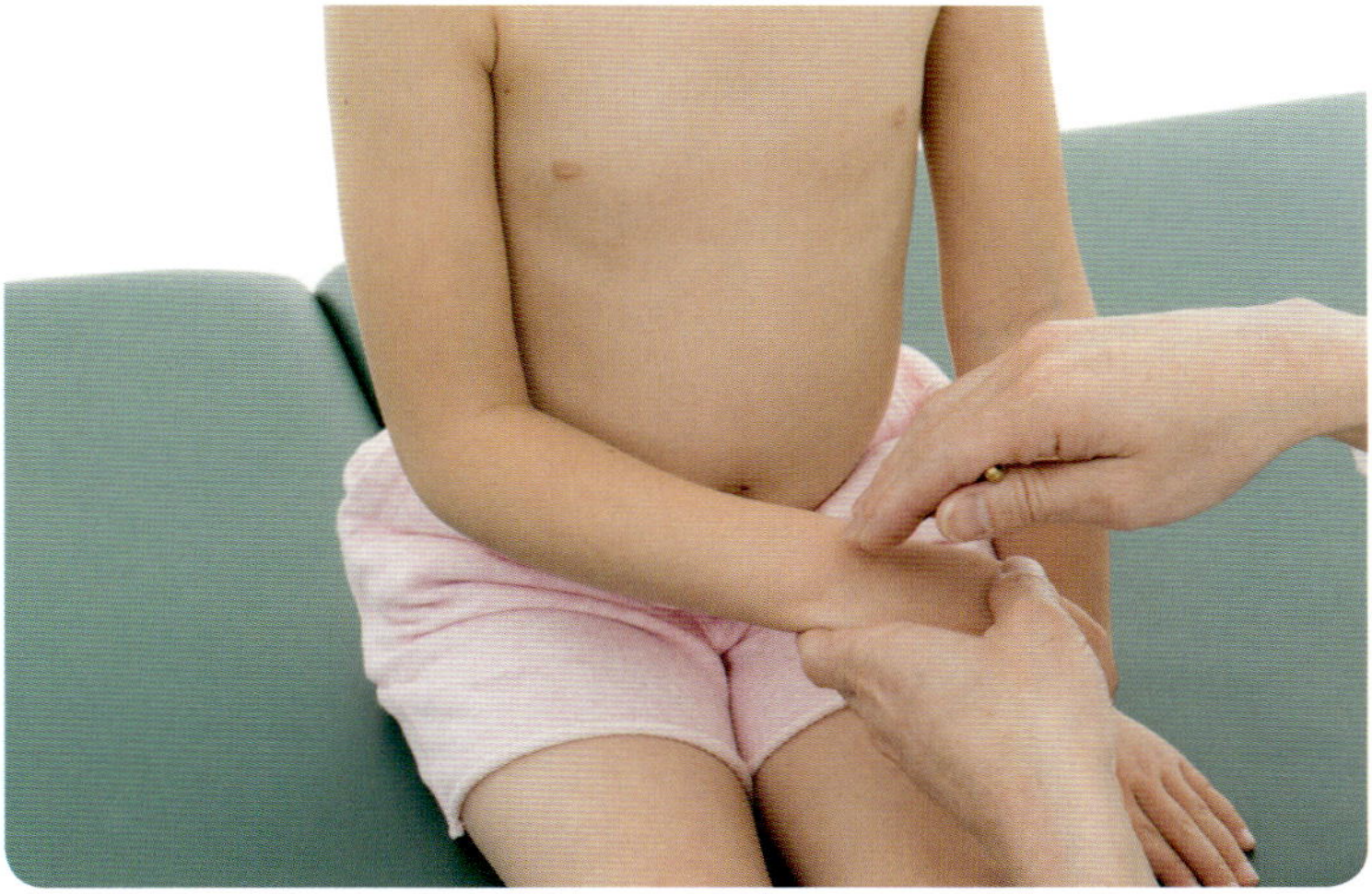

DAISHIRYU

15 大師流小児鍼の刺激量1

ここまでも述べてきたとおり、大師流小児鍼の特徴は鋼鉄でできたヤキの入った三稜鍼を用いているので、刺激作用は強刺激の鍼となる。使い方次第では、強刺激にも弱刺激にもなる鍼のため、どの子どもの、どの症状の皮膚面にも同じ方法で接触鍼を行うわけにはいかない。

大師流小児鍼の特徴は皮膚を読むことから始まって、その皮膚の様態に応じた刺激をするというところに特徴があるのである。

皮膚面にできるだけ平行になるように、およそ5度から10度の角度で接触鍼をして、柔らかい皮膚と硬い皮膚を見分ける。指頭が子どもの皮膚を離れる瞬間に意識を集中させる。逆に指が止まるような場合はそこを過緊張と判断するので、このような場合は、皮膚の硬さに応じた鍼の強さを加減して接触鍼を行うのである。

左の表のように、人間の皮膚は、硬い皮膚と柔らかい皮膚に分けることができる。子どもの皮膚はみんな柔らかいなどと言っているうちはまだ未熟である。

また、柔らかくも硬くもない普通の皮膚もある。「普通」という皮膚があるのではなく、硬くもない柔らかくもないと判断するのである。

硬い皮膚には強刺激をする。柔らかい皮膚には弱刺激をする。わかりやすく言えば、つきたての餅のような皮膚は、柔らかい皮膚と見なし、弱刺激である。

次にその微妙な刺激量の調整方法を説明する。大師流小児鍼は4つの要素からなる刺激量がある。接触する距離・接触スピード・接触回数・手の圧力である。そのいずれもがずば抜けていても欠けていてもいけない。

		刺激の質 （器具） （手技）	★刺激量 （効果） （許容範囲）
皮膚の硬さ	硬い	大師流小児鍼	強刺激
	並		月年齢別刺激量
	柔らかい		弱刺激

		刺激部位（反応部位）
皮膚の緊張具合	過緊張	施術する
	正常	施術しない
	弛緩	施術しない

★刺激量：①接触距離②手のスピード③回数④手の圧力

大師流小児鍼は1分間に150回ほどのリズムで鍼頭叩き訓練をしなければいけない。このリズムが大前提である。しかし、0歳の子どもと12歳の子どもとでは鍼が皮膚に触れる距離が異なるばかりではなく、接触するスピードも異なってくることに注意しなければいけない。

接触距離が1センチの場合と10センチの場合であっても、リズムは1分間に150回ほどで固定である。それを達成するためには、スピードが異なってくるのである。1歳児は遅いスピードとなるし、12歳は速いスピードとなるのである。

手の圧力であるが、大師流小児鍼では、つきたての餅のような肌質を持った0歳児に対して手の重さが加わると当然強刺激となる。この場合も、1歳児と12歳児とでは手の皮膚にかかる圧は異なっていなければならない。1歳の時には2グラムから20グラムであって、12歳児では75グラムから150グラムほどの圧がかからなければ適切な刺激にはならない。ちなみに1円玉1枚の重さは1グラムであるから、計量量りに手を置いてみて、計測して確かめることをお勧めする。

この技ができるようになるまでは、技の訓練に毎日明け暮れる時期を過ごして頂きたい。

DAISHIRYU

16 大師流小児鍼の刺激量2

大師流小児鍼の刺激量については左記の「月年齢別刺激量」表を参考にしてもらい、解説する。このように接触距離と手の圧力、スピードの関係をしっかりと叩き込んでいてほしい。特に注意をしたいのは、接触距離である。

3ヶ月の小児であっても12歳の児童であっても、手の圧力が同じで接触距離も同じでスピードも同じではいけない。

圧力が年齢に応じて変化しなければならない。新生児の場合、特に8ヶ月程度までは、10回空振りをするうちの1から2回ほど1センチ未満で接触するくらいが適当である。空振りといっても、大人であれば毛をなでるようにするつもりくらいの動かし方で行うことが重要である。普段肩を動かしたりあん摩指圧マッサージなども職業としている方は多分に手の自重が重いのが特徴であるので、ほぼ空振りを目指してもよいくらいである。つまり「皮膚が動かない程度の動き」を心がけて行うのが丁度よい。

「皮膚を接触させないで、空振りなんかしてそのようなやり方で治療になっているのですか」と思われるかもしれないが、実は毛を動かしてみるくらいの刺激でも十分身体への影響があるのである。だから特に初学者は思い切って空振りの練習ばかりすることをお勧めする。意外と空振りのみの動かし方も難しいことに気が付くであろう（24頁参照）。

練習方法は、やはり自分の腕に鍼をして練習してはいけない。鍼は必ずどなたかの身体を利用させてもらい、擦っている鍼の感触をストレートに言い表してもらうなどして、訓練することが重要である。鍼が当たっているとか、指腹が感じられるとか、鋭いとか、気持ちがよいなどの表現をしてもら

■月年齢別刺激量（平均）

月年齢		0〜3カ月	4〜11カ月	1〜3才	4〜7才	8〜12才
★接触距離		1cm	1〜2cm	2〜3cm	3〜10cm	10〜15cm
★手の圧力		2g	2〜20g	20〜30g	30〜70g	70〜150g（10才100g）
★手のスピード		遅くなる	←		→	早くなる
★回数	背部	35	50	100	150	200
	頭部	15	20	25	30	50
	後頚部	10	20	30	50	100
	腹胸部	20	20	30	50	60
	四肢	40	50	60	80	100
治療時間		30〜60秒	1〜2分	2〜3分	3〜5分	5〜7分

★印：ドーゼ（刺激量）を調整する4要素
注意：手を動かすリズムは、1分間に150回で、一定（鍼頭叩きのリズム）
月年齢別の刺激量

い、実際に自分の鍼がどのように感じ取られているかを学ぶ必要がある。軽く接触した場合ときつめに接触した場合などで比較検討をしてみることが大切である。

大師流小児鍼の一番の魅力は「気持ちのよい鍼」である。気持ちのよい鍼ができるように頑張って練習をしてほしい。相手がいない場合は、粘土を使用する。粘土に鍼の軌跡が残るので、軌跡の深さや距離などで自分の手の圧力などを比較検討することである。なるべく刺激は均一になることをめざし、むらの無い刺激量とならなければならない。

大師流小児鍼の実際の治療となるとハードルが高そうに思えるが、小さな乳幼児をいきなり治療するとなるととても難しいと思うので、小学校の高学年5年生以上の比較的体格のよい児童の背中を施術してみてから始めてみるのも実践的でよいと思う。

DAISHIRYU 17

触診、腹部打診以外の反応点の探し方

大師流小児鍼の反応点の探し方は、実は腹部打診や体表の触診以外にも存在する。経験値的検索や小児の姿勢や習慣、発声する声質や行動などから推測する方法である。

例えば夜尿症の場合、小児の座る姿勢は腰部を前に弯曲している場合が多い。腰を屈める姿勢は、泌尿器系を圧迫する。このような場合、習慣的にも発達的にも膀胱の成長を抑制してしまう傾向がある。

背部の筋緊張が強いと皮膚のたるみも自然と消失し緊張する。夜尿症の場合は腰仙部辺縁に大師流小児鍼をすることも多い。湿り気を感じるようであれば線香灸を据えることもある。また足の膀胱系あたりから反応点を探す工夫もできる（豊隆・復溜が多い）。大師流小児鍼では経絡や経穴は意識していないが、関係している場合もある。

またアトピー性皮膚炎の場合は、皮膚の掻痒感の強い所と弱い所がある。一般にアトピー性皮膚炎を起こしている部位は皮膚が非常に硬いか皮膚が炎症を起こしていて熟している。この部分の皮下は皮膚表層のケラチノサイトの興奮が起こっている状態で、アトピー性皮膚炎を起こしている部分への刺激は避けなければならない。痒みが痒みを作る原因となるわけである。従って炎症のない部分の皮膚表層の細胞であるケラチノサイトへの比較的穏やかで柔らかいフェザータッチで刺激することによって、圧覚情報を適度に脳の中枢へ伝える必要がある。

また、鼻炎や鼻汁に対しての反応点の見つけ方としての特徴として、鼻翼両側外側辺縁で皮膚が窪み、指が入るところの周囲に反応点を見つけることが多い。そして鼻尖から矢状面にそって髪際の入るところから百会に向かって5分くらいの所にも反応点があることが多いため、髪際から鼻尖に向かって引き下ろすように大師流小児鍼を行う。また鍼頭を使用してこのラインを軽く圧するように行う方法もある。

小児喘息では、咳嗽が多いため背部や肩部に反応点（過緊張部位）に多く触れることがある。これは筋肉パターンともいわれる姿勢で、咳嗽が日中や夜間に頻発して生じる結果、肩や背中が丸くなって肩をすぼめる肢位が多くなり、自然と時間の経過とともに喘息発作時になると反射的に姿勢が猫背のような筋肉パターンになっている。従って反応点として背部や肩部を優しく触れていくと皮膚の過緊張部位が触知できる。また異常興奮としての疳の虫の「キーキー」と発する声を出す小児は、神経が異常に高揚している状況である。声質が高くてハイテンションな様子のときは、お腹の中に空気（ガス）が溜まりやすい状態で、ガスが充満してくると吐き出せない状態から、気分のイライラが見える。この場合は当然後頭部から肩背部にかけての皮膚過緊張が見られるので、後頭部から逆二等辺三角形をなぞるように臀部へ向かって大師流小児鍼を継続して行う。下方へ鍼を引くことによって胃部の膨満したガスは減少していくことが多い。また物を投げつけたり、頭を打ち続けるような子どもの行動では、神経症状であって、いわゆる疳の虫状態である。自分の欲求不満が解決できなかったり、言葉が不十分である時であることが多く、その意思を十分に母親に伝えられないときに行動を起こす。あるいは、急激に知恵がつき、脳神経が疲労し異常行動となる。こういう場合も、背部や頸部・後頭部を中心に反応点を探していくとよい。

このように小児の姿勢や習慣や発声する声質や行動などから推測する方法で反応点を検索していく方法もあるので、記録は大切である。経時的変化として反応点が刺激量に比例するかのような結果を起こすこともあるし、刺激量によって反応点の位置が変化する場合もあるからである。

DAISHIRYU 18

夜泣きについて

ここからは疾患別の子どもとの接し方を紹介する。夜泣きは、夜異常に理由もなく泣き続けることで、その泣き方が尋常でない事や、少し背中をなでるだけで睡眠に入ることもある。

昼間元気に笑顔で過ごしたり、機嫌よくお風呂に入っていても、突如夜泣きを開始することがある。すぐに泣き止めばよいが、ひどいと20分間に1回は寝ぐずり、夜泣きをする。たまりかねた保護者は睡眠不足の毎日で精神的にもしんどくなって、さまざまな方法で夜泣き対策をしているようである。

大師流小児鍼で鍼灸師が「夜泣き」の子どもを診察治療するとき、どのような点に注意しなければならないかを考える。

ほとんどの鍼灸師は、皮膚の過緊張部位を探し、主に後頚部や背部を治療することが多い。ある程度過緊張が取れて、子どももよだれを垂らすぐらいリラックスする場合もあるが、それで夜泣きが治るわけではない。かえって夜泣きの程度がひどくなったりする場合もある。逆になぜだか偶然にも夜泣きが一度で治癒するケースもある。その理由は鍼灸師もわからない。分からないというより、理解しようとしない。何時ごろ夜泣きをするか。何回くらい泣きますか。前の晩興奮するような場所へ出かけたか。耳鼻科で耳の治療をしたか。発熱をしたか。質問の程度は問診として保護者に確認することができるが、この内容だけでは夜泣きは改善しない。

なぜなら、夜泣きになる原因がさまざまな背景の中に埋もれていることが多く、その裏側を知ることができないからである。

例えば、夜寝静まったところに父親が帰宅し、酔っぱらって子どもをあやして夜泣きする場合もあるだろう、夜に母親が趣味の編み物をして遅くまで電気をつけているケースもあるだろう。

近年、夜中の12時を回っても部屋が明るかったり、テレビがついていたり、夕食が20時や21時なんてざらとなった。

生まれたての子どもは、真っ暗なお腹の中から出てきているので、このような生活様式や環境に馴染めるはずはないのである。多くの夜泣きは、このように環境に左右されるのである。

従って、鍼灸師は問診の中で単に「夜泣き」と言葉だけの処理をせず、患児やその保護者にも生活様式を問診する必要がある。

就寝は何時か。19時に寝かせているか。母乳やミルクを飲ませてから寝かせてるか。添い寝か抱っこして寝かせるかどちらか。布団の中でゆっくりと興奮を収めながら寝かせているか。明かりは消しているか。豆電球は点いているか。就寝の儀式をしているか（寝ても寝なくてもする儀式）。布団の中は温めているか。朝何時に起こしているか。朝日を寝室に差し込めるか。

私の場合はざっと、このような簡単な問診をするだけで、決して夜は19時前後には寝かせてくださいとか、乳首に口を加えさせて寝かせてくださいなどは強要しない。ただ、これらの一連の行動に当てはまらない回答が出てくる場合も多く、静かに会話を数秒おいてから、カルテに記載する時間で間を取るようにしている。

保護者に考えさせるためである。意外と以上のような項目を是正するだけでも軽いものであれば、結構夜泣きが改善することもある。

そういった問診の質を考慮しながら、皮膚の過緊張部位を治療していくのといかないとではかなりの差が出る。保護者から、質問や照会があった場合は、上手く肯定しながら導いてあげることが大切なのかもしれない。

朝日が出たら起床する。日が落ちて、真っ暗になったら就寝する。基本的な本能的パターンを生活の中に取り入れていけるように配慮できれば、夜泣きも軽く済むのであろう。

日本睡眠学会では、「行動性不眠症」という定義がされている。詳細はこの学会に委ねるが、前述したように、「入眠時関連型」と言われるように夜泣きもこの型の中に含まれると考えられる。

入眠時におけるさまざまな障害を乗り越えなければ入眠に至ることは無いこともあって、また不十分であれば睡眠中に覚醒するパターンもあるということである。

障害の例を少し付け加えるのであれば、例えば、子どもが就寝する前に母乳やミルクを飲むのを嫌がり、ジュースを欲しがる場合。与えること自体は構わないのであるが、生理的にはジュースは血糖値を上昇させる成分も含まれている。量が多くなればなるほどインスリン量が増え、これに相応して時間経過とともにアドレナリンが体内で増産され始める。

恒常性の維持という観点から、行動性不眠症の原因の壁の一つにもこういった攻撃性ホルモンのアドレナリン分泌によっても睡眠は障害されるのである。

睡眠時の前の食事量やお菓子類など糖分をやや控えるのもコツの中に入るのである。

またその他に、授乳と授乳の間隔である。授乳間隔は年齢が大きくなるにつれ間隔が大きくなってくる。しかし、一回の授乳量が少ない場合は障害となり、行動性不眠症となる傾向にある。

いわゆるちょこちょこ授乳であるが、このちょこちょこ授乳は睡眠の質の低下を招くばかりではなく、乳首にくわえることが習慣となってしまい、後の離乳食や断乳・卒乳にも大きく影響を及ぼしてくるであろう。

一回の授乳の量がいつもより少なくなく適当であって、かつ授乳間隔の間での夜泣きは夜泣きとは言わない。それは「寝言泣き」である。

寝言泣きの場合は、夜泣きとは違って、数分経過すれば自分で再び眠りにつくことができるかまたは背中を少しリズム的に叩いてあげれば眠りにつくことが多い。

保護者の中でこの「寝言泣き」も夜泣きと含めている場合もあるので問診の中には必ず一回の授乳

量と授乳間隔時間を質問するとよい。

以上、このように夜泣きの多くを入眠関連型からみて、この障害を何気なく保護者に気が付いてもらえれば、大師流小児鍼も治療のしやすさと効果の判定もしやすいし、保護者も納得できる結果を生じやすい。

前述した通り、「夜泣き」自体は病気ではなく、いわゆる睡眠障害と位置付ければ、興奮時の小児の身体を触診することによって経過が良好となる。

過緊張の皮膚や脳神経の興奮作用は皮膚への緊張を招く。特に夜泣きの場合、腹部打診音は緊張音またはガス音を呈しており、高音であることが多く、比較的頚肩部や背部に皮膚過緊張部位が現れることが多い。

これらをまるで上半身のガスをさらに腰部方向へ押し流すように12時から6時の方向へ大師流小児鍼を行うと比較的改善傾向になりやすいようである。逆に頭部後髪際の縦皺を触れることも多く、これを3時から9時方向に大師流小児鍼を行うと改善されることが多い。

腹部打診の変化と弾力の変化があって、皮膚過緊張部位の消失と、せめて第一反応点から第二反応点位までが消失していれば十分である。

このように大師流小児鍼と夜泣きは相性がよく、鍼は有効的であるが、入眠時における「入眠するための儀式」が不十分であったり、障害が変化ない場合は、保護者への積極的な説明と働きかけが必要となってくる。

障害の壁を作らないためには基本的には、①朝は7時くらいまでには起床させる②19時前後には就寝させる。③豆電球を消灯する④睡眠中周囲の蛍光灯はなるべく消す。⑤夜遅くに入浴させない。⑥夜泣き後テレビやパソコンを観させないなどの儀式があるので、良質な入眠対策を早期に発見と研究をしていくべきでもある。常に保護者と協力して、大師流小児鍼の有効性を高めてもらいたい。

DAISHIRYU 19

アレルギー性鼻炎について

大師流小児鍼をしていると、さまざまなアレルギーで悩んでいる保護者に会う。タイトルのように鼻炎であったり、食物アレルギーであったりと数限りない。

大師流小児鍼で、アレルギーが改善できるのか。ということになるが、実は患児の中に、アレルギーだけを診てほしいということはあまりない。私の治療院での問診票には、アレルギー性鼻炎に印を付ける欄があるために、子どもの鼻炎で来院した保護者はチェックを入れているが、その他付随してくる症状にもチェックがある。その他には、アレルギー性鼻炎が原因で起こる可能性のある、頭痛・吐き気・肩こり・眼の疲れ・副鼻腔炎、イライラ、花粉症、キーキーうるさい、チック、鼻筋が青くなる等々。たくさんある。

従ってアレルギー性鼻炎を治すという目的から少し外れると思われるかもしれないが、例えこのような問診表を備えていなくても、口頭でこういった付随する症状をきちんと整理して質問しなければならない。

意外と疳の虫治療を行ってみた際に、アレルギー性鼻炎がよくなっているケースもあったりする。アレルギー性鼻炎が生じると、何度も鼻をかみ、鼻をかまなければ親にかむように指示され、鼻筋は赤く腫れあがるケースもあって疼痛を発することもある。また、鼻炎を放置していて、前額部のあたりが鈍痛を催す副鼻腔炎に発展し、ぼーっとしてしまうケースもある。こうなれば口呼吸が進み、口腔内や喉の痛みが発生し、最後には喉の炎症を起こし、細菌感染症となり、抗生物質を飲むという結果に始終することもある。抗生剤を長期的に飲み続けると、腹部の腸内細菌のバランスを崩して、下痢症状が続いたり、皮膚が乾燥し、湿疹が出る場合もある。短期間での処方ならまだしも、長期間

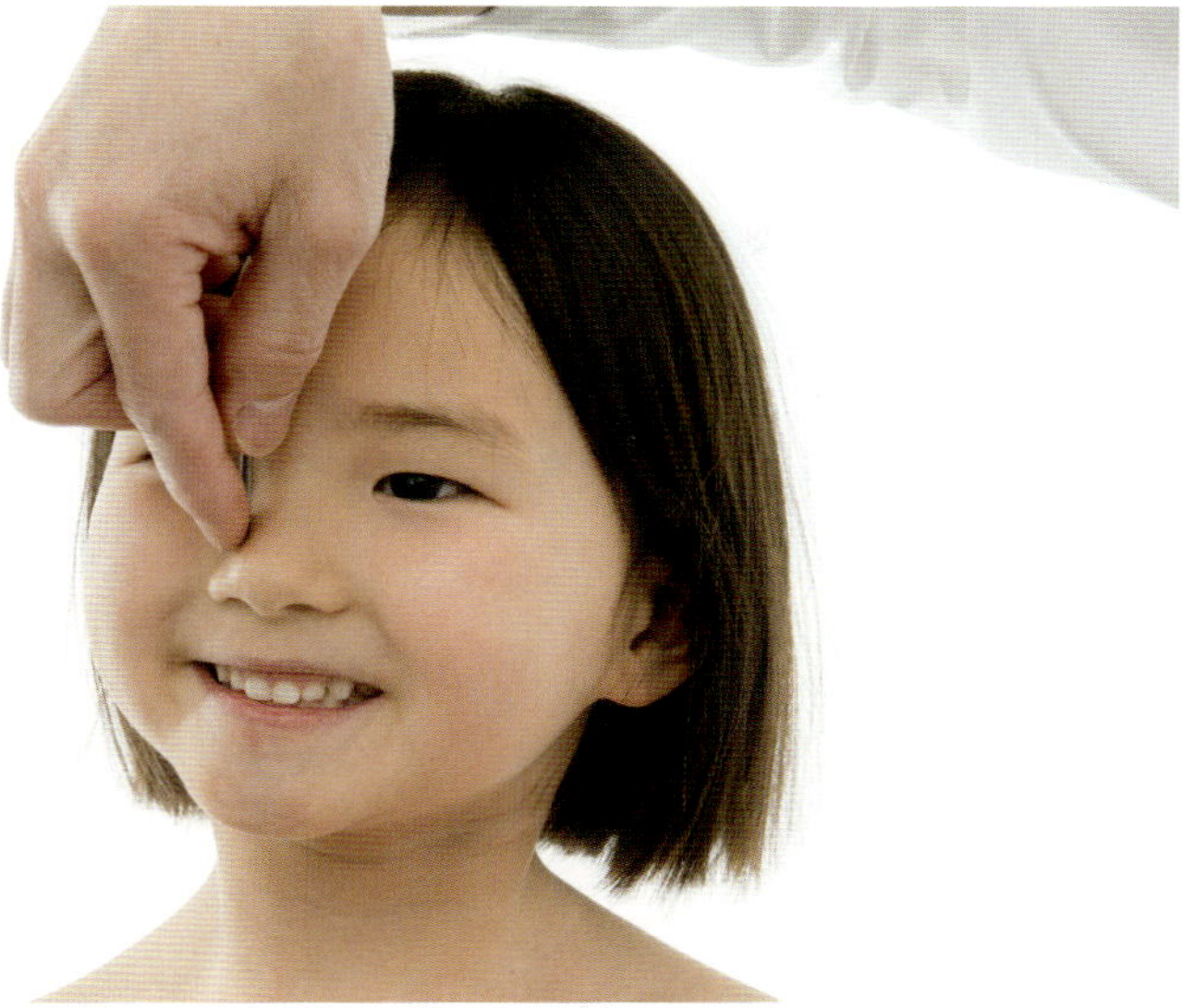

鼻翼への鍉頭バイブレーション

薬を服用していてもなかなか修正してくるのが難しい。

下痢症状が続き、食欲が減退し、自宅に待機することが多くなり、友達と遊べない苛立たしさを自覚し、夜中に起きては親を起こし、不満爆発である。

これらの症候経緯はほんの一部であるが、大師流小児鍼を受診させる保護者の多くは、アレルギー性鼻炎を鍼で治してほしいとか、副鼻腔炎を鍼で治せますかとか、薬ばかり飲んでいるので、薬に抵抗があるからと鍼灸治療に頼ってくる保護者もたくさんいる。

保護者がどの時点で鍼灸師に依頼をかけてきているのかその経緯と時期を見誤らないようにしなければならない。

アレルギー性鼻炎を治療するのかそれに後発した便秘や下痢症状を軽快させるかでは、かなりの治療の程度も異なるし、保護者への納得度も異なるのは間違いない。

もしこのように症状が多岐にわたる場合は、多岐にわたった付随する症状のうち、

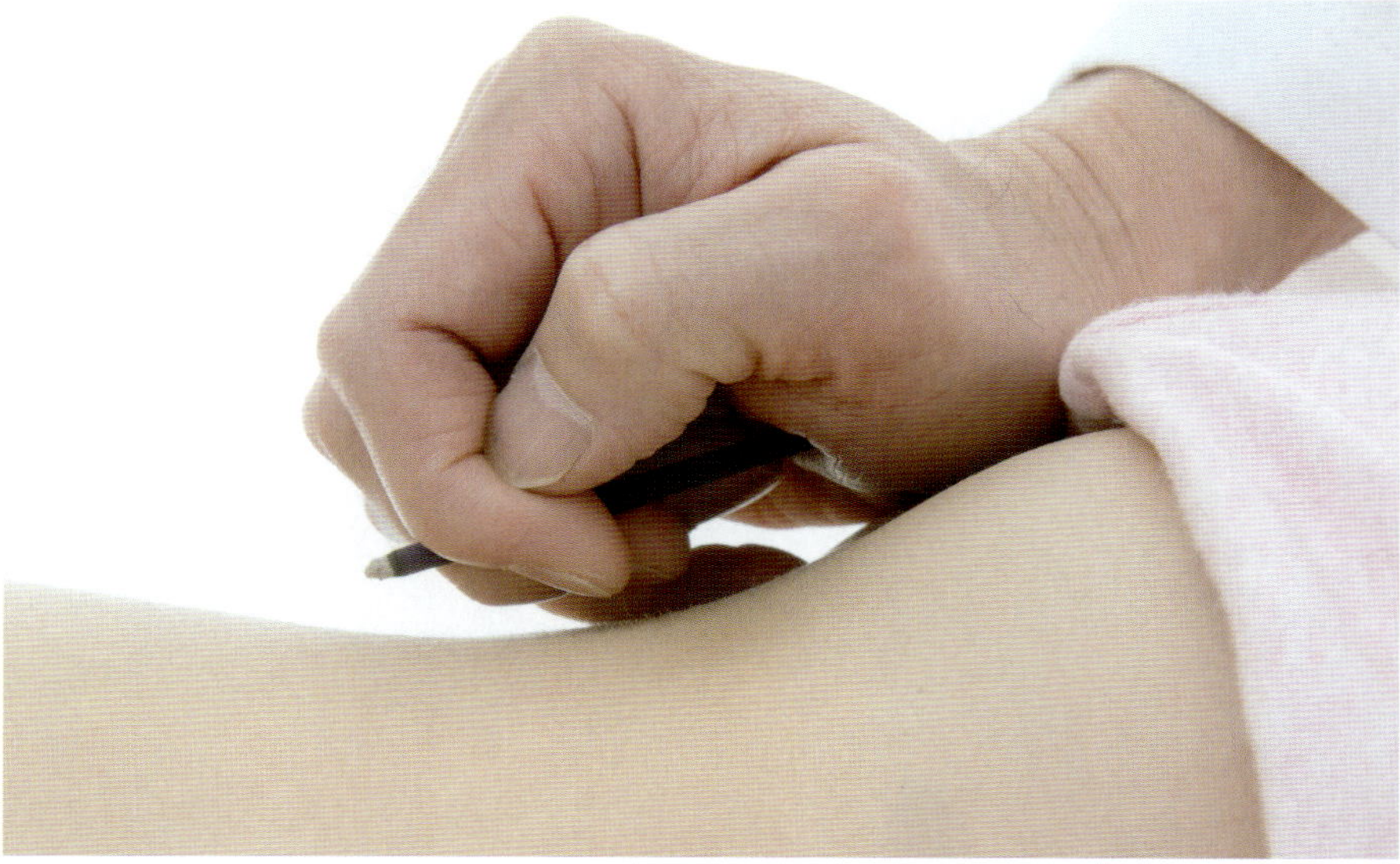

線香灸（線香を持灸のように使用）を行ってもよい

軽いものから効果が表れていくという説明をしながら、徐々にアレルギー性鼻炎の治療に入っていけばよいのである。

いきなりアレルギー性鼻炎ではなく、付随症状をきちんと問診で聞き取り調査を行い、全部一度に改善するのではなく、軽いものから改善していくという趣旨を説明しながら進めていかなければいけない。

アレルギー性鼻炎と言っても、単発的に生じる症状はまれで、必ず付随する症状を発見し、観察し、治療を行っていく必要があるのである。

一般に治療点としては、鼻翼の外側、印堂、上星、百会、迎香等をバイブレーション法にて加療すると効果があることが多い。また後頚部、背部および詰まる鼻側の僧帽筋辺縁部に皮膚過緊張部位が生じることが多いので、基本的な部位の皮膚を観察しておく必要がある。アレルギー性鼻炎には線香灸も有効である。鼻翼の外側と背部の大椎、身柱、肺兪へ行う。鼻翼の外側への線香炎は目を閉じてもらうか、目を軽く押えて煙が目に入らないよう、また皮膚に接触しないように行うとよい。

また、アレルギー性鼻炎は鼻の機能として、いわゆる鼻の「空気清浄機」機能が衰えている状態でもある。入浴時にぬるま湯でしっかりと鼻の中を掃除して「空気清浄機」の働きを有効にするように指導する必要もある。鼻呼吸ができないと、口呼吸となり、喉の痛みから始まって、ウイルスが体内に侵入し免疫力を低下させ、病的な身体を作る結果となる。一般的に1歳前後までしか鼻呼吸をしないので、それ以上の年齢になると口呼吸も行うようになる。この時期に呼吸方法を口呼吸中心にしてしまうと、アレルギー性鼻炎にもなりやすくなる。鼻の管理をこの時期から注意していると鼻炎傾向に陥る機会は少なくなる。

逆に口呼吸の子どもは体力が落ちていて、風邪もひきやすく、アレルギー性鼻炎の他に、喘息やアトピー性皮膚炎なども伴っているケースも多い。

治療に関しては、例えば鼻づまりやアレルギー性鼻炎で鼻の通りが悪いときこそ鍼治療をして鼻の通りをよくしなければならない。ここで、私は鼻毛の刺激ということで、鍼を直接鼻孔に挿入することはできないので、鼻翼やその外側辺縁を鍉頭バイブレーションにて鼻の皮膚上から軽く押しこむようにして接触し、鼻毛を動かすように治療している。こうすることによって、鼻根の毛母細胞やメルケル細胞集合体（ピンカス小体）などが刺激されて、自律神経が活動し、鼻の血液循環を促進し、副鼻腔への刺激と共に改善傾向になっていく。有毛部への刺激を空振りをするようにして刺激することも皮膚刺激の一部であることを理解して鍛錬してほしい。

DAISHIRYU 20

チック（トゥレット症候群）について

チックを大師流小児鍼で治してほしいという保護者が来院することも多い。チックはいわゆる運動性の一時的な微細な動きを伴う痙攣である。

主に顔面の一部または、目の外側から頬骨にかけて一瞬その動きを見ることが多い。

微小な動きであるチック症状を保護者が見つける場合と、鍼灸師が指摘して初めてチックであることが分かる保護者も結構いる。

チックは睡眠以外の精神活動中に起こるとされているも、実は学校滞在中や作業中には発生する頻度は少ない。むしろ学校から帰宅してふとしばらくして落ち着いているときに観察することが多い。緊張状態よりもやや解き放たれた際に発生することが多いため、自宅で母親が発見することが多いのである。

治療室を訪れると子どもがチックを発生することが分かるのはこういう時なのである。

チック症状はその大部分は一過性である。これは1年未満を示すことであるが、慢性になるとトゥレット症候群と呼ばれる。

チックの分類には、急性・慢性とあって、さらに、運動性チックと音声チックとにも分けられる。

運動性チックは文字通り頬骨のみならず、足や手など、急激におこる瞬時の運動である。急に突如肘が動けば、机のまわりのコップを壊したりこぼしたりしてしまうし、足が動けば、膝が机の角に当たってケガをすることもある。

音性チックは「うう」とか「ああ」とか「鼻をすする」「コンコンと咳払いをする」など、特徴的な癖のような音を発生する症状である。

観察をしてみないと分かりづらいので、子どもの近くにいる人でないと発見を見落としてしまうこともある。チックは自覚してしようと動かしているものではなく、本人が無自覚のうちに自然と無意識に動かすクセのことである。

では、小児鍼でチック症状は治るのか。実はチックは精神的な心の病気や、精神的なストレスで発生すると考えられがちであるが、チックは生物学的基礎疾患である。つまり遺伝的な要素も強くあると考えられており、また神経伝達物質のドーパミンのアンバランスで生じると言われている。心因的ストレスで発生するものではなく、ＡＤＨＤやＡＤなどや不安神経症や強迫神経症などとも合併して起こるものも多い。

しかし、発生原因としては、心因的ストレスが発生の起爆剤になっていることが多いのも事実である。心因的に緊張状態の際はむしろ発生は少なく、緊張が解き放たれた自宅などで観察されることが多いのである。従って、大師流小児鍼では、チックを発症させた間接的心因的ストレスを取り除いたり、神経を安定化させるために治療を行えば、慢性化や反復性はかなり防げるのである。

チックの大半は一過性であるため、数回治療を行えば治癒になり、再発率は抑えられるのも特徴的な一つでもある。

心因的ストレスが激しい結果生じる皮膚は、頚肩部から背部に皮膚過緊張部位が多く存在し、腹部打診は緊張音を呈していることが多い。

鍼灸師は、チック症状の患児が来院した際は、保護者には「チックは必ず治ります」とは言えない。「チックは小児鍼をすることによってかなり改善致しますが時々習慣性となり反復することが多いので、指示に従って通院治療をお願いします」とはっきりというべきである。数回でチックが改善されればお互いに喜ばしいことであるが、再発した際には、有効性が疑われることとなるので、説明には十分に注意するべきである。

DAISHIRYU 21

夜尿症について

夜尿症の症状改善については、泌尿器科でも多くの取り組みをしている。アラーム療法・薬物療法・睡眠療法さまざまであるが改善傾向はいずれも難渋している。それくらい夜尿症は難治的である。しかし偶発的にも1回のみの治療で夜尿症が改善されたという患児も数限りなくいるのも事実である。東洋療法や民間療法を取り入れたりとさまざまであるが、私の経験では大師流小児鍼の夜尿症治療は効果が高いと言える。鍼治療は直接膀胱や泌尿器系に治療することは無いが、皮膚刺激をすることによって身体への影響は計り知れないようである。夜尿症に限らずそう言えるのかもしれない。

夜尿症を膀胱器の発達バランスの低下と捉えれば保護者には理解してもらいやすい。身体の発達は個人それぞれで異なるものであり、膀胱器系の発達がたまたま遅く、尿を貯める袋が小さいと言えば納得されやすいし長期になる理由も説明できる。

夜尿症は軽症から重症までさまざまであるが、根気のよい治療が必要な場合がほとんどである。

夜尿症の治療体系には大師流小児鍼では他に線香灸やお灸がある。

腰仙部の湿り気を感じる場合、こうした方法を加療するケースも多々ある。また、夜尿症特有の反応点もある。腰仙部の彎曲度であり、その部位辺縁に皮膚過緊張部位が多発することや、手では肺経の太淵、足では腎経の復溜である。

小児の症状によってあれもこれもと治療を一気に行うことはかえって治癒を抑制することとなるので、一ヶ所に絞ってしばらく経過観察を行いながらどうしても変化が認められない場合は、次の治療点へ移行するという方法が望ましい。あれもこれもと治療することによってどの治療に対して身体の変化や夜尿の変化があったのかを調べられないからである。

湿り気があるからと線香灸ばかりをするのではなく、まずは大師流小児鍼を数回行ってみて、時に必要であれば線香灸をしてみる。しかし、線香灸が効果あったからと言って、続けて行わない場合もありうるのである。治療には抑揚をつけて行わなければならない。

夜尿症の生活への指導はどうであろうか。夕方以降のスナック菓子を食べない。就寝前はトイレに必ず行かせる。夕方以降は水分を多量に取らせない。特にジュースや糖分の含む水分を控えさせる。そういった指導も時には必要であろう。何よりも夜尿で一番大切なことは「良質な睡眠」である。一晩の睡眠リズムは波があって、良質な眠りにつく際は副交感神経も安定していて、器質的にも不安は無い状態である。就寝前のテレビやパソコンやテレビゲーム、糖分の過剰摂取は交感神経を優位にさせてしまい、睡眠のバランスを崩す。

就寝前には布団はなるべく温めて、良質な入眠ができるようにしていく工夫も必要であろう。

さて夜尿症における大師流小児鍼の治療方法は腰仙部への割と強めの強刺激が特徴的であろう。6時から12時方向への小児鍼を多めに刺激をする。反応部位が変化をするまで行うとよい結果が出やすい。

また上下肢の伸筋群の外側を12時から6時方向へと小児鍼をする。特に外側の皮膚過緊張部位は見つけやすい。夜尿症時の年齢も小学生代で5歳から10歳であることが多いため、刺激量も刺激回数も多くスピードも速い。

その他はかなり軽めにして、刺激の量を均一にする。これを数週間継続して行う。鍼の刺激量が患児に寛容となれば、お灸療法や反応点の刺激量を少しづつ減らしていくとよい。

治療を受けることが楽しみとなり、受診すると身体の調節が子ども自身で行えることができるようになれば改善傾向に至ることが多い。決して慌てて施術をするものではない。

DAISHIRYU 22

便秘について

便秘に悩む子どもは多く、乳幼児から小学生まで幅広い。その多くは、いわゆる機能性便秘という習慣性の便秘であることが多い。生活習慣や食生活に起因する便秘もこれに当てはまる。

便秘症は適切に治療しなければ後に「巨大結腸症」や「遺糞症」と移行することもあって、保護者の方には治療以外の日常へのアドバイスも必要となってくるケースも多い。

小児科へ行かず鍼灸院に来院し、初診として「便秘」を治療して欲しいというケースもある。この場合は、鎖肛あるいはヒルシュスプルング病などの場合もあるため、自己判断せずに小児科専門医への指導をも行うことが必要である。

来院する多くの子どもは、先述の機能性便秘症であることが多い。機能性便秘の発症原因はいくらかある。排便時痛または肛門裂傷による我慢する習慣によるもの。強制的なトイレットトレーニングによるもの。無理やりな浣腸によるもの。食物繊維の少ない食生活や水分量の少ない生活によるもの。無理なダイエットによるもの。ディスケジア。哺乳不足などである。大方の患児は小児科にてすでに「酸化マグネシウム」などを処方されていることも多いが、飲みにくさや長期服用に不安があって来院される場合が多い。

従って鍼灸師は保護者への質問事項として、両足をX形のように足をクロスして排便を我慢していないか。毎日の水分量はどうか。トイレットトレーニングを無理強いしていないか。便の回数・硬さとともに質問する。小さなコロコロ便や柔らかい便が少量でないかなども重要である。これは腸内に便がたまりすぎていると判断できる。また甘いお菓子や甘いドリンクや高カロリー食を好むかどうかの質問も重要である。これらは便秘を誘発する原因にもなる。

しかし、保護者には指導する立場ではなく、質問をするだけでよい。質問をするだけで何か保護者は食生活などに気が付くことがあるからである。保護者の方がその質問に反応してから説明や指導をすればよい。あれをするな、こうしなさいなどと保護者に注文数が多くなれば、保護者も通院させるのを嫌がることになるからだ。

また保護者側から見て子どもに便秘症があると判断していない人も多くいる。こういうケースでも質問を投げかけるだけで、解決策を意識させることもあるからである。

便秘の場合、大師流小児鍼の腹部打診音では「乾燥音」であることが多い。乾燥した木材を叩くような音を感じるのだが、時折弾力は腹部の便を下腹部に触知する場合もある。この乾燥音や緊張音・高音を呈している場合は何らかの形で音の変化や弾力の程度の変化を起こさせる必要がある。上手くいくと治療後からすぐに排便するケースもとても多い。

宿便の時期・硬さと比べて、現在の便秘傾向がどのような経過をたどって改善していくのかを説明することも可能である。便秘が改善されれば保護者は鍼灸師を神様扱いしてくれる。このような場合大師流小児鍼では腰背部の脊柱外側傍縁付近に微妙な触診できるかどうかの毛髪状の皮膚反応点を感じることが多い。この反応点に対して垂直に交わるように小児鍼をすると解決していくことが多い。また、大師流小児鍼を頸部から仙骨部にかけて12時から6時方向になで降ろしていくような手技で施術すると便が排便傾向になることが多い。過緊張部位を触診することはやや難渋であるが、全身の皮膚の中で唯一触れることのできる過緊張部位を探せるように丁寧に見ていく。また腹部打診の際の濁音や乾燥音のする背部にも反応点が現れていることに着目して探してみる。

その他かなり強い便秘症には下肢の外側の反応点を検索してみる。下肢には意外と多くの内臓器の反応点が隠されている。また前腕伸筋群にもそれを見る機会が多い。

DAISHIRYU 23

✦疳の虫について

鍼灸師は「夜泣き・夜寝ない・食欲がない・よく喧嘩する・壁や物に頭をぶつける・人や物に噛みつく・物を投げる・キーキーと奇声をあげる・歯を食いしばる・ヒステリックになる・頭が痛くなる」等の小児神経症をまとめて「疳の虫」としている。

一方、一般の保護者は、疳の虫を「騒ぐ」「ちょっと機嫌が悪いと泣いてばかりいる」「ミルクの時と寝ているとき以外はいつも大声でキーキー叫んでいる」「自分の思うようにならないと人をぶったり、噛んだり、物を投げたりして、手が付けられない状態になる」「長期休暇のあと、イライラしていたり、バイバイや抱っこをしようとすると嫌だと言ってしがみつく」「おもちゃを振り回す」「どうやってあやしても泣いていて、特に夜の泣き叫がひどい」など、日常の行動と絡めて表現する。

鍼灸師の所へ、疳の虫症状の子どもが来院するまでには相当な時間経過がある。最近はインターネットでも情報がありすぎてどの情報が正しいのかさえ判断がつかない保護者も多く、あれよこれよとさまざまな処置をしているようでもある。「疳の虫には小児鍼」という響きは今では神頼み的存在なのかもしれない。薬を飲ませたり小児科へ行ったりとしてもその効果は期待通りにいかない。子どもの身体のどこかに原因があるのか、子どもが悪いのか、気に要らないで泣くのは親の遺伝なのかと母親も悪戦苦闘しながら抑うつ状態に陥ってしまうほどの母親もいる。

疳の虫症状はいわゆる「小児神経症」とでもいうべきであろう。発達途上の小児の脳に毎日ありとあらゆる刺激が加わって生じる一過性の脳の興奮状態である。発達途上の小児にとっては、疳の虫状態をすることによってそのバランスを整えているのである。このアンバランスは小児のような行動をすることが無い大人にとってはかなりつらいものなのである。

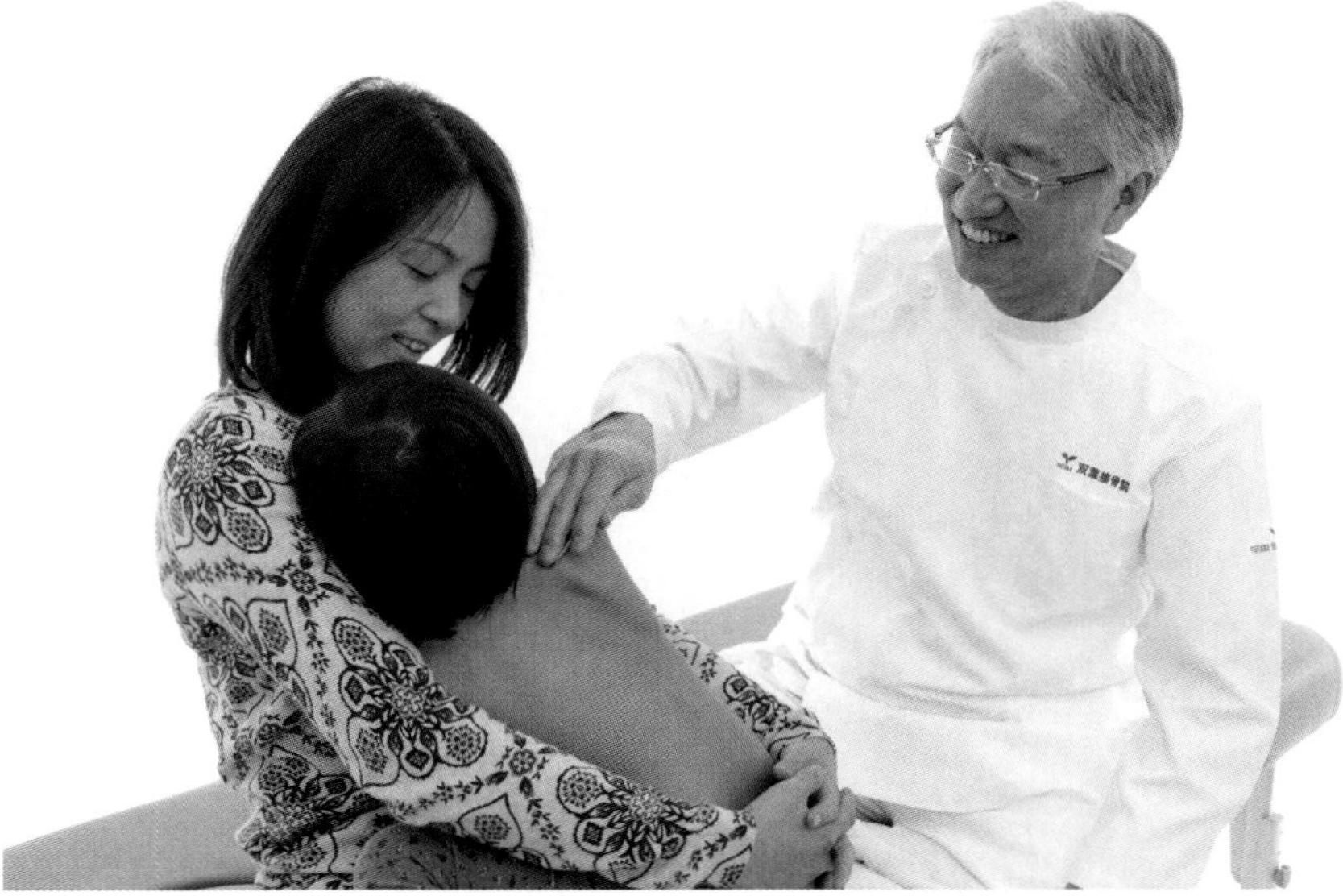

疳の虫治療に限らず、保護者とのコミュニケ―ションをしっかりとることが大切である

脳神経のアンバランスと上手に付き合いつつも保護者の方がそれにめげていては、子育てのバランスも悪くなり、お互いに悪循環をきたすことになる。

「物を投げるな」といっても小児には物を投げることによって身体や心の状態を確かめ、発散している行為であると意識すれば、鬼面のような顔をしなくても済む。

母親の事情もあるであろうが、時には母親も父親も時間を取って、子どもと向き合う時間も必要であろう。この際には親が子育てを楽しめるよう、鍼灸師側はまずしっかりと母親の辛い状態を伺いたててあげるのが賢明であろう。母親の話をしっかりと聞いてあげて心を開放してあげながら、疳の虫治療の説明をするとよい。

大師流小児鍼では、幸いにも背中の皮膚を読み取って、腹部打診をして音を聞き取ることによって治療部位が選定でき

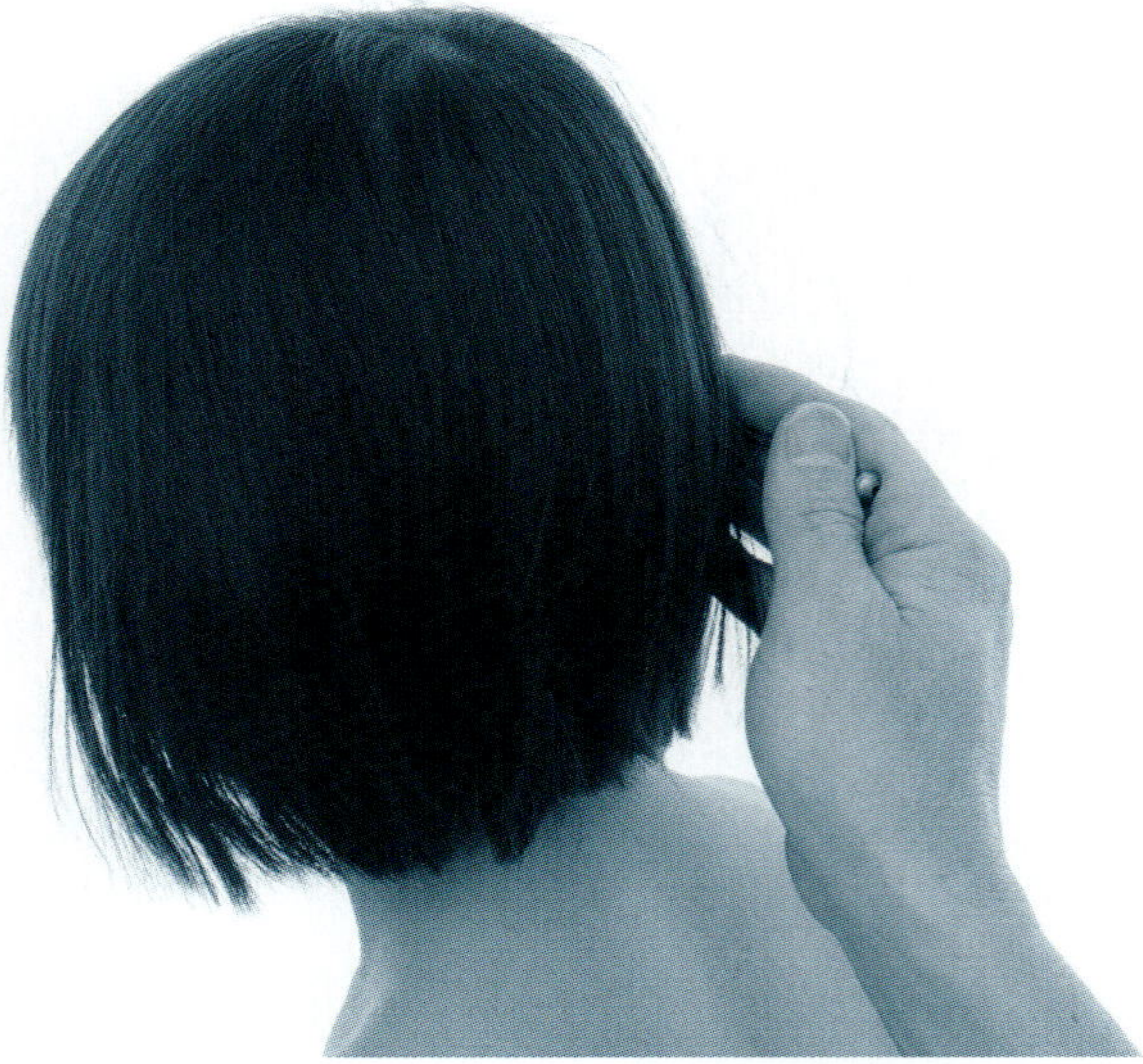

疳の虫治療では頚部背部頭部の刺激が有効とされる

るし、治療効果もわかりやすい。疳の虫症状は必ずしもひとつだけではなく、連鎖（スペクトラム）してくる症状がつきものである。軽いものの症状から観察させていくよう指導すれば、その一つ一つの症状消失の経過に保護者は納得するからである。

腹部打診では「高音・緊張音」を呈することが多く、特に上腹部にそれがある場合、主に上半身である頚部背部頭部の皮膚過緊張部位を刺激するとよい効果が表れる。またこの時の腹部打診音は早期に変化をするものではなく、腹部の弾力が増幅してきたときに、音の変化は鼓音へと変化をしていく。それまでは緊張音や高音・低音と繰り返しながら変化をすることが多い。概ね5回から8回ほどの施術で軽快していく例が多い。

音が聞き取りにくいからと言って、何度も強く腹部打診をするとかえって疳の虫症状は悪化するので気を付けなければ

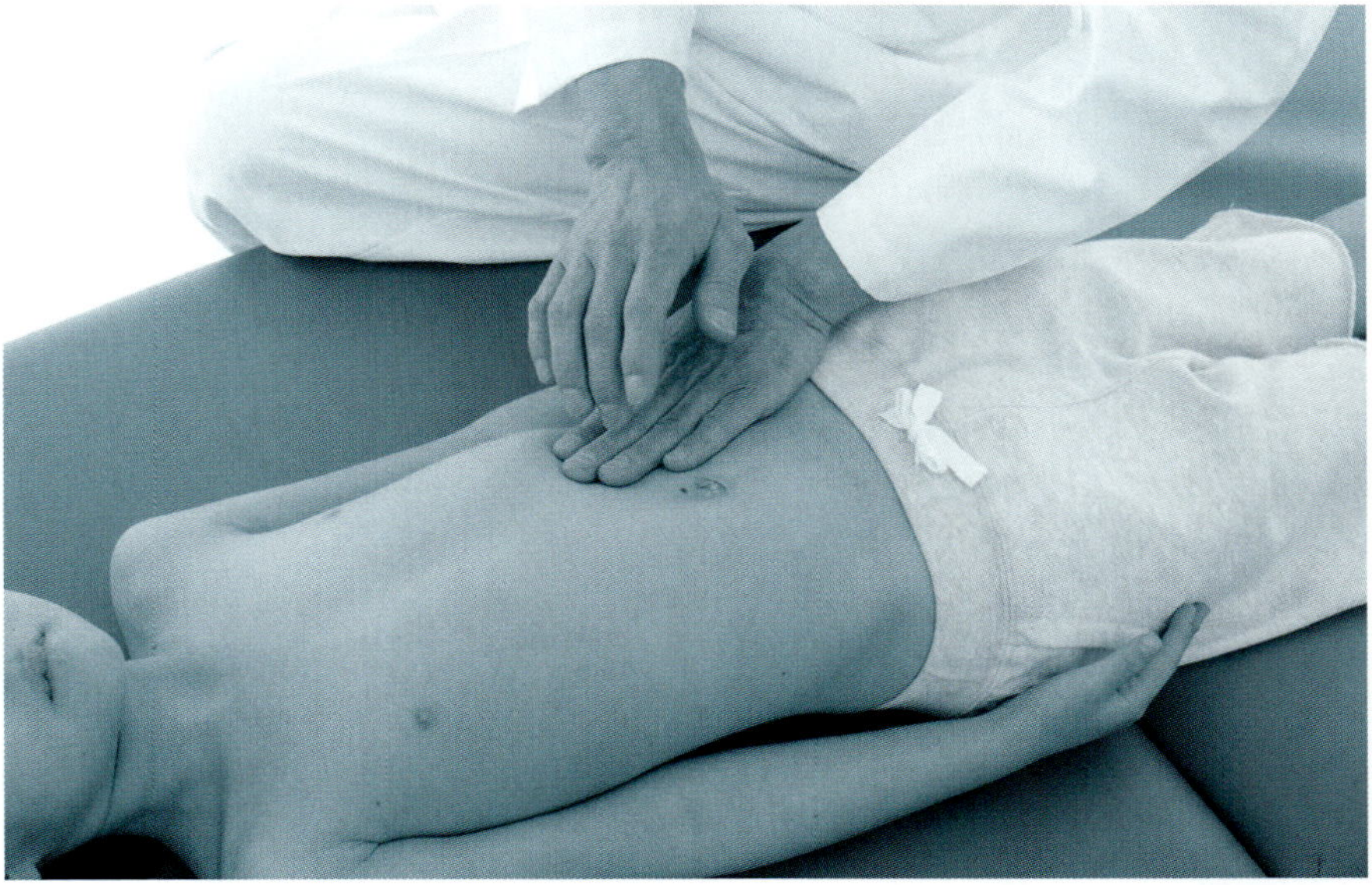

腹部打診は適度に行う

ならない。

軽度な軽い皮膚刺激は角質細胞のケラチノサイトによる興奮作用によってオキシトシン物質を誘発する。この物質が十分に誘発され作用するまでには一回の治療の中で3歳児であれば3分から5分程度必要である。皮膚の過緊張部位のみを低刺激で行うことがポイントとなる。

このように大師流小児鍼の有効性を知ってもらうためにも症状の軽いものから保護者に着目してもらうようにすすめていけば喜ばれる。

DAISHIRYU 24

小児喘息について

小児喘息は3歳児未満から発症し、思春期以降病状が落ち着いてくる疾患で、アレルギー反応として生じる呼吸器の気管支炎である。

喘息とは文字通り、喘鳴を発し、息が切れ、発作を起こすと呼吸困難となり、起座呼吸をしたりする。原因はハウスダストや布団などに付着するダニアレルギーであることが多く、他にも排気ガスなど外部環境因子もある。

小児喘息の発生時間は夜間や明け方に多く、ひきつけを起こす可能性もあり、保護者は睡眠不足で過労となり、子どもも親もとてもつらいものである。特に風邪症状を起こした後や急激に温度が低下したりする季節や睡眠が深く入った副交感神経優位の際に発生しやすい。寒い空気や飲み物を誤飲して咳を出した際にも起因することもある。

就寝時など夜間に副交感神経が優位になると、気管支は収縮する。気管支が収縮すると気管支粘膜が肥厚したり、周囲平滑筋の筋緊張が進み気管支を狭めたりして空気の通り道を狭くしているために発作を起こすのである。

一般的には気管支拡張剤を添付したりすることが多いが、いずれも対症療法である。また冬場は身体を温めることが多く、布団も通常以上に温めると気管支は副交感神経優位になりやすいため、喘息発作を助長しやすい。

従って、夜間に少し胸元を開けて室内の冷たい空気をあてるのもよい方法かもしれない。

腹部打診音は濁音・低音を呈している。腹部の弾力は発作時には緊張しており弾力を強く有する。発作が比較的軽度の場合は、弾力もやや減少していることが多い。反応点は背部・肩部に多い。腹部打診音の濁音・低音が上腹部にあるときは左右どちらかの前腕部にも多く散在している。特に前腕の外側伸筋群の遠位部に多く散在する。

胸部の肋間部にも皮膚緊張が生じることが多い。小児喘息の大師流小児鍼での過緊張部位はこのように肩・背部・前腕・胸部肋間部に施術することが効果的である。しかしながら、刺激程度はやや強めにたたきつけるようにフェザータッチ治療をするとよい。ドーゼオーバーの瀬戸際ギリギリくらいであるが、治療後やや元気さを取り戻すように目力が付くくらいの刺激で治療をする。

柔らかく、軽度に刺激すると副交感神経が優位となるからである。いずれも術式としては12時から6時方向への鍼の軌跡を持ってくるように治療するとよい。

特に肩甲間部は気管支の背後にあるので皮膚刺激は内臓体性反射によって皮膚刺激効果が気管支の交感神経活動を優位とし、気管支拡張作用に働くので結果的に喘息発作が治療後治まりやすい。しかし、喘息の治療は一度では効果が少なく、できれば発作時や冬場はほぼ毎日あるいは程度によっては1ヶ月に10日位治療すると身体の自律神経が安定しやすくなり、効果が期待されやすくなる。

また、胸元は鍼頭バイブレーションを行うと効果的である。

保護者には、「布団はこまめに干しているか」「夜間布団は温めすぎてはいないか」「アレルゲンとして他に何があるか」「運動をした後のその日は喘息を起こしやすいか」等を質問する。決してこうしなさい、ああしなさいとは言わない。指導する立場にあると保護者は鍼灸師の希望には叶えられない為、途中で通院を辞めてしまう。保護者は夜間喘息発作で目覚めているのである。鍼灸師は母親が疲労困憊であることを理解してあげることが重要である。

できたら発作が起こりやすい秋から冬に備えて夏場から治療をしていくことを薦めるとよい。夏場から冬場にかけてや来春の季節の変わり目への身体の反応を小児鍼で調整できるからである。

DAISHIRYU 25

吃音について

吃音は発達性吃音と言って、幼児期に発生することが多く、思春期までに治癒が困難とされている症状である。その症状には音を繰り返す「くりかえし」、音を引き伸ばす「引き伸ばし」、音がつかえて出なくなる「ブロック」がある。アメリカの吃音研究家であるチャールズ・ヴン・ライパーによると過去の罰、不安、恐れのフラストレーションなどが吃音を悪化させる原因にもなっていると説明している。

吃音の西洋医学的な治療は耳鼻咽喉科領域の言語聴覚士がそのほとんどを担っている。現在の吃音治療の治療内容の中心はそのほとんどが「発話練習」であるが、最近は「発話練習」ではなく、メンタルトレーニング療法などでリハビリをする方法などもある。

いずれにしても、吃音障害の原因は遺伝的素因を除けば、母親の子どもへの療育途中でのあり方に問題が多く隠されているケースが多い。

それは母親の子どもへの過干渉・否定的な感情・否定的な価値観が多すぎて、子どもの肯定的な感情が閉ざされて過ごすことが多い環境的素因が大であればあるほどなりやすく、特に吃音障害になりやすい素因を持つ小児は障害を受けやすくなると考えられている。

子どもが自発的に自分の意志で考えたことを行動に移したり、感情が豊かになり、友達とも自由に会話や遊ぶことができるようになれば、吃音障害は改善される。したがって、母親の十分な環境的な変化を改善しなければならないことが多く課題となる。

治療の方向性を決定することに、十分な母親のアタッチメントの必要性がその中心となる。アタッチメントとは、愛着行動である。手をつないだり、抱っこしたり、肌と肌を擦れ合わせたりとする。

このアタッチメントが不足し、これに子どもへの押しつけや過剰なしつけが加わると吃音障害児の症状をさらに加速させてしまう。

「吃音は治せる」の著者である都築澄夫氏は「幼稚園はどうだった?」などの質問は、言語的圧力でしかならないので圧力をかけて話しかけないよう述べている。

また、その子どもの年齢以上の話し方を求めず、早期の文字の導入や、過剰な早期教育をも増強させるといっている。子どもが圧力もかけられず、感じることなく、制限もされずに自由に感情や意志を表現できるようにしてあげることが重要であると説明している。

鍼灸院に来院する吃音障害のある小児を見ていると平均して、やせ細り、ひ弱、色白で言葉数が少なく、うつむきかける姿勢が多いように感じる。何か問いかけると必ず母親の顔を覗き込むことが多く、自発的な意見は無い。そして母親はその質問に対して「こう言いなさい」というニュアンスの言葉を子どもに言う。おそらく家庭にあってはもっと激しい口調であることがうかがえる。

このような小児は前向きな肯定的な精神は閉ざされ、否定的な表現シャワーを浴びさせられるので、自己表現に乏しくなり、言葉を発することに自信を消失していることが多い。

また、皮膚は柔らかく薄い膜を張るような皮膚をしている。腹部打診は低音で響かない。そして弾力は乏しい。皮膚過緊張部位を探しに行くと逆に刺激となってしまうことが多い。皮膚過緊張部位は頚肩部に著明に出現することが多い。できるだけ通常の年齢の刺激量よりも減らし、気持ちのよいと思われる刺激を与えることがコツとなる。

小児鍼の治療では、あらゆる子どもとの接し方に気を付けなければならない。子どもに対して質問すればするほど子どもの心は閉ざされてしまう傾向となることもある。子どもには「うん」「はい」「わからない」くらいの簡単な答えができるような質問をする程度にする。

テストで80点取って来ても「すごいね、よく頑張ったね」と答えない。

理由は、80点以下だとすごくないんだ。頑張ってないんだと理解するからそのような表現も圧力ある言葉となるからである。不安や恐れが心に生じ、治療からかけ離れてしまう。子どもには「へえ」とか「ふーん」とかその言葉の後ろに「喜んでもらえてよかった。次も頑張ろう」となるようなやや言葉が足りないくらいの返事がよい。そうやって子どもと接しながら過緊張部位を治療していくと相乗効果が高まると考えている。

この吃音障害の最も難しい所は、「子どもとの接し方」である。できるなら母親には治療中は離れてもらうのがよい。子どもは常に母親から否定的なシャワーを浴びさせられていることが多いため、子どもは母親の眼を見て話すかどうかを確認するからである。

治療家から見たら自然と子どもが治療家の方に心を柔らかくしてくれるようになってくれればよいのである。そこに達するまでは相当の訓練が必要である。

子どもには圧力を与える言い方は厳禁である。子どもと仲良く接すればよいと考えて質問すればするほど、吃音の子どもは一層閉ざされてしまい、閉口する。実は吃音で自覚した回避行動は二段階つまり第二相ともいうべき段階である。吃音は第一相では無意識に言葉を発するが、第二相では吃音が出ると予見するときは自覚して言葉を閉じることを知っているのである。

こういう状態での小児は治療がさらに難渋する。従って3歳程度の比較的第一相に多い吃音であれば治療もしやすいし、治癒になることも多い。

子どもには自発的に発言する誘発するような表現での質問を工夫して行うことである。

決して、幼稚園の運動会で一番を取った子どもに「今日は幼稚園で走ってどうだった?」とは聞かない。「今日幼稚園で走ったんだね」というだけ。こうすれば子どもは自分から「うん、一番だった」という。そして次に「へえ」とだけ答えると子どもは「僕ね一番とったの初めてなんだよ」と得意そうに答えてくる。そして「へえ、それで」というだけ。こういう言葉のキャッチボールをしていけるように、こちらがどうしても子どもに褒めたい、聞きたい、話しさせたいと意気込むと失敗するし防御姿勢となりいわゆる第二相となり自覚的に言葉を発しなくなる。

吃音の子どもの治療は大師流小児鍼の治療だけでは治らない。子どもに肯定的に発言を誘発するようなキャッチボールをしなくてはならない。有効的になるために言葉を選び一歩言いたいことを止めて、あとは雰囲気で子どもに安心感を与え、子どもが安心して衣服を脱いで背中を触らせてくれるように環境づくりをしていくことが最も重要である。

保護者への接し方も大変重要である。しかしながら、母親に「叱らないでください」「話を途中で打ち切ってせかしたりしないでください」「否定的に上から強く言わないでください」などと言ってはいけない。当の本人である母親は「私は別にそんな風には言いません」という態度をすることが目に見えているし、そんな注文をしたら、母親は小児鍼には連れてこなくなる。母親には常に同情しつつ、「お母さん上手に育ててますね」と褒めながら「こんな優しい子どもがいたらみんなこの子を大好きになりますよね」くらいで褒めてあげることである。そして褒められる母親はそのうち「いやあ、この子は着替えるのが遅いし、宿題もすぐに忘れるからついカーッと怒ってしまうのです。先生が思うほど立派ではないですよ」と返してくる。この時治療家は、「なる程、子どもの行動にはいろいろとありますし、そんな気になるのは一時の事ですよ。あまりできすぎてしまっても意味がありませんよ。覚えが悪い方がよっぽどいいですよ。なぜかというとその方が身体がにじみ染み込むまで、くり返し努力するでしょう」という。

言葉の使い方ひとつで保護者の説得にも転じる言い方を常に工夫をしていく必要がある。

吃音のある子どもの治療は小児鍼以上に「子どもとの接し方」を会得する必要がある。

DAISHIRYU

26

アトピー性皮膚炎について

大師流小児鍼ではアトピー性皮膚炎の患児を診ることが多い。アトピー性皮膚炎に関しては、皮膚の「垢」が抜け落ちるためのターンオーバーが遅延した異常皮膚に見ることが多く、その部分が細菌感染したり、または皮膚の化学的反応が内因的にも外因的にも影響されて皮膚炎を起こすとされている。

発症後、時期によっては、赤くただれていたり、皮膚が乾燥していたりとし、皮膚の掻痒感が増していることが特徴的である。小学高学年や中学受験期など成長したアトピー性皮膚炎の患児は、精神的な要因に左右されていることが多い。その他室内の温度環境、食事や腸内細菌のアンバランスなどでも内因的環境からも発生することがある。外因的要因の場合、要因自体をはっきりと特定できれば、皮膚炎の憎悪を軽減することも可能であるが、内因的要因を特定することは極めて困難でもある。

一般的に、アトピー性皮膚炎患児の特徴は、始めは緩やかにややピンク系の色を帯びた湿疹のようなものから始まり、掻痒感が増せば爪でかきむしってしまい、黄色ブドウ球菌や溶連菌に感染して、皮膚症状が悪化する。また、オムツの締めすぎや肌触りの悪い衣服などによっても憎悪し、掻痒感が増してくる。アトピーの症状が繰り返されると、皮膚症状は乾燥皮膚と炎症皮膚を繰り返し、もともとは正常な皮膚であった場所へとどんどん移動し、特に肘窩、膝窩、頚部等に多くその症状を呈することが多くなる。結果、全身的に発症することもある。

また小児の身体の所見として便秘、過食、下痢など腸内における消化力（細胞的な高タンパク質消化力の意味）のアンバランスによるもの。風邪や喘息やアレルギー性鼻炎、副鼻腔炎など呼吸器疾患における口呼吸による細菌感染の免疫力低下によるもの。また、家庭環境、過度な教育、早期の運動など心因的ストレスによるものなどがある。

このように、アトピー性皮膚炎は、消化器系、呼吸器系、心因的および、外因的ストレスなどが影響されて発症している場合もある。

治療院に来院する多くのアトピー性皮膚炎の子どもの保護者には、問診項目に「食事内容」「便の回数と便の性状」「鼻呼吸と口呼吸」「早期のスポーツ活動や保護者の教育的過干渉」を入れていく必要もある。

また、腹部打診をした際に「濁音」「乾燥音」「湿潤音」があった場合、重要な所見ともなる。

アトピー性皮膚炎を大師流小児鍼で治療しようとする際は、アトピー性皮膚炎を治療するだけではなく、便秘や鼻炎、交感神経緊張症による疳の虫を治療することで、改善させることができるのである。

注意点としては、アトピー性皮膚炎を発症している皮膚は、ケラチノサイトという細胞が破壊されている状態であるため、決して皮膚炎や皮膚症状のある場所に強刺激の小児鍼してはならない。正常な皮膚は大腿内側や上腕内側にあることが多く、その部分の皮膚を触診して本来の患児の皮膚をなでて刺激量を合わせることが重要である。アトピー性皮膚炎の皮膚は硬い皮膚だからと言って硬い皮膚には強刺激などと治療すれば必ず悪化する。皮膚炎を起こしていない部分で硬いところを探し、患者本来の皮膚の刺激量に照らし合わせて、治療することが重要である。

また、じゅくじゅくとした皮膚症状には大師流小児鍼を触れてはならない。この部分に鍼をするとたちまちに黄色ブドウ球菌や溶連菌など雑菌が繁殖し、ケラチノサイト再生成を阻害させ悪循環に落とし入れてしまう。

刺激量は極軽微に行い、まるで空振りをする程度にしていくことがコツである。

DAISHIRYU 27

アトピー性皮膚炎の治療指針の例

アトピー性皮膚炎の治療方法は東洋医学的にも多くあり、大師流小児鍼でもアトピー性皮膚炎の治療方法は多義にわたる。つまり子どもの症状に応じて、治療方法は変化するのである。

私は第8回日本小児鍼学会にて「アトピー性皮膚炎における刺激量効果の判定について」を発表した。アトピー性皮膚炎の患児の自律神経のアンバランスに着目し、それが皮膚炎の悪化と結びついているとした。一般的に遊びに夢中になっていたり、集中しているときは、掻痒感が少ない。一方ぬるま湯に入浴した後など、リラックスをしている時は掻痒感が強く、かきむしることが多い。つまり交感神経が緊張しているときは掻痒感が少なく、副交感神経が優位になっている時などは掻痒感が強く出現し、皮膚炎の憎悪の経過をたどるケースが多かった。子どもに「かきむしるな」と言っても無理な話でもある。そこで、この研究ではストレス時におけるアミラーゼ値を計測してアミラーゼ値が高値な場合は、交感神経が優位な時と判断をし、低値の場合は、副交感神経が優位な時と判断をした。そしてアトピー性皮膚炎を有する小児の背部に10箇所の皮膚過緊張部位を設定し、皮膚電気抵抗値を計測してみた。計測してみると交感神経が優位な時は皮膚電気抵抗値つまり皮膚に流れる導電率は非常に高値となり、反対に副交感神経が優位な時は導電率は低値となることが分かった。

交感神経が優位な時は皮膚の導電率は高くなる一方顆粒球が増産されると考え、反対に副交感神経が優位な時は導電率は低下し、リンパ球が増産されると考えた。一般にアトピー性皮膚炎の患児の皮膚が浸出液で充満した時はこのリンパ液が浸出していることを意味する。

顆粒球が増産されるのはスタート免疫であり、一番初めに顆粒球が免疫反応を起こすからである。自律神経と免疫反応はこのように自律神経と顆粒球・リンパ球の増産するバランスによって、皮膚免疫反応が異なっている。

皮膚炎が悪化しているときに、微弱電流などで通電した大師流小児鍼を用いて刺激した際、これがストレスとなり、皮膚導電率は治療後に高値となり、アミラーゼ値も上昇した。また反対に、皮膚炎症状が軽度で落ち着いている時に、空振りのフェザータッチ程度の弱刺激で大師流小児鍼を施行した際には、皮膚導電率は低下をし、アミラーゼ値も低下した。また、皮膚炎が比較的軽度な皮膚に強刺激を加えた際には、皮膚は悪化し、皮膚炎が憎悪している時の弱刺激でも悪化した。

皮膚刺激療法は一般にオキシトシンシステムを誘発し、数分後には副交感神経を高めた状態から、オキシトシンが出現し、皮膚角質層等の修復に大きく関与すると考えている。しかし、このシステムを上手く利用するためには、自律神経のアンバランスを観察しながら治療をしなければ、逆に悪化するケースもあるのである。

こちらの例からもわかるように、アトピー性皮膚炎の皮膚の状態がリンパ球の浸出液で満たされているような強度の場合、副交感神経が優位な時であるため、大師流小児鍼は強めの刺激で治療をし、交感神経優位になるように刺激をする。また逆に皮膚炎が比較的弱い場合は、交感神経が優位であるため、副交感神経を優位にするべく刺激量を空振り程度にして軽度な刺激にすることが重要である。

従って、保護者などにも例えば皮膚炎が悪化しているときはやや熱めの入浴を指示したり、皮膚炎が軽度な時はややぬるま湯の入浴を指示したりすることで、自律神経のバランスに応じた生活指導をすることも可能なのである。また、掻きむしるなと言っても無理な話ではあるが、血が出るほど掻きむしることは自律神経のアンバランスが非常に高く起きていることを示唆するため、この場合は大師流小児鍼を毎日継続してバランスを整えることから始めるべきである。

DAISHIRYU 28

発達障害を見逃してはいないか

大師流小児鍼治療をしていると、さまざまな子どもとその保護者が治療にやってくる。アトピー性皮膚炎とか具体的な症状に対しての対症療法にあっては鍼灸師側もアプローチしやすいかと思われるが、例えば、夜尿・遺尿・遺糞あるいは抜毛癖・癇癪・指しゃぶりといった症状がある場合、対症療法として大師流小児鍼はその効果を発揮できるのだろうか。

実際の臨床の現場では依頼された症状に対して大師流小児鍼をすることはもちろんあって、大師流小児鍼ではいかなる症例に対しても腹部打診と皮膚過緊張部位の反応点を検索してそこを治療していくので結果的に治療行為的にはなんら変わりはない。

例えばこのような事例の患者さんが来た場合、いかがであろうか。

「この子は一人で遊ぶことが好きで、お友達とあまり遊ぼうとしないのです。時々舌足らずになるし、電車ごっこなどごっこ遊びができなくてすぐに怒ります。話しかけても嫌がるのか視線が合わないし、第一じっとしていないんです。お友達の遊ぶブランコでも「順番ね」と言っても順番が待てないし、癇癪を起して、指しゃぶりをします。先生、癇癪や抜毛癖も鍼で治りますか」という例。

この会話から、この子は発達障害のLDという学習障害であることが推測できる。母親の話す言葉の中にキーワードがあるが、必ずしも母親がキーワードを説明するとは限らない。保護者が我が子を発達障害児であると認識していないからである。

私も以前は勉強不足で、「癇癪は睡眠不足であったり、まだ言葉が完全に発達していないので、子どもの心の中ではイライラしてしまい、衝動的に癇癪をします。ですから小児鍼で落ち着かせてあげればそういった症状も少しずつ落ち着きますよ」などと説明と治療を繰り返していた。

鍼灸師によっては発達障害の知識が多少なりともあれば、適切な指導ができたであろう。いくら治療行為には変わらないとしても、結果的に発達障害を発見するまでの時期が遅くなればなるほどその症状を悪化させてしまうことも多いのである。

誤診とまではいかないであろうが、知っていないということは、患者にとっては大きな損失であって、仮に後でわかったとしてもその失われた時間は戻ってはこない。

他にも2歳、3歳児で人見知りをしない、母親に抱かれたがらない、抱かれた場合身体が強張る、表情が乏しく、あやしても笑わない、視線が合わず母親の後追いもしない、夜泣きが多く、あやしきれない、泣き止ませられない。などの症状を訴える場合もある。これはカナー症候群というもので、低機能自閉症の特徴でもある。睡眠時間が短く不規則になって「夜泣き」を引き起こしている。もし母親が夜泣きの治療のために来院したとしても、「夜泣き」だけを注視して診療にあたれば、見落とす可能性がある。

知らない鍼灸師は、「睡眠時間が重要です」などと説明しがちだが、睡眠時間を増やしたところで変えられないのである。カナー症候群を理解しているのであれば、適切に児童精神科医を進めるべきであって、早めの治療が必要である。その疑いがなく例えば将来見逃されると二次性障害を引き起こし、治療が困難となるのである。

このように、「夜泣き」「落ち着かないから」「癇癪・抜毛癖」だからと、やみくもに小児鍼を治療をするというものではなく、時にはその症状の根本たる内容を見極めたうえで治療しつつ、専門医へ委ねることも治療のひとつではなかろうか。

大師流小児鍼は皮膚接触療法であるため、治療効果は高い。特に脳神経細胞の発達が旺盛なこの時期への皮膚刺激はとても有意義であって、その反応もよい。専門医と同調した治療が併用して行われるのであればこんな子どもにとってよき治療はないであろう。

DAISHIRYU 29

上手なカルテの書き方1

大師流小児鍼には特徴的な診察法の三大要素として「子どもとの接し方」「保護者の説得」「治療と技術」がある。この三番目の「治療と技術」における診察では、一般的に言うカルテが重要要素となる。大師流小児鍼に関しても同じように、子ども専用の治療カルテを製作する必要があるが、大師流小児鍼のカルテは一般の患者のものとはかなり差異がある。

一般のカルテとの大きな違いは、「腹部打診の音・腹部打診による弾力の有無・皮膚反応点としての皮膚過緊張部位」を記載することである。これらの要素は、大師流小児鍼において、治療の一助となり得るのである。

他にカルテの要素を紹介する。まず問診票については、「氏名・生年月日・性別・出生時の体重・現在の体重。平熱・保護者氏名・住所・電話番号・メールアドレス・主訴」である。小児鍼を知った理由を明記してもらったり、紹介者などの氏名を書く欄も必須である。ちなみにメールアドレス記載については、保護者とメールを通じて、治療後の子どもの様子などを確認し合ったりする際にコミュニケーションツールになり得るからである。また、紹介者がいる場合、その情報は絶対に必要である。紹介者のサークル活動がある程度把握できるので、この場合、他のママ友のコミュニケーションツールとして活用できる。

次に、来院する前にどんな症状であったか、疳の虫・チック・夜尿・アレルギー性鼻炎など症状のあるものに丸印をつけてもらう。その他の持っている症状に丸印をつけてもらうことは、主訴以外に悩んでいる症状がないかを探るきっかけともなるので、ぜひ知る必要があるであろう。

次に、実際の診療録についてである。診療録には、ＩＤ番号、氏名、保護者氏名、年齢、何歳何ヶ月の記載欄を設け、主訴をその下に記載する。そして第何診なのかを記載する空欄を設け、施術年月日、施術者氏名（複数で診療する場合）を書く。分かりやすいように子どもの人体図を左側に配置し、右側には、腹部打診の術前・術後を15文字程度で記載できる欄を設ける。また、所見欄として概ね5項目程度30字程度で記載できるほどの箇条書き欄を設定する。最後に、引き継ぎ事項及び経過等とし、説明・指示・指導等を記載する欄を、１００文字程度で用意しておくとよい。

私が使用しているカルテの意味を説明すると、まず、腹部打診には、濁音、緊張音、乾燥音、湿潤音、鼓音、高音、低音、深音等を記載するだけではなく、具体的に表現する音も記載できるところにある。例えば、「低い段ボールを叩いたような緊張音」というように記載する。緊張音と言っても色々な表現方法を自分なりにわかりやすく解釈するためである。所見は15文字程度であるが、なるべく簡潔に保護者の言葉や、専門用語などをおりまぜながら、記載する。表現力や語彙力養成の為である。最下段の指導等は、次にいつ来院するのか、何週間後に治療するのか等も記載し、保護者にどのような説明をしたのかを「実際に説明した言葉」で記載する。

大師流小児はりの会の受講生の症例報告やレポートを見ていると、語彙力の不足や表現力の不足が感じられる。語彙力や表現力は保護者などへの説得にとても重要であるし、その時の患児の身体の状態の観察力を記録することは治療家として当然のことであるし、経過観察しながら、実務的にも行えるのが特徴となるからである。

きちんと整理したカルテ記載から取り組むよう日々行えば、その結果得られるものや見えてくるものもあるので、継続していただきたいと思う。

カルテサンプル（双葉接骨院）

ID	氏名	（男・女）	保護者氏名
	年齢　　歳　か月		
主訴			

【第　1　診】	年　月　日（　）	施術者名（　・　）
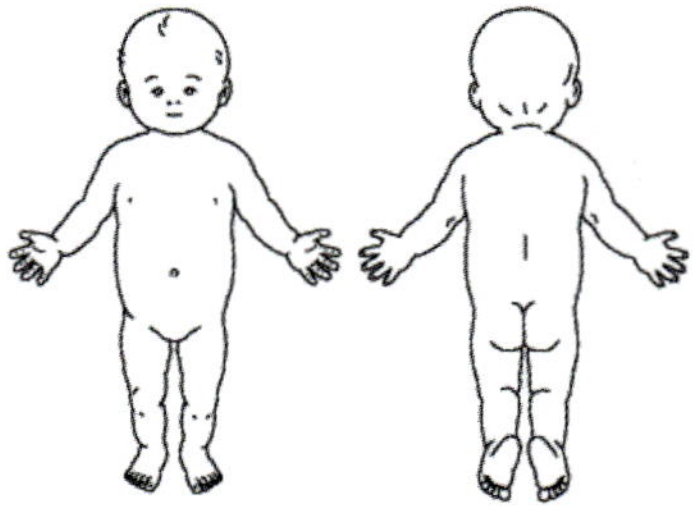	・腹部打診	術前（　）
		術後（　）
	・所見	
	1,	
	2,	
	3,	
	4,	
	5,	
	6,	
引き継ぎ・経過等（説明、指示、指導等）		

【第　2　診】	年　月　日（　）	施術者名（　・　）
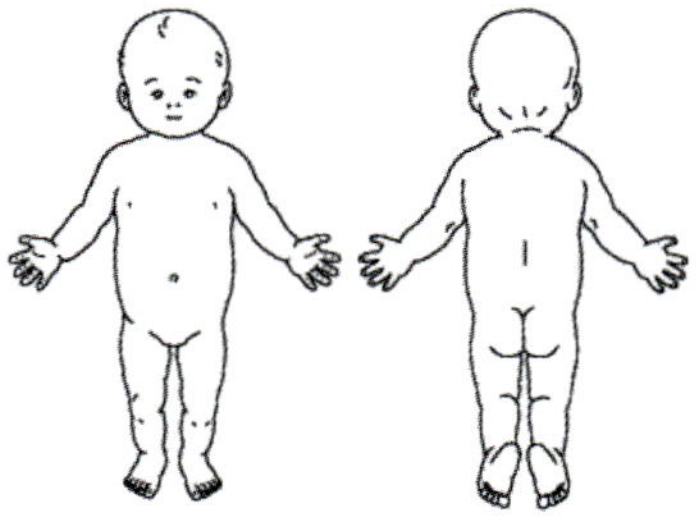	・腹部打診	術前（　）
		術後（　）
	・所見	
	1,	
	2,	
	3,	
	4,	
	5,	
	6,	
引き継ぎ・経過等（説明、指示、指導等）		

こどものはり　初診受付用紙　　H　年　月　日

フリガナ	
患者氏名:	（ 男 ・ 女 ）
生年月日: 平成　年　月　日　年齢　歳　カ月	
体重: 出生時　g　現在　g　平熱:(約　)	
保護者氏名:	
住所 〒	
電話番号:(　)　—	
メールアドレス:(　)@(　)	
※当院とメールで連絡することが出来ます。	

●こどものはりを何で知りましたか？印をつけてください

(　)身内・知人の紹介(紹介者名:　)

(　)ホームページを見て　(　)その他(　)

●来院する前にどんな症状で悩んでいましたか？(できるだけたくさん記載していただけると分かりやすいです。)

●該当するものに (　) に ○印をつけて下さい。

(　)夜泣き・・・[一晩に(　)回くらい、又は(　)時間おきくらい]

(　)おねしょ・・・[(　)多い (　)少ない (　)ときどき]

(　)便秘・・・[(　)1日置き (　)2日置き (　)1週間に(　)回くらい 最近出たのは(　日)(　日前)]

(　)下痢・・・[いつからですか？ (　)]

(　)アトピー性皮膚炎・・・[薬の使用　有 (薬品名:　) or 無]

(　)チック・・・[一定のくせがある (　)]

(　)ぜんそく (　)アレルギー性鼻炎 (　)食物アレルギー (　)花粉症 (　)吐乳

(　)髪の毛をひっぱる (　)人を噛む (　)物を投げる (　)イライラする (　)寝ぐずり

(　)よく動く、じっとしていない (　)キーキーうるさい (　)鼻筋が青い

毎年『こどものはりの日』に御案内を送付致します。　はい(　)　いいえ(　)

DAISHIRYU 30

上手なカルテの書き方2

昨今、パソコン技術も発達して、容易に診療録を細かく作成できるようになった。前項で解説したように、私は患児の保護者に可能な限りメールアドレスを記載してもらうようにしている。このアドレスを利用して、治療後の様子や保護者の心配事などに情報収集を欠かせない。保護者から届くメールは保護者の言葉そのままなのでコピーアンドペーストをし、カルテに貼ればそのまま保護者の言葉が転記される。カルテに保護者のそのままの言葉を記載し、鍼灸師が説明した言葉そのままをもカルテに記載すれば、次の診察の際には臨場感がより一層はっきりとし、継続した診療が保てるからである。もちろん保護者に連絡する場合、昨今さらに敏感に取り扱われるようになっている個人情報の取り扱いには十分気を付けなければならない。また許可があれば写真撮影をして、アトピー性皮膚炎など、患部の写真を張り付けてもよいであろう。

1日に多くの子どもを治療する鍼灸師側は、子どもの状態、経過は大まかには記憶されてはいるが、詳細には記憶されていないことが多い。

逆に、保護者は鍼灸師側とは違い、鍼灸師が発した言葉、ひと言ひと言、その時の態度など事細かに覚えているものである。それを全く無視し、前回の治療時に自分が発言した内容も覚えていない、または、これまでとは異なるまったくトンチンカンな発言をしたりしてしまうと、当然信頼関係が一気に無くなる。そういったことも含めて、カルテ記載の中身には、鍼灸師自身の言葉と、保護者自身の言葉を記載することが大変重要なのである。さらにできる事なら、重要な言葉の部分を赤色ボールペンで線を引いたり、蛍光マーカーで塗ったりする。また、鍼灸師が書籍やインターネットで直接調べた情報をカルテにペーストしておくのもよいだろう。

このようなカルテは中学校の時の授業ノートをカラーで書き綴る中学生のような気分にもなるので、作成に手間はかかるが意外と楽しめると思う。

しかし、そういった手間をかける本当の狙いは、鍼灸師自身の勉強を含めていることである。そして何よりも、そのカルテを次の診察の際に保護者の前で見せながらチェックしあえば、カルテを見る保護者にとっても「すごく考えてくれている先生」「子どものことに真剣に取り組んでいる先生」「勉強家な先生」という見方もされ効果も抜群となる。お互いに治療がスムーズにいく方法なのである。

通常、カルテの記載は鍼灸師にとって大切なものと思われがちであるが、カルテは「その患者の診療録」である。つまり、記録を保護者と共有することもカルテの役割と言ってもよいのである。

カルテには魔法の言葉がたくさん詰まっている。カルテは患者と共有でき、患者特有の情報が詰まっているのである。

このカルテがある程度の枚数揃うと、患児そのものの世界が見えてくる。虚弱な子どもなのか。実証の子どもなのか。アレルギー体質で生活習慣がどうなのか。保護者の子育ての姿勢はどうなのか等…初診時には想像もつかないほどに情報が詰まってくる。特に保護者の言葉は生々しく、そういった保護者自身の言葉を利用して、保護者とコミュニケーションをとることはとても重要である。保護者に近い状態で説得にも当たれるというわけである。

例えば、鍼灸師が「かん高い声」と言っても保護者はピンと来ていない場合、保護者の言う「耳に響くやかましい声」という表現を使えば、保護者も会話が続けられる等のことがある。保護者の吐き出す語彙をこちらが利用するという利点を大いに活用できるのがカルテ記載なのである。

ここまでカルテの上手な記載方法や有効方法を述べてきた。今までカルテの有効活用法を知らなかった、カルテそのものを利用したり使用したりしていない鍼灸師は、参考にして書き綴ってもらいたいと思う。

双葉接骨院　パソコン製作カルテの例（一部修正）

A子さん　20XX年X月生まれ5歳　女子　17キログラム。
小児はり学会発表のため一部大師流小児鍼法に加療した症例を使用。
アンケート内容：背中が柔らかくなっていたのに驚いた。
身体をあまり痒がらずに、良く寝てすっきりとしたようだ。
紹介者：B様・C様
主　訴：アトピー性皮膚炎
アレルギー：　イネ科　食事アレルギーは無し
花粉症：20XY年2月頃発症
内服薬：エマスチン
嗜　好：野菜嫌い。カレーライス好き（煮込み野菜好き、サラダ嫌い）

1回目：20XX年X月24日……皮膚反応点検索と治療（運動会の練習）。
2回目：20XX年X月25日……皮膚反応点検索と治療（花粉症：抗ヒスタミン内服）。
3回目：20XX年X月26日……皮膚反応点検索と治療（快音に変化）。
4回目：20XX年X月4日……アトピー落ち着く、薬を塗るのを嫌がる。保湿剤を薦める。
5回目：20XX年X月10日……運動会ある。6か所鼓音。
6回目：20XX年X月11日……腹部響きにくい（濁音）→詰まる緊張音、父と喧嘩。
7回目：20XX年X月19日……腹部沈む音（濁音）→高音・硬い音・緊張音。
8回目：20XX年X月2日……緊張音改善なし。
9回目：20XX年X月16日……皮膚科の先生に綺麗になったねと言われる。低音→高音。
10回目：20XX年X月30日……かさぶた減った。鼻水減った。潤いあり。
11回目：20XX年X月24日……広範囲にアトピー広がる。
12回目：20XX年X月14日……痒み悪化。排便困難。
13回目：20XX年X月20日……アトピーが全身に出てきた。かきむしる。夜だけステロイド使用。正月に実家に行ってから憎悪した。
14回目：20XX年X月23日………通電療法加療開始。
左右上腕部の皮膚が正常皮膚。他硬い皮膚（アトピーの為）、3歳程度の刺激。アトピー部以外の皮膚刺激療法。腹部打診音は段ボール音（緊張音）から鼓音に変化。

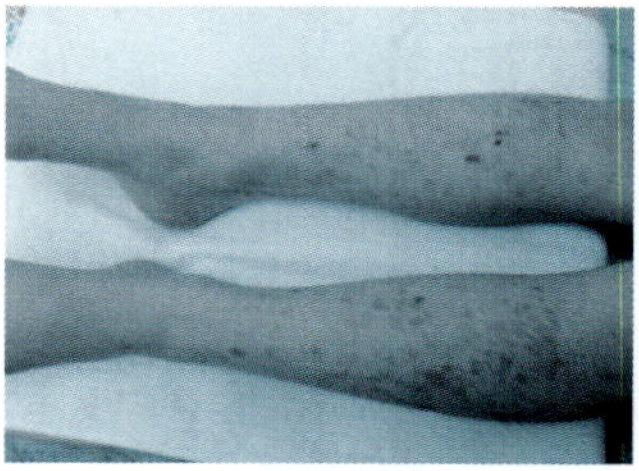
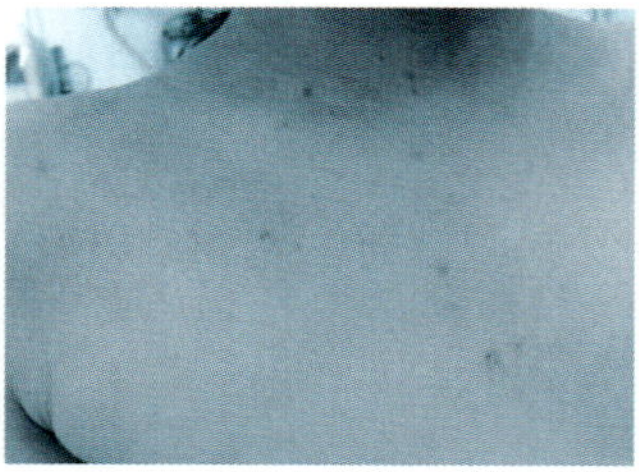

（20XX年X月23日撮影）

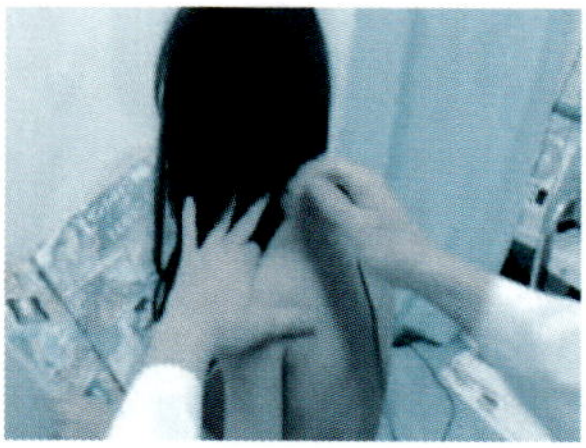

15回目：20XX年X月27日……23日の治療後は痒みなく薬も塗らなかった。よく効いた。
少し前回の長めで多目に施術してみた。治療時間5分程度。施術方法（鍼に電極を付けて通電）黒い導線が見える。

16回目：20XX年X月31日……前回の治療後夜よく寝た。痒みは少しあり。治療中あまり掻かなくなった。夜だけステロイド入りクリームを塗っている。

17回目：20XX年2月3日……前回の治療後夜、痒み有り。右下腹部緊張音、その他3部位鼓音。痒み強く散在している。血が出るくらい掻く。湿潤傾向はあまりない。皮膚乾燥あり。ヨモギ風呂入っている(病院でもらったもの)。
皮膚の症状のない皮膚の中の最も緊張した部位を治療に心がけた。
特に肩井・肩髃、曲池、手三里。治療中も「ぼりぼり」かきむしる。

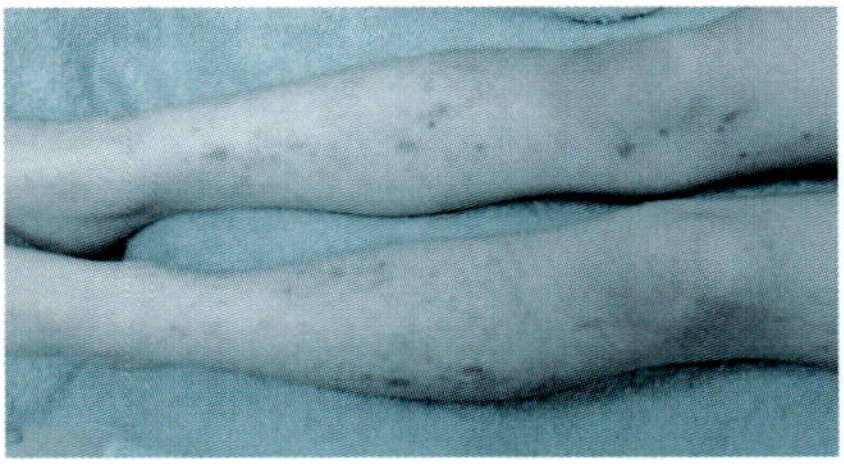
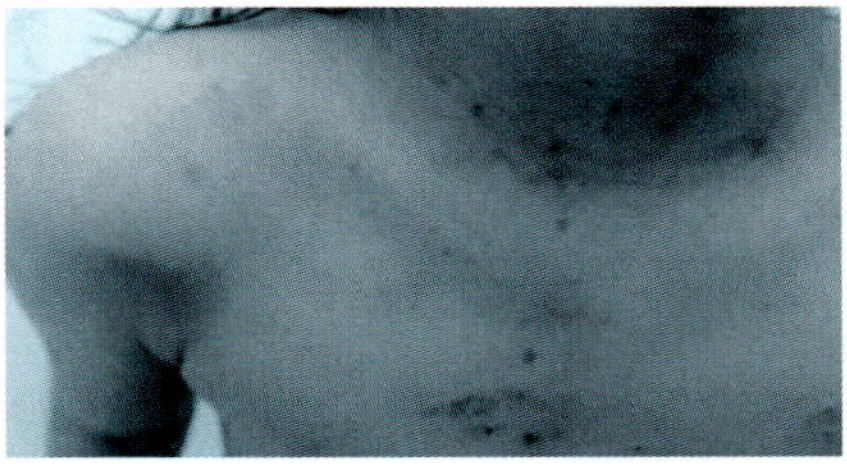

(20XX年X月撮影)

18回目：20XX年X月10日……治療中あまり掻かなかった。血は出ていない。合谷に鍉尖をあてるが、電気を感じて嫌がるため2秒程度。アトピーの無い正常な皮膚を求めて施術する。ごく軽い3歳から5歳くらいの刺激。

19回目：20XX年X月12日……前回の治療後は、掻かないでいられた。夜もローションのみで補えた。腹部打診は緊張音から均一な鼓音に変化。電極の鍉が触れる程度(500μA程度)で施術した。前額部、後頚部・背部・肘部。膝窩と胸腹部は比較的皮膚炎はない。
下腿部の瘢痕はやや薄くなってきた。夜尿・甲高い声や眉間の青筋はかなり前に消失している。
X月11日便あり。X月12日は排便していない。排便時間は定まっていないが、夕方から夜にかけて排便する。小児鍼後も排便する。水分量(幼稚園にお茶持参200ミリリットル程度過飲)、目の痒み有り(薬剤処置なし)。

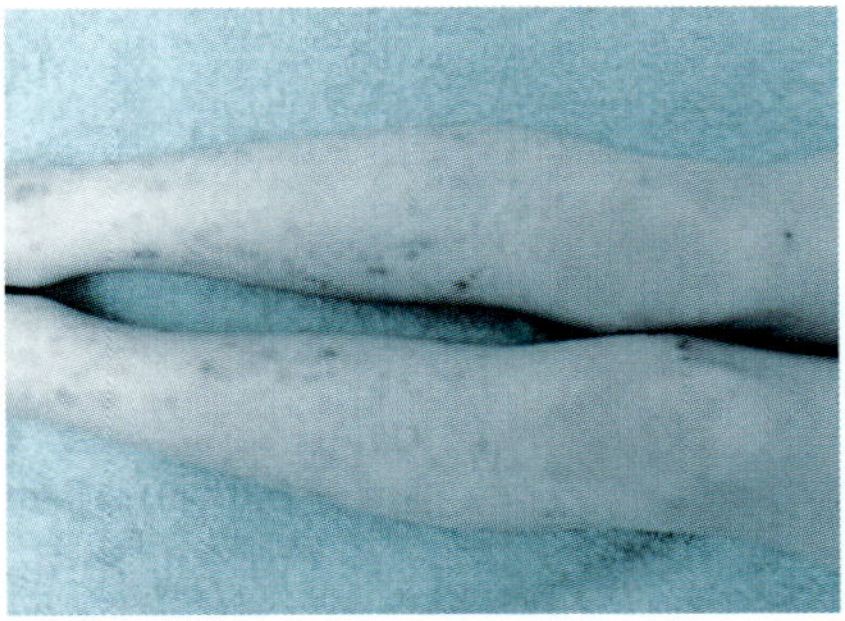
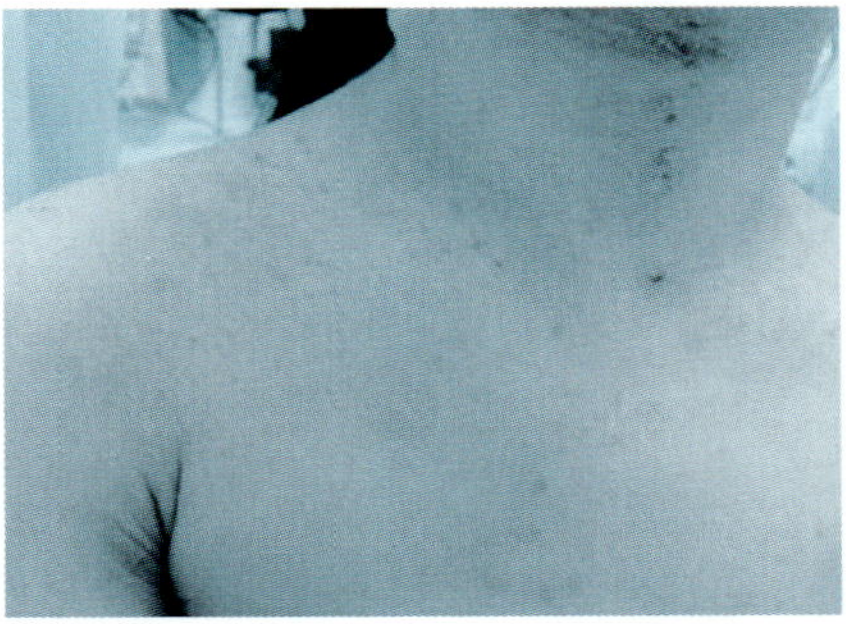

(20XX年X月17日撮影)

20回目：20XX年X月17日……治療した日は痒みが落ち着く。アトピー症状が上半身の上の方に上がってきた。首から胸にかけてと背部のアトピー症状が特に出ているが治療中は以前より痒がらない。特に背部の乾燥があるが、軟膏を塗るのを嫌がって塗らせてくれない。夜中寝ているときは眠りが浅くなるとボリボリとかきむしる。腹部打診は緊張音から低い音に変化。治療後にお母さんが持っていた還元水を塗った。

・皮膚科で処方されている薬

【混合薬】・テラ・コートリル軟膏…皮膚の化膿や炎症を抑える薬。
・サトウザルベ軟膏…皮膚を保護する薬。

【混合薬】・ヒルドイドソフト軟膏…患部の血行を良くして皮膚症状を改善するための薬。
・リドメックスコーワ軟膏…ステロイドホルモン剤。

【ビーソフテンローション】…患部の血行を良くして皮膚症状を改善し痛みや炎症を抑える。

21回目：20XX年X月22日　インフルエンザ発症A型最高温度39.1度
唾液アミラーゼ酵素分析開始施術前（車中で睡眠を覚醒させた）53kiu/l術後45kiu/l
インフルエンザ後5日以下であった為、アトピー性皮膚炎の症状かなり悪化している。
濁音→緊張音。ヨモギローション処方。スプレー式を嫌がる。掌で添付する。

22回目：20XX年X月24日……胸のアトピー減少。背部と肘の内側にひっかき傷とかさぶたが多く、アトピーの症状が強い。薬は一回だけ塗った。ヨモギローションはしみるのであまり使っていないとのこと。肘と背中以外は皮膚の状態が良い。全体を3歳くらいの刺激。アトピーのある部位はさらに弱め。
腹部打診：ばらつきのある音→均一

23回目：20XX年X月25日……唾液アミラーゼ酵素分析開始施術前AAkiu/l術後BBkiu/l（減少）
腹部打診術前緊張音→術後弛緩音・高音でEMSの鍼が触れるようになるまで施術した7から8分程度施術（ややドーゼオーバー）である。左右肩髃は必ず接触鍼した。
皮膚の乾燥は硬く全身にあり。上腕内側、大腿内側は自然皮膚。この自然皮膚に対する刺激量を行った。アミラーゼ分析は術前より5kiu/l高値をしめした。
治療中に掻痒感を示すが激しくはない。ヨモギローションよりもユーカリエキスを好んでいる。

24回目：20XX年X月26日（水）……外で遊んでいて車に乗った途端痒みが出てかきむしる。治療中ずっとかきむしって血が出ている。皮膚乾燥が強い。お風呂に入ると痒みが出るので、体をタオルで拭くなどしている。腹部打診：乾燥音→太鼓音

25回目：20XX年X月27日（木）腹部打診術前は高音－緊張音、術後緊張音で昨日より掻痒感消失し、3歳くらいの刺激量にて施術。便なし。鼻風邪（緑色）、皮膚症状は発赤で瘡蓋形成。
EMSの鍼が触れるまで3分くらいを要する。父親風邪。幼稚園インフルエンザで休園。

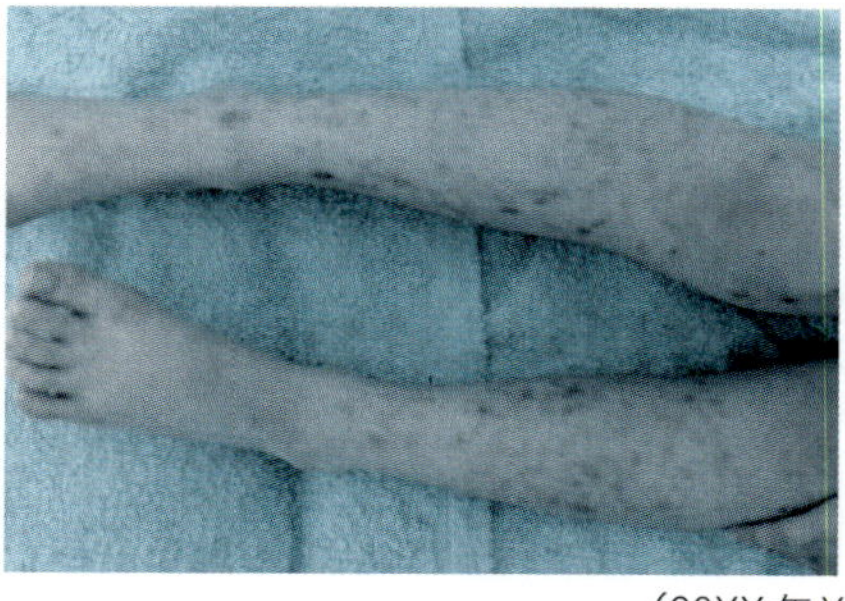
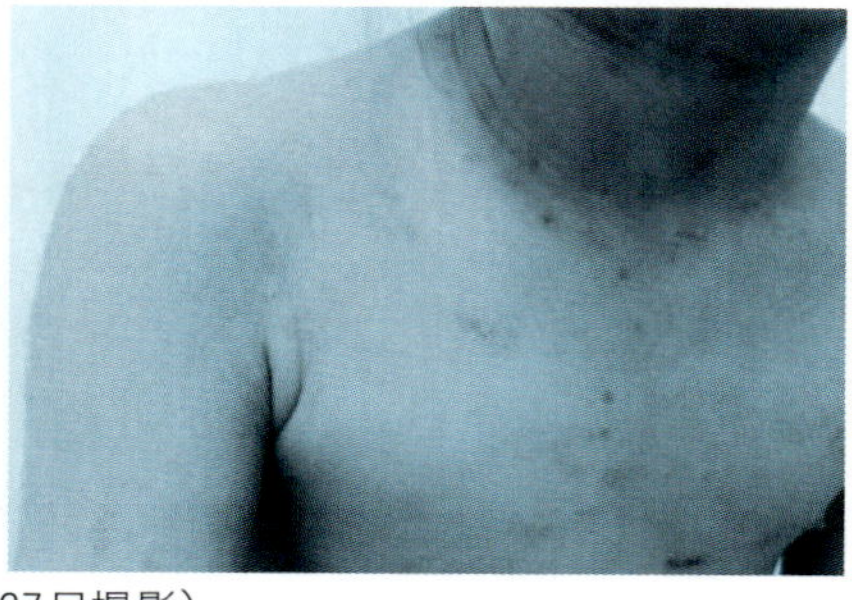

（20XX年X月27日撮影）

→以後継続治療中

*

DAISHIRYU

Pediatric Acupuncture

Chapter 3

3章

子どもとの接し方と子どもに好かれる治療院づくり

DAISHIRYU

1 子どもとの接し方におけるスタンス

大師流小児鍼は子どもを泣かせないで治療をし、最終的には子どもを笑顔にすることが目的である。大師はり灸療院院長2世の谷岡賢太郎氏は、神業的な子どもの扱い方を有していたようだ。大師はり灸療院院長3世の谷岡賢徳氏が先代の妙技について、「子どもとのスキンシップを重要視しながらも、子どもを特別扱いにしないことが肝心だ」（谷岡賢徳著『大師流小児鍼 奥義と実践』六然社）と述べている。

特別扱いをされた子どもは、はじめのうちは喜ぶがすぐに飽きてしまう。例えば、子どもの父親が我が子と接する際、特別扱いはしない。時には肩車をしたり、馬乗りにさせたりと自然体で子どもが喜ぶことに邁進している。それと同じで、鍼灸師は子どもと同じ目線で接することが重要である。

さらに、子どもは大人の行動をよく観察している。子どもに向かってお世辞を言ったり大げさに表現したりする人もいるが、子どもはそんな大人をすぐに見破る。子どもは大人を見て、子ども好きな人なのか、子ども嫌いな人なのか、遊んでくれる人なのか、親しみやすい人なのか、陰気な人なのかなど、雰囲気や行動で本能的に判断する。一度気に入られなければなかなか仲良くなれない。また、ただニコニコして笑顔を振りまいたりしているばかりでもいけない。

子どもに気に入られるには、子どもの気を引くことをひとつ見つけて、あとは同じことを繰り返すのが一番簡単である。例えば風船を膨らませ、途中で面白い音を出しながら空気を抜いていく。その音の妙さに笑い始めることがある。笑顔が見えれば、それを繰り返せばよい。

また、身体をくすぐって笑わせる方法もある。子どもに警戒心がなければ、くすぐるだけで笑う。実際にくすぐらなくても、「こちょこちょ」と手振りを真似することだけでも笑う。逆に見知らぬ人や恐そうな形相の人にくすぐられても笑わない。子どもの警戒心が消失し、鍼灸師に向けて笑ってくれるようになれば治療ができるようになる。

私が泣いている子どもに対して実践しているのは、呼吸に注目をする方法だ。泣いている子どもは必ず息継ぎをする時がある。この吸気の最後に「あっ」と言って反対側を指させば、子どもはそちらに気を取られ、息を止めて一瞬泣き止むことがある。何回か同じ手法を行っていると子どもも慣れてくるが、興味の矛先を次第に泣くことから鍼灸師側へ向けるようになり、鍼灸師の顔を伺いながら打ち解けられる。

やっとの思いで警戒心を解き放つことができた子どもの治療中は、決して保護者と小難しい話をしてはいけない。せっかく子どもと仲良くなれたのに、鍼灸師が保護者と小難しい話をしていると、子どもは飽きて動き出してしまう。すべての治療が終了してから保護者に解説を行うようにする。

もう1点、大切なことは大師流小児鍼をする際の一振り目の鍼である。一振り目の鍼が「ズシン」と重く、勢いよく身体に触れると、子どもは鍼を拒否してしまう。一振り目の鍼は与えたい刺激の100分の1くらいのつもりで、スムーズに一振りした方がよい。難しければ一層のこと空振りするくらいが丁度よい。いきなり突き刺したように触れると、子どもは泣きやまなくなる。ごくごく軽い鍼を行って頂きたい。

大師流小児鍼では、とにかく「泣かせない」「痛くない」「怖がらせない」の3つを重視している。子どもが、治療を気にするか気にしないか程度の鍼で接することで、子どもに「もっとやって欲しい」と言われるような治療ができるようになる。

DAISHIRYU 2

子どもが心地よくなる雰囲気づくり

小児鍼治療で大切なことは、子どもにとって気持ちが落ち着く雰囲気をつくることである。まずは治療院にぬいぐるみ、お人形、風船を並べたり、動物のポスターを貼るなどの工夫が必要である。保育園や幼稚園を参考にして、子どもが安心して過ごせる環境を整える。大々的に改装しなくても、治療室の一部に子どもが着目できるアイテムを置けばよい。また、子どもはひとつの事に集中したり何度も触っては転がしたりする習性があるので、たくさんのアイテムをそろえる必要はない。また、子どもには「気持ちのよいこと」しか聞かせないことも重要である。具体的には、子どもの前で「痛い」「怖い」「泣く」「ハリ」は禁句である。「鍼は痛くないからね」といくら優しく言っても無駄である。「痛い」という表現が入っているからだ。否定的な用語は避けて、子どもには絶えず心地よい響きの言葉を提供しなくてはならない。

さらに、子どもに鍼が見えないように注意する必要がある。前章までで解説してきたとおり、大師流小児鍼のフェザータッチ法では、手の中に鍼を隠しているかのような持ち方をするので、子どもには鍼が見えないのが特徴である。治療前に鍼を机の上などに置いて腹部打診をしてしまいがちだが、鍼を見たとたんに子どもは恐怖の念に駆られてしまうので注意が必要である。

鍼灸師の手が温かいことも重要である。冷たい手で触られると大人であっても気持ちのよいものではない。治療前はよく温めて手首の関節も柔軟になるように事前運動をしてから治療に入ることが心得のひとつである。

読者の中には本来子どもが好きではない鍼灸師もいるはずである。しかし、そんな事情は子どもからすれば全く関係のない話である。相手のことが好きか嫌いか、なんとなくの感覚で判断してしまう

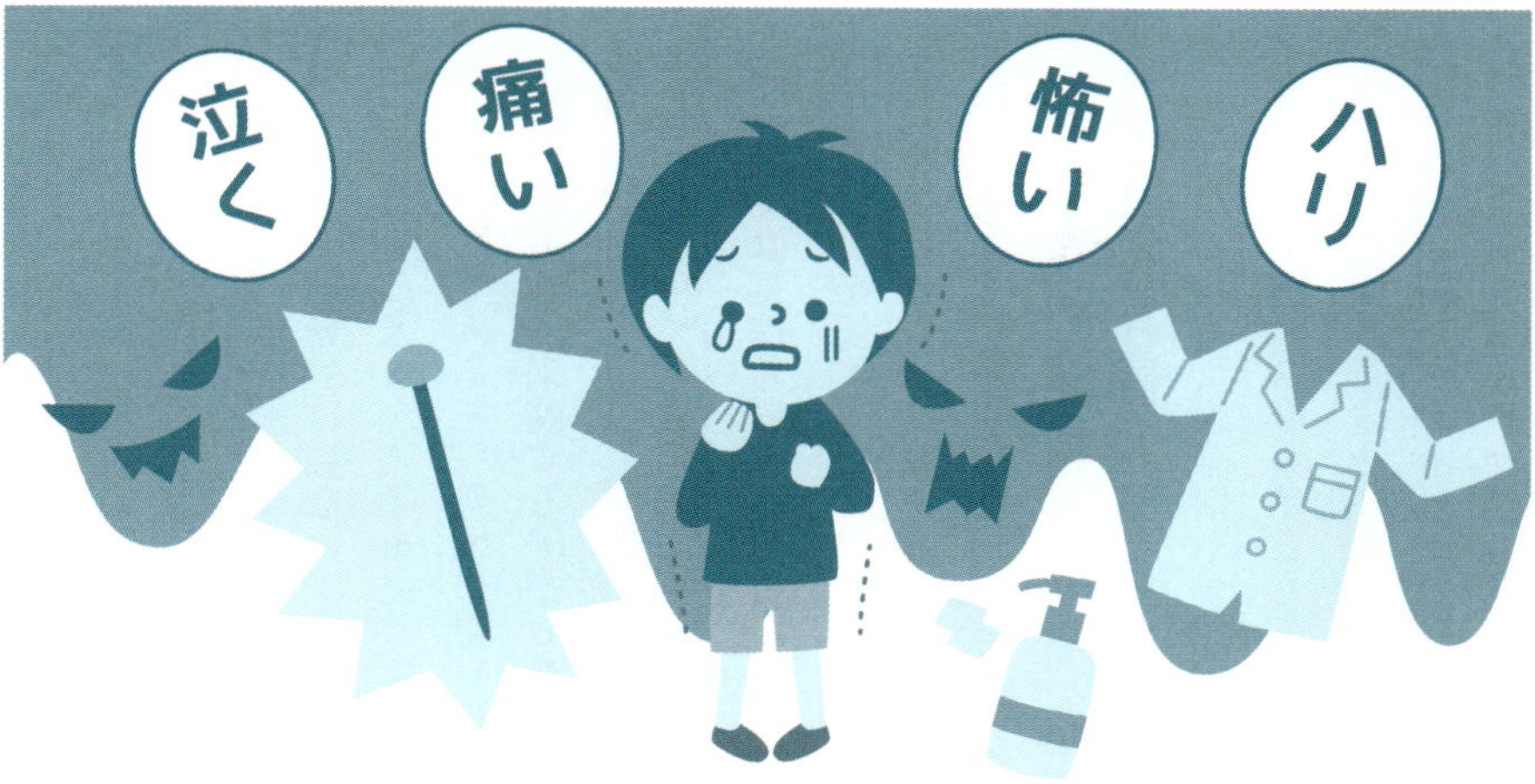

ことは人間である以上仕方がない。しかしながら、そこで「子どもは苦手だ」と思ったからと言って、否定的に対面していたら関係は行き詰まってしまう。

実業家の斉藤一人氏は著書の中で「否定的に捉えることによって相手にもこちらにもよいことは無い。相手を肯定的に捉えることによって実は自分が幸せになるのである」（斉藤一人著『変な人が書いた成功法則』講談社）と記している。「嫌い」は自分が単にそう思っているだけにしか過ぎず、あえて相手のよい所を見つけて褒める工夫をし、肯定すればお互いに心が和らぐ。だからと言って、慣れない子どもにも近づいて口先だけのお世辞を言う必要はない。そんな大人の様子は子どもにすぐ伝わる。慣れていないのならば無理に視線を合わせなくてもよい。あくまで自然体でいるのが肝心だ。それでも難しければ、「私は子どもが大好きである」と心の中で唱えて自己暗示をかけるのも有効である。

とにかく治療のポイントとなるのは「子どもを泣かさないこと」に尽きる。そのためにハード面、ソフト面、双方工夫をこらして子どもにとって最適な環境づくりを心掛けてもらいたい。

DAISHIRYU 3

大師流小児鍼を有効にするオプショナリー（小道具）

自分が子どもになったつもりで治療院に来院する場面を想像してほしい。まず消毒の匂い、お灸の匂い、そして家庭では見ないような長椅子があって、カーテンや、シルバーの鍼道具などがある。さらに白衣を着た大人が笑顔を見せずに鍼を持って近づいてくる…。子どもの気持ちでこのような場合を思い浮かべてみると、恐怖に駆られる心境は容易に想像できる。

実際に治療院に来院する子どもも、とても感覚が鋭い。まず「泣く」ことによって「防衛」を図る。「防衛」はもろく崩れ去ってしまうので、さらに大泣きをして玄関を指刺し「あっち」と連呼して親に向かって帰りたいと訴える。しかし、いつのまにかベッドの上で無理矢理はだかにされている。そんな状態では気持ちのよい治療ができないのは目に見えて理解できるであろう。治療院を子どもにとって「ここは安心できるところ。気持ちのよいところ」と植え付けることが大切である。

谷岡賢徳氏が院長を務める大師はり灸療院には「キッズルーム」が備え付けられている。キッズルームには子どもが夢中になれるおもちゃがたくさんあって、すぐにでも飛びついて遊びたい気持ちに誘われてしまう。船の遊具やままごと道具・太鼓に絵本。そして人気キャラクターの商品がぎっしりである。最近歯科医院や美容室、小児科などでもキッズルームが設備されているところが多くなってきたようだが、場所の確保や予算の関係でそれらを設備することさえ難しい場合もある。そんなときは、治療院で流す音楽を子ども向けのものにしたり、壁に貼る絵や写真をラミネート加工するなど手作りし、さほど場所をとらない小さなぬいぐるみなどを常備しておくとよい。小学校に入る前の子どもであれば、凝ったおもちゃでなくてもその場をしのげるので、それぞれで工夫してもらいたい。わざわざお金をかけてキャラクターグッズを用意しなくても、人気キャラクターの声の物まねや風船に

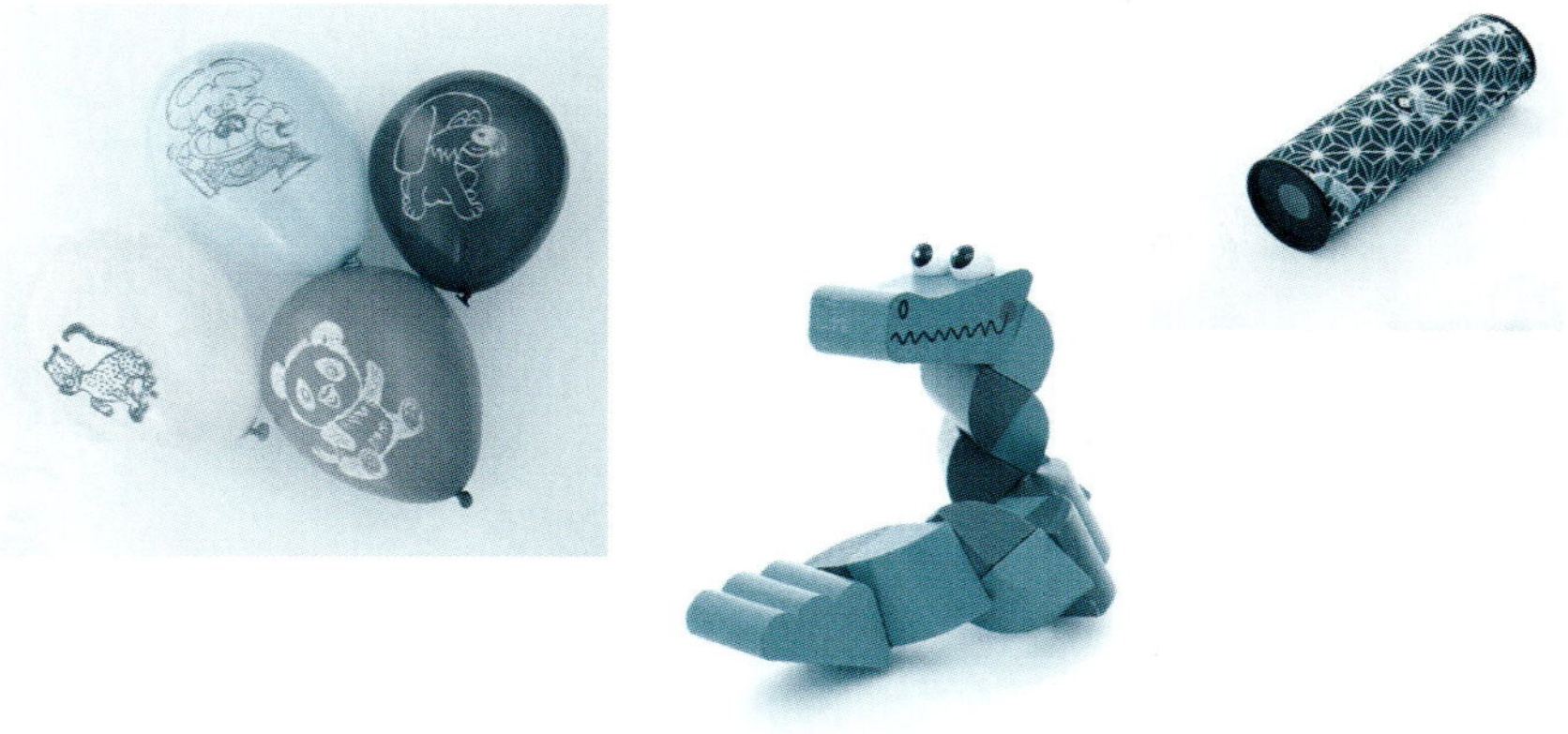

実際に首藤鍼灸院（大師流小児はりの会本部）で使用している人気のオプショナリー。オリジナル風船や蛇のおもちゃなど単純なものでも子どもは喜ぶ

キャラクターの絵を描いてあげる方法もある。

また、子どもは大きい風船が大好きである。風船を上手に使いこなすと泣きそうな子どもや、泣いている子どもが泣き止むことがある。

おもちゃや風船に強い関心を持つようになったら、すぐに与えないで「お着替えができたらね」とか「すりすりが終わったらね」（すりすりとは小児はりのこと）など伝えて最後に手渡すとよい。

その他、キャラクター絵本、ボタンを押したら音が出る絵本などさまざまなものがある。ＤＶＤを流しておくのもよい。また当院で人気なのはお絵かきソフトである。治療院のパソコンにはペンでなぞって絵が描けるソフトをインストールしてあり、子どもが描いた絵は即印刷をして帰りに手渡すこともできる。鍼灸師自身の腕前さえあれば何も用意する必要はないのだが、初学者はこういったオプショナリーを用意して施術に当たることもよいアイディアであるとは思う。

私も慣れない頃は子どもに注意を向けようとさまざまなアイディアで工夫・実践したが、慣れてくればオプショナリーが無くても十分に対応できるようになる。

DAISHIRYU 4

泣いている子どものいろいろな泣きやませ方

子どもが泣くのには多くの理由がある。体調が優れずに熱が出る前。お腹が空いている。欲しいものが自分の手に入らない。オムツパンツがきつく感じる。お腹が張って膨満感を感じている。衣服がチクチクして肌に合わない。部屋の空気が暑くて呼吸が苦しい。周りの煙草の煙が鼻につく。知らない人がいきなり近づいてきた。気持ちよく寝ていたのに急に起こされた。酔っぱらって帰宅した父親に身体をいじられた…。思い浮かべればきりがないが、ある程度の理由と泣き声は分類することができる。

発熱や下痢など、体調が悪い時は、病的な泣き方をする。この場合、第三者よりも母親が察知することが多い。また、たばこの煙やオムツの締め具合、肌着の具合や周囲の雑音などによって泣くときは環境的な要因であるため、ぐずぐずとした泣き方であると考えられる。鍼灸師が泣き方ひとつでいろいろな情報を瞬時に把握できると治療もスムーズに行えるので、育児書籍等で研究して欲しい。

147頁で述べた通り、私が泣いている子どもを泣き止ませるのによく使っている方法は、呼吸に注目をして吸気の最後に「あっ」と言って反対側を指さす方法である。しかし、実際の現場では子どもの性格や状態によって、あの手この手で泣き止ます努力をしている。ここでは泣き止まない子どもに対しての対処法を数例紹介する。

子どもは鍼灸師の行動や態度をものすごく観察している。自分に関係のない話でも雰囲気を感じ取れる名人である。もし鍼灸師が機嫌を悪くしていて、子どもの前だけ愛想を振りまいたとしても、子どもにはお見通しである。したがって、泣いている子どもが来たとわかったら、その子の様子に全力で集中し、こちらも臨戦態勢に入る準備をしなければならない。特に3~5歳くらいの子どもはとても賢い。こちらのちょっとしたしぐさを見抜いてしまう。鍼が少しでも見えたり、手に持つところを見られたりしたら、子どもは恐怖におののき母親の背後に隠れてしまうか、泣きわめいて絶対に治療を拒絶するであろう。どんなに風船やおもちゃやシールなどで釣っても無理である。逆に1～2歳くらいの子どもは始めは大人しい顔をしていても、鍼の一振りが身体に当たった瞬間や鍼灸師の手が皮膚に当たった途端に大泣きしてしまうことがある。

治療院が好きな子どもばかりであったらどんなに治療がしやすいだろうと思うが、当然、治療院が好きな子どもと嫌いな子どもがいる。初めて来院する子どもに限らず、幼少であればあるほど何回治療院に来ても馴染めない子がたくさんいる。鍼灸師は子どもが治療院に入る瞬間の、玄関付近の状態について始終気配りしておく必要がある。

そもそも治療院に入ってくる前から泣いている場合、明らかに鍼治療自体が気に入らない子どもである。この場合は、泣き止むまで待合室やキッズルームでしばらく遊ばせておく。遊んでいる途中で子どもに近寄り、何をするともなく、味方のふりをして近づいて治療のチャンスを見計らう。私が得意なのはキャラクターのイラストを見せながら、でたらめな物語を永遠に語り掛けることである。何やら独り言を話す私の音程が、子どもにはお経のように心地よく聞こえるようである。泣き止むが、目を合わせたりはしない。それでも治療は行えるようになる。

子どもの扱いに慣れてくると、治療院に入ってくるときの表情で「今は泣いていなくても治療時に泣きそうな子ども」を見分けることができるようになる。そういった子どもの場合、服を脱がすタイミングに注意し、子どもから鍼灸師が見えないように母親と胸を合わせて抱かせる。泣きだしたら吸気に注意しつつ、気分転換をさせて治療を終えるまでに泣き止ませることである。

鍼灸師の顔を気にしながら弱々しく泣き、また時々目が合うと大泣きに変わるような子どもは、ほぼウソ泣きである。この場合も鍼灸師は目を合わすことなく、手足やそばのおもちゃなどに向かって独り言のように話しかけながら素知らぬふりで身体に触れて治療を開始する。一発目の鍼が痛ければ失敗するので注意したい。

他の対策方法として、おもちゃで何気なく遊ばせながら一緒になって時間を過ごしつつ、触れられるところを接していく。この時はおもちゃを取り上げたり、「あとで遊ぼうね」と区切らない。待合室に陽気に遊んでいる子どもの背後か横につき、少しずつ身体に触れてみたり、頭をなでたりとスキンシップを図りながら、安心させ、横にいる母親に小さな声で「お母さん、お子さんの背中の服を少し上げててください」と伝達しながら腰部を治療し始める。少し慣れてきたら、後頭部を治療してみて、その間に子どもにばれたらすぐさまに方向を変えて手足などを触れて安心させたりする。

逆に、子どもとの会話のなかで、ご褒美を後であげたほうがおとなしくなるかどうかを見極めて、「後であげるからね」と先に治療をする方法もある。

また、子どもが振り向くときにこちらの身体が見えないように隠れるという技もある。子どもに自分を見せないようにして、子どもが右を振り向いたら左側に逃げる。子どもが左を向いたら右側に逃げる。鍼灸師の姿探しに熱中している間、できるところの皮膚を治療していく。そうこうしているうちに隠れんぼ状態になって笑いが飛び出せば大成功である。

さらに、服を脱がされることを嫌がって泣く子どももいる。この場合は頚部・頭部、または足首や手首など皮膚が露出しているところを、空振りの鍼で接触するところから開始する。

背中の服を少しでも上に持ち上げようとするとたちまち機嫌を損ねるといった場合も同様に、手足から触れて、気が緩んだ瞬間に脱がして一気に行ってしまう方法もある。作戦はこそこそと保護者に説明をしておくと協力を得やすい。このときに重要なことは鍼のドーゼはやや強めで短時間に行ってしまうこと。あっという間に終わってしまえば子どもは「なーんだ。もう終わったの」とあっけない顔をすることもよくある。

どうしても泣き止まない子どもはＤＶＤを見せてあげたり、絵を描かせることもひとつの効果的方法である。そういった設備がない治療院の場合は治療に入る前の導入時期を考えなければならない。すぐに治療に入るのではなく、子どもの目線で子どもの目が鋭さを失うまで待ってから治療をすることが大切である。

ここまでいろんなパターンを羅列したが、どんな状況でも子どもを一時的におとなしくさせて、治療ができるチャンスは必ずある。

大師はり治療院院長2世、谷岡賢太郎氏は子どもを泣き止ます名人だったそうである。その方法にはテクニックがあって、一緒に臨床に従事した3世院長の谷岡賢徳氏が後に賢太郎氏のコツをまとめており、「子どもを泣かさないコツは、痛い・怖い・泣く・ハリは禁句であって陽気な子どもが喜びそうな単語を１００連発並び立てるとよい。また、泣きそうな子どもには自分が子どもの味方だという態度をすることが重要で、恐怖感を与えないような姿勢が必要だ」と説明している。

文字で記載すると、なんだか簡単そうだが、子どもを泣かせない方法は大師流の奥義の中の奥義ともいうべき難しい技術でもある。

子どもを泣き止ます方法は鍼灸師それぞれで開拓する必要がある。初めは時間もかかり大変であるが、慣れてくれれば数秒で子どもの特徴を読み取れるようになる。不慣れな間は、小児鍼をする患者に対して時間指定の予約制度を設け、他の患者の迷惑にならない環境で治療を行うのがベストである。

また、時々、尋常でない泣き方をする子どももいる。触ったとたん、たちまち火を噴くように泣く子どもは、何か他に病的な原因があるかもしれない。熱や便の程度や顔の様子、皮膚湿疹などをみてウイルス感染が疑われたり異常がある場合は速やかに小児科を受診するように促す。

DAISHIRYU 5

子どもが服を脱ぎたがらない理由

小児鍼をしていると、毎回治療時に服を脱ぎたがらない子どももいる。無理に治療をしようというものなら力づくで抵抗をしてくる。ここでは考えられる子どもが服を脱ぎたがらない原因についても少し解説したい。

治療院で服を脱がない子どもは、特に2～5歳児くらいの幼少時に多いのが特徴的である。そもそも、母親が大師流小児鍼を受けさせようと来院している理由のなかに、普段の生活でも「服を脱ぎたがらない・イヤイヤ・人見知り・触られることに恐怖がある」などの態度が多々見受けられて、幼稚園や保育園などで共同生活をさせることに不都合が生じている場合がある。実際、困った態度を示す子どもに大師流小児鍼が効果があると聞いて、または勧められて受診させる母親は多くいる。

2～5歳児くらいまでは言葉の発達が急成長する時期でもある。第三者の大人がびっくりするほどの言葉を発することもあって、そういった境遇に出くわすと冷や汗をかくこともある。実は子どもは言葉の発達と比例して、聴覚の記憶力も発達する。この時期は両親がしていた会話や、話す言葉を天才的な記憶力でオウム返しするようになる。実はここに服を脱ぎたがらない子どもの秘密がある。

母親は子どもの人見知りやイヤイヤ病に困っていて鍼治療の受診を父親に相談するが、父親の方が鍼治療について否定的な意見をする場合がある。

例えば「子どもが痛いから嫌だと言っているのだからそんな鍼治療なんかしなくていいよ！」「脱ぎたがらないのは子どもが嫌なのだから無理して治療するな！」あるいは「〇〇ちゃん、鍼は痛いから嫌なんだよね！」と父親は子どもに有利な否定的な言葉を発する。父親の「痛い・嫌だ・やめる」など鍼治療に賛同していない言葉が子どもにも定着してしまうと、いざ治療をしようとする際に記憶した父親の言葉を真似るのである。2~5歳程度の子どもは、本人が決定するというよりはむしろ、両親が決定権を有している。子どもはいざ治療となると、反射的に耳に残っている「服を脱ぎたくない・鍼は痛いから嫌だ・鍼はやりたくない」と騒ぐのである。聞き覚えのある、父親の言葉がそのまま出ているのである。

すべての原因がこのケースに当てはまるとは断言できないが、このような事例を踏まえて、子どもが服を脱ぎたがらない場合、一度母親に「お父さんからは鍼治療についての同意が得られていますか?」と聞いてみることをお勧めする。

子どもは言葉に敏感である。特に「鍼治療・痛い・刺す」などには敏感なものである。子どもに鍼治療のマイナスイメージを植え付けないためにも、子どもを説得する前に母親と父親に十分プラスイメージを持ってもらえているかどうかが鍵となるのである。

父親への説得は、父親が自身の目で確かめて効果を知ってもらうことが最も手っ取り早いが、大抵子どもを連れて来院するのは母親である。父親の来院が難しい場合は、リーフレットを作成したり、治療スケジュールなどの計画書を作成して見てもらう方法もある。当治療院では、母親の携帯カメラで動画を撮影してもらって、父親に確認してもらうなどの工夫をしている。実際に子どもが気持ちよさそうにしている姿を見ていると少しは納得してもらえるものだ。しかしながら、いくら治療に理解を示してもらっても、治療費や治療期間には保護者は敏感でもある。若い夫婦の経済事情からしても治療費一回分の出費が家計に響くという家庭は少なくないであろう。

子どもが治療を拒否したり、服を脱ぎたがらないのはさまざまな理由が意外なところで隠されているケースがあるので、問診の段階で察してできるよう診察する側にも注意を払いたい。

DAISHIRYU 6

治療途中で機嫌が悪くなった場合

せっかく気分よく治療を受けているように見えても、途中で泣き出してしまったり、ぐずり始めたりして機嫌を損ねてしまう場面も往々にしてある。子どもが治療途中で泣き出したり、ぐずり始めるいろいろなケースを紹介しておく。

まず初めに、兄弟で小児鍼を受診しているケース。この場合、弟が治療中にそばで待っている兄が、遊んでいるおもちゃや本が気になって仕方がないことがよくある。

はじめは弟はじっと治療を受けているが、横で楽しそうに遊んでいる兄を見て、「早く遊びたい」とか「お気に入りの触られたくなかったおもちゃを先に兄が触っている」といった具合である。年の近い兄弟であればあるほどその傾向は強くなる。せっかく気持ちよさそうに受診しているのに兄が興味を触発してしまったようだ。こういった場合、間違いなく弟は治療どころではなくなる。わかっていたら初めから弟に兄の姿を見せないよう配慮するべきであるし、おもちゃ自体が保護者が持ち込んだものであれば、先に保護者に協力を要請しておくこともできる。万が一、こういうことが起こった場合はいっそのこと治療を中断し、兄から治療をする。または兄のおもちゃを異なるものに切り替えて対処する。

次に、よく似ているケースではあるが、受診中の子どもが待合室などで自分が遊んでいたお気に入りのおもちゃを他の子どもが遊んでいるのを目撃した場合である。こういう場合も治療中の子どもは落ち着かずに急にぐずり始めるか泣き始めてしまう。このケースでも、はじめから目に触れぬように鍼灸師側も保護者側も配慮する必要がある。しかし、既にぐずり始めている場合は、そのおもちゃよりも最強のおもちゃを出すしかない。とにかく興味をそのおもちゃから遠ざけて何とか関心を他の物に逸らしていくしかないのである。他の子どもが見えない場所に移すことも大切である。

以上2つのケースは、いずれの場合も事前に察知して対処しておけばある程度は防ぐことができた事例である。普段の子どもの行動や問診から興味関心の矛先を観察しておかなければならない。

その他、身体の症状に変化が表れて、ぐずりはじめることもある。

鍼治療を進めていると、急に便意を感じたり、尿意を感じたり、急に眠気を感じたりする場合がある。そしてこの変化は、鍼灸師を含む第三者では読み取れないこともある。しかしこの場合、保護者が本能的に察知して、保護者から便や尿について話しはじめたり、母乳が必要だと発言することが多いので、保護者の言葉をいち早くキャッチして一緒に行動に移すとよい結果となることが多い。

出産経験のない若い鍼灸師や育児経験のない鍼灸師は子どもの生理的な行動を理解しきれないことが多いので、普段から子どもの生理的反応を観察しておくことが必要である。

また、大師流小児鍼初学者の場合、未熟な技術で強刺激を行ってしまったり、腹部打診で強く打診した場合なども、子どもが気分を害してぐずりだす。ある程度言葉が喋れる年齢になったら、「痛い！」と教えてくれることもあるが、施術を受ける子どもにとって、気持ちがよくない鍼は最も苦痛であることを常に覚えておいてもらいたい。特に腹部打診をするときには細心の注意が必要があり、さらに鍼の強刺激はもっとも気を付ける事項である。

治療途中で子どもの状態が変化をした場合は、必ずそこには原因が隠されている。鈍感に施術を行わず、治療が始まる前から治療が完了して子どもの前から姿を消すまでが「大師流小児鍼治療」である。

子どもの観察を怠ることなく要注意する姿勢で治療していればおのずと「ぐずる理由」が生理的なのか感情的なのかはわかってくる。

DAISHIRYU

7 上手な子どもとの接し方

大師流小児鍼における心得の三大要素には「子どもとの接し方」がある。大師流小児鍼の中の子どもとの接し方は、治療だけに重点を置いたものではない。

治療自体の技術ももちろん大切であるが、肝心の鍼灸師が子どもと上手に接したり、コミュニケーションをとられなければ、子どもはリラックスできずに効果が薄れてしまう。

また、上手に子どもをあやしたり、遊んだりして、泣き止んで笑顔になれば保護者は「すごい先生」「子ども好きな先生」「子どものことをよく理解している先生」と感じて、子どもをさらに積極的に治療に連れて行こうと心理的にも働き有効となるのである。

私の治療院で小児鍼患者の保護者にアンケート調査を行った結果では、「先生のアドバイスがわかりやすかった」「治療中の子どもの様子が気持ちよさそうだった」「子どもが気持ちよいと言った」「治療院に行くよと言うと子どもが喜んでついてくる」と嬉しい言葉を頂いている。

これは子どもに対して優しく接するよう積極的にアプローチした結果である。鍼灸師が、嫌々子どもに近づいたり、無理に鍼治療をしたり、攻撃的な顔で接するとこのような前向きな意見をもらうことは期待できないであろう。鍼灸師が柔和な心持で接する姿が子どもの心に届くのである。そのため、鍼灸師にはゆとりのある心の広さも必要である。片手間に小児鍼をする鍼灸師、子どもの泣き声にイライラしてしまう鍼灸師の心は、子どもたちに見抜かれていることであろう。

それでは上手な子どもとの接し方とはどうすればよいのかと問われても、特別な対策は何もあるわけではない。子どもは大人同士が話す会話が怖いときもあるし、会話に興味を持つこともある。大人同士の話に集中している時も、子どもは自分の居場所を作れないから泣いて怒って暴れたり、大泣きしたりすることもある。従って、子どもと真正面に向かい合って施術をしなければならないときは、保護者への説明や会話をきっぱりと中止し、子どもと短時間集中して接するのである。

谷岡賢徳氏は子どもの年齢と治療に要する時間の目安を「0歳児で30秒から120秒。1歳から3歳は2分から3分。4歳から7歳までは3分から5分。8歳から12歳までは5分から7分」と説明している。つまり別の見方をすれば、鍼の強弱は別として、この治療時間は鍼灸師が子どもと真剣勝負で接する唯一のコミュニケーション獲得時間なのである。この時間内が全てなのである。この時間内で子どもの心を掴むことができれば、大師流小児鍼法の三大要素の「子どもとの接し方」は合格である。

初学者の場合は、子どもとの接し方を「子どもの機嫌取り」と誤解をしている人が多くいる。こういう鍼灸師は、子どもといくら上手に遊んでいたとしても、実際に治療として向き合った場合、直前まで仲良くしていても、すぐに機嫌を悪くしてしまう。

また治療後に、すでに治療が済んでいるにもかかわらず、いつまでも切りなく機嫌取りしている鍼灸師もいる。極論的にいえば、機嫌取りをしなくても、また子どもが好きでなくても、小児鍼治療は可能である。その短時間子どもと過ごす時間を有効にする方法を得てしまえば、実に簡単であることは言うまでもないのである。

ここからは、私が会得してきた子どもとの接し方のコツをお伝えする。

谷岡賢徳氏は「子どもの好きな言葉を50連発する」という方法を実践している。果たして読者の方は子どもが好む言葉50連発できるだろうか。そもそも50語も出てくること自体が困難であろう。まず、白紙に50語を書き綴ってみるとよいと思う。50語でなくとも、10語であったら、10語の中で物語を展開すればよい。例えば「象さん」が出てきたらキリンさんに、クマさんに、お猿さん。そして「動物園にパパとママと私で行きたいなあ。三人で動物園に行って、お昼ご飯を食べたいよね。お昼ご飯の

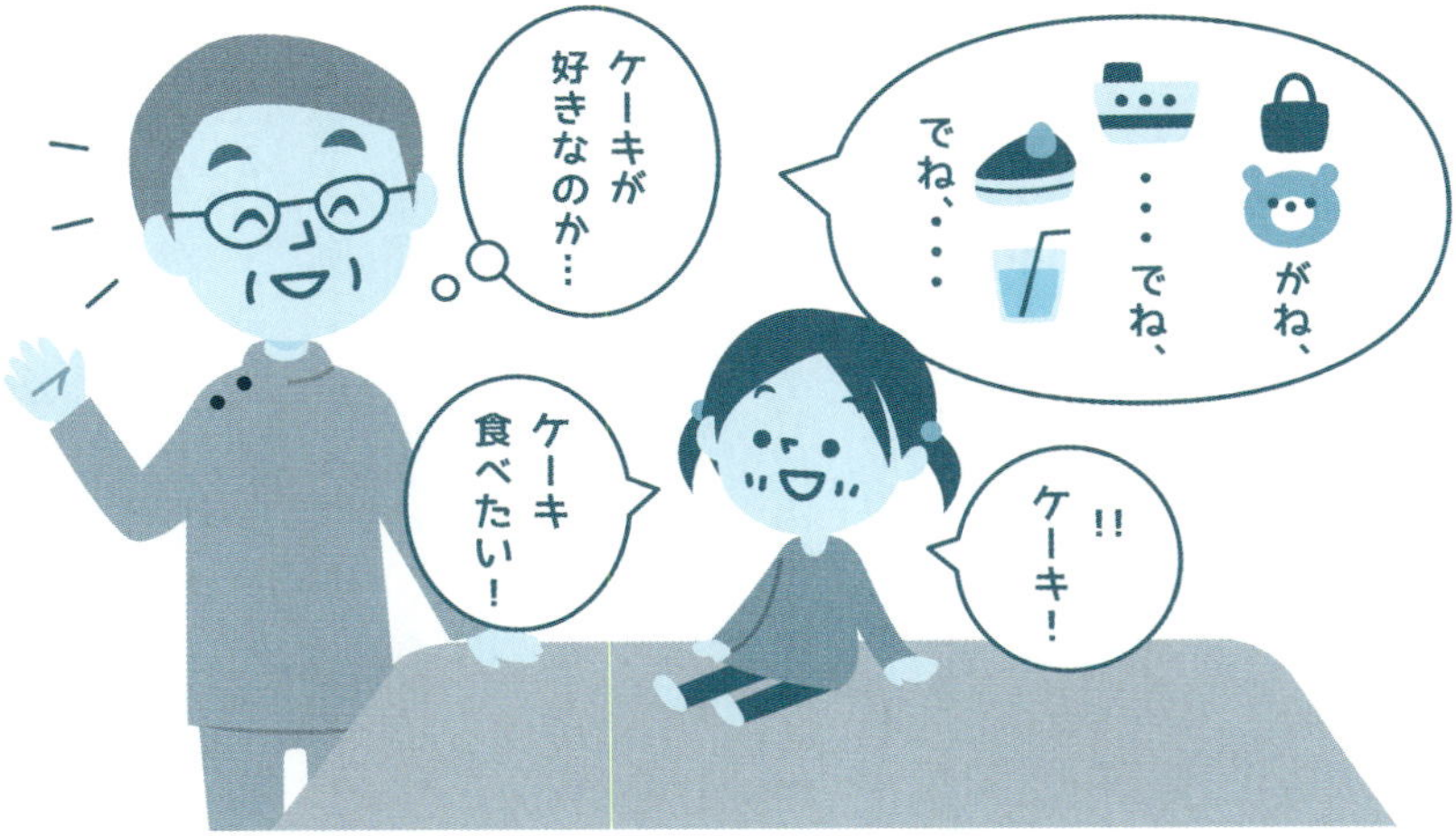
がね、
…でね、
でね、…
ケーキが好きなのか…
ケーキ!!
ケーキ食べたい!

中に大好きなイチゴを入れていくんだ。イチゴは赤いからケーキも持って行ってたくさん食べようね」と物語なのか単語の連発なのかわからないが、とにかく間を入れずに話し続ければよい。

人気キャラクターの名前を壁に貼ってみたり、絵を印刷しておいたり、絵本を用意しておいて、キャラクター名を入れつつ子どもの好きそうな言葉を連続50連発になるように語りかける。こちらはただ話しかけているだけである。そのうち子どもの心に引っかかるキーワードが出てきたら、それを題材にして進めて行けばよい。

例えば、目にしたイラストや聞いた言葉の中で「アンパンマン」に反応するしぐさをしたら、すかさず、「アンパンマン、かっこいいな。僕もアンパンマンみたいに強くなってみたいなあ。強くなったら、象さんに乗って動物園を歩き回るんだ。動物園に行けば、お猿さんや、キリンさんも、パンダさんも、ウサギさんもいるよ。ウサギさんは目が赤いからイチゴみたいだね。イチゴは僕の大好きなケーキの上についてるよ。今度パパとママと僕とで三人で遊園地に行ってイチゴのケーキを食べようかな。お利口さんにしていると風船がもらえるよ？　どうしようかなあ？　今日は何色がほしいかな？　赤色と青色と黄色があるよ？　じゃあ黄色い風船をもらうためにおなかを出してちょっとだけくすくすしてもらおう。ほらちゃーんとやればできるよね。お利口さんだね。よかったね。よく頑張ったから、ほら風船がもらえるよ？　今度はちゃんとお着替えをしたらもらおうね」などと話し続けながら、治療を行う。

ビデオリサーチが年2回（6月と12月）実施している「キャラクターと子どもマーケット調査」の調査結果を参考にするのがよい。これは、子どもの耳にしたことのあるキャラクターがランクインしている。キャラクターシリーズは随時変わるので、年々同じことを言っていたのでは時代遅れとなるのであるが、一々子ども向けのテレビを観て調べるという作業もなかなか辛いものである。子どもが治療院に入って来てかわいいうさぎのキャラクター人形を抱えて「これね○○ちゃんなの」と話しかけてくれてもこちらが何のキャラクターかわからずに、うさぎのキャラクターを全部同じ「うさぎ」でくくってしまうのは論外である。

時として、その子が一番興味がありそうなキャラクター名をカルテに記載して忘れないようにしている。

子どもが好きなキャラクターの名前を連発し、前述のようなキャラクターが出てくる物語が終わるまで大体1分~3分である。3分以内であれば子どもはそんなに時間を嫌がらない。着替えを嫌がる子どもやなかなか脱ぎたがらない子どもには速いスピードで展開をしていかないと泣き始められてしまう。お風呂の中や、車の中で一人でキャラクター物語を演じてみる練習をしてほしい。

DAISHIRYU

8 子どもとの接し方の基本1

大師流小児鍼を行う相手はもちろん子どもである。子どもは、おとなしい子どももいれば、反発的な態度や暴言を吐き散らす子どももいる。また服を脱ぎたがらない子ども、反抗期でイヤイヤしてばかりの子ども、獣のような目つきでにらむ子どももいる。また反対に、大人が大好きでひっつき虫のように始終話しかけてくる子どももいれば、相手をしてくれるまでつきまとう子どももいる。親に似るタイプの子どもや、親のまねを繰り返しているタイプもいる。

いずれにせよ、子どもには罪は無い。

いろんなタイプの子どもがいるが、この世に生命を授かった以上は一人の人間としてちゃんと接する必要がある。どのようなタイプにでも応じることが可能な鍼灸師になりたいものであるが、こちらも一人の人間で、子どもと言っても正直子憎たらしく思う子どもに出会うことも稀ではない。それでも一生懸命に治療をすれば、必ず笑顔が見える。大師流小児鍼を行う鍼灸師は、子どもの笑顔が見たくて治療をするという気持ちを一番に持って頂きたい。

子どもは治療院に入ってくるときはどんな趣きであろうか。恐らく「鍼をしてもらうんだよ」と聞いて来れば、怖々と半べそをかきそうな顔をしてくるだろう。また、中で鍼灸師が笑顔で迎えても、怖いという感情はすぐには拭い捨てさることは困難であろう。特に今にでも泣きそうな子どもの場合、まずは待合室なり休憩室なりで治療室の空気を味あわせてあげることである。いきなり診察台の上に乗せて服を脱がせることを強要してはならない。どんなに忙しくてもどんなに機嫌が悪くても、そんな事情は治療院サイドの勝手な都合である。大人の治療と同じである。治療家たるものは患者の弱い立場を理解して心に打ち解けられるほどの柔らかい精神力が必要である。

子どもは恐い目つきをした大人が嫌いである。目が合っても目をそらされるようであれば、もうすでに治療は不可能である。初診の子どもと接するためには、待合室で遊びかけている様子を見に行ったついでに、子どもの周りを歩いたり、時々声をかけたりしてみる。子どもがその気になって心を許してくれれば、一緒に遊ぼうとおもちゃを渡してくるものでもある。そういうやり取りをしながら、保護者に何気なく子どもの特徴や本日来院した理由や症状を聞き出すことがポイントである。

問診票を取り出して真面目に聞く態度を見せると、子どもは恐い話をしていると勝手に勘違いをして、いざ治療に入る時に混乱を招くことが多いのである。

一度イヤイヤを発すると絶対にその日はうまくいかないことが多い。こういう場合、手足や首、腰など少し皮膚が見えるところから始めていく。一度子どもに治療は痛くないいんだ。気持ちのよいものなんだと思わせれば2回目からの治療はスムーズに進む。これまで記載してきた導入等もいらず、苦労しないで治療に入れる。そのためには初診時の治療を始めるまでが勝負なのである。

治療を始めてしばらくするとおとなしくじっとする子どもが多い。気持ちがよいからである。この「気持ちがいい」と思わせるくらいの技術を持たねばならないが、そう思ってもらえないと二度とうけてもらえない。

私はこのタイミングの際には「あとよし言葉」を使うことにしている。あとよし言葉とは「どう？　気持ちいい？　それとも痛い？」と聞くと「痛い」と答えるが、「どう？　痛い？　気持ちいい？」と聞くと「気持ちいい」と答える。人間の会話パターンはこのように後に発した言葉を返事することが多いらしい。従って言葉を利用するときは、「あとよし言葉」を利用すると本人にも保護者にも喜ばれる。ひとつのテクニックとして是非使用してみてほしい。

DAISHIRYU 9

子どもとの接し方の基本2

ここまでさまざまな子どもとの接し方を述べてきた。治療院での子どもの接し方と言うと「鍼灸師たるもの子どもの心をキャッチしなくてはならない」という義務感を感じるかもしれないが、一般に大人が子どもと接することの方法論であり、子どもの心理をすべてキャッチしなくてはならないというものでもない。しかし少しでも効果的に治療をするためには、治療院に入ってきた子どもの心理状態を見定めて、子どもとの接し方を心得ておく必要がある。そのためには「子どもとは何か」というとてつもなく広い課題についても触れなければならない。

保護者にとって子どもとは少なくとも血縁関係のある直系の「我が子」ということになり、親から見ればその日の我が子の状態はわざわざ本人に聞かなくても見当がつくのが当然である。お腹が空いているのか。腹痛があるのか。喉が渇いているのか。便意を感じているのか。それくらいは母親ならほぼ完璧に理解できるだろう。一般的に父親は比較的子どもへの理解度は減少し、さらに血縁関係が遠ざかるほど、子どもの心理状態を把握することは困難になってくる。したがって、鍼治療をする鍼灸師となれば、子どものその日の子どもの状態が理解できるかといったら、母親には到底及ばないことはご理解いただけるだろう。

的外れで見当違いの診察を行っているとしたら、母親は「この先生はわかっていない」というレッテルを貼り、二度と来院しないであろう。

とにかく、子どもの目線になり切れるかどうかが、治療の成功の分かれ目である。一方子どもの方も、本能的に「この大人は私に好意的なのか」をすぐに発見する。

そういう状況を子どもよりも早く察して行動に移さなければならない。

私は別に子どもが好きでなくても小児鍼をすることはできると考えている。よく若い鍼灸師などが、子どもに慣れるために、子どもと普段から接するようにしようと公園などに出かけたり、また知人の子どもを通じて接するように努力している姿も見受けられる。それはそれで大いに続けるべきだし、間違ってはいない。しかし、ただ子どもと接するだけでは、そのノウハウは「子どもとは何か」という疑問にたどり着き、その謎は海のように深く、簡単には理解できない。

しかし、日常の診療の中で何気なく小児鍼に溶け込めるような気質の鍼灸師も数多くいる。そういった鍼灸師は特に子どもの接し方をどこかで学んできたわけではない。子どもになじみやすい鍼灸師の特徴は、子どもの動きに敏感ではないという共通点がある。簡単にいえば、子どものかん高い声やおもちゃを転がす際に出る音、うろうろ院内を歩き回る行動など、あまり気に留めないでいる。むしろそういった音に対して「他の患者がリラックスして治療を受けている雰囲気を妨げている！」と気にし過ぎてイライラしている鍼灸師の方が、子どもとうまく接することができないでいる。

若い鍼灸師や、子どもに不慣れな鍼灸師は、子どもに対して注意をしすぎている。少し院内をうろうろする子どもにすぐ声をかけ、何か落としたらすぐに反応をして拾ってあげるなど、過敏に反応を起こしていることが多い。意外と子どもは過敏に反応をしない大人の方に関心があることも多い。子どもの動きを放置しておくと子どもの方から話かけてきたりすることが多い。

無理にこちらから話しかけていかなくとも、なんとなくそこにいるような雰囲気を醸し出しつつ、近づいてきたらニコッと笑顔になってやれば、体力を使わなくても子どもとうまく付き合える。

子どもと接する一方法として、何気なくそこにいる演出をすることも接し方の秘訣でもある。そして、治療が終わったらけじめをつけるために、いつまでも風船で遊んだりおもちゃ遊びに付き合ったりとしないことである。それ以上時間外をすると体力は消耗するし、子どもに馬鹿にされかねない。丁度よいほろ酔い加減が、上手な子どもとの接し方でもある。

DAISHIRYU 10

子どものどこを観察するのか

大師流小児鍼の講習会等で、実際に治療を行っている鍼灸師から治療の内容についてよく質問を受ける。「腹部打診が分からない」「反応点や過緊張部位が理解できない」「疾患別に治療部位が知りたい」「小児鍼をしてよくなっているかどうか不安である」等の質問を受けて、私が一番感じるのが、ほとんどの鍼灸師は、患児の状態・様態・病期そして保護者の姿勢を適切に観察できていないということである。自身が受け持つ子どもの治療についての悩み相談をしても、その内容から、いったいその子どものどういったことが分からないのか、どう回答したらよいのか、ヒントもない質問が多い。なんとなく子どもと向き合い大師流小児鍼治療を数分で終了させ、「様子を見てください」と言って終えている場合もある。この鍼灸師は患児の皮膚の反応点を探すあまり、子ども全体を診ることを怠っているのである。

子どもは多少の熱があってもぐったりしないことがある。多少の痒みがあっても皮膚炎を起こしていることさえも子どもは自覚していない。子どもに「今日は熱があるか」と聞いても、その答えは不正確である。また、夜尿症の治療でも、鍼灸師は単に夜尿の量が減ったとか、今日はしなかったとかくらいで、実質的な根拠なしにただ何となく治療をしていることばかりである。治療の技術だけにこだわっていてはいつになっても子どもを診察する手はできないであろう。

大師流小児鍼に限った話ではないが、鍼灸師は患者の一部位のみを診るではなくあくまでも全体像を観察しなければならない。全体像から疑問点があれば保護者に質問をする必要がある。質問をいくらか繰り返しながら、子どもや保護者の反応から推測し、食事の量・食生活・好き嫌い・行動・便の状態や水分量など、あらゆる角度から患者を観察しなければ診察とは言えない。

診察は一度にできないこともある。例えば夜尿症患者の保護者に「あまり水分を過剰摂取しないでください」と言ったとしたら、次の診察の際にその過剰摂取についてどうであったかを質問する。水分摂取について協力的な母親、無頓着な保護者もいる。そこから保護者と子どもの教育状況も見えてくるし、それに反応する子どもの心理的面も推測することができる。

また、アトピー性皮膚炎の子どもを持つ保護者に「子どもの皮膚を乾燥させないよう、なるべく石鹸を使わないように」と説明して、それを実行に移す母親なのかどうかなども母親の子どもへの心配度も図ることができる。まじめに几帳面に実行してくるような保護者であれば子どもも神経質かもしれない。神経質であれば掻痒感は一層高まる。

夜尿症についても、単に夜尿の回数や量、夜尿をしたのかしなかったのかを判別するのが診察・治療ではない。普段の水分摂取量・嗜好物・就寝時間・癖の有無・兄弟関係・既往歴などさまざまな質問から、今後どのように治療計画の方向性を示していくのかの羅針盤とを作成しなくてはならない。夜尿症の子どもを持つ母親に、例えば「就寝後2時間から3時間以内に一度起こして排尿させてください」と言った場合、きちんと言われた通り実行する親かどうかでその保護者が几帳面かどうかもわかる。きちんと実行してくる母親は子どもの夜尿を気にするあまり、つい子どもの夜尿を叱ってしまう場合もある。叱られた子どもは背中が円背で防御反応姿勢をすることが多く、こういう姿勢は膀胱の成長過程にも影響する。

山口創氏は「親からいつも叱られたりしている子どもの多くは、いつも顔や体の筋肉に力が入っており硬直している。顔が無表情で強張っていたり肩を丸めていたりする。これは叱られるとその度ごとに身を守ろうとして体が硬くなった筋肉パターンで慢性化している」（山口創著『子どもの脳は肌にある』光文社）と述べている。子どもの治療は必ず全体像から詳細にまで観察を必要とすることを心に留めてほしい。

DAISHIRYU 11

乳幼児の接し方

幼児、特に0〜1歳児までの接し方についてアドバイスする。0歳児の頭は小さなスイカの形やミニュチュアの茄子のような形をしていて、髪の毛は生えている。口元はおちょぼ口（小さくつぼめた口つき）で、この時期の乳幼児は来院する際は睡眠中であることが多く、クーハンで寝かせるケースが多い。このクーハンで重要なことがあるので説明する。

少し古いデータではあるが、独立行政法人国民生活センターの報告によると、1997年の調査でクーハンから転落してけがをした赤ちゃんはすべて1歳未満で、その月齢は、0ヶ月1人、1ヶ月9人、2ヶ月4人、3ヶ月4人、4ヶ月2人、5ヶ月1人、6ヶ月1人、10ヶ月1人であったそうだ。18人（78％）はクーハンの使用対象月齢である4ヶ月未満の赤ちゃんである。

主なけがの程度は、軽症が16件、入院を要する中等症が6件、重症が1件であった。けがをした部位は、頭部が17件、顔面が5件、全身が1件。けがの内容は、擦過傷・挫傷・打撲傷が18件、骨折が5件であった。骨折の5件はすべて頭蓋骨の骨折である。

事例として生後5ヶ月の赤ちゃんを車から家へ、クーハンに入れて運ぶ際、重いので肩にかけて歩いていたが、クーハンが傾いたのか赤ちゃんが頭から転落した（約1・5m下）。そして頭部を打撲して頭蓋骨にひびが入っていた。（94年5月 兵庫県）の例。続いて事例2はクーハンに生後2ヶ月の赤ちゃんを入れて玄関を出ようとしたとき、玄関ドアに引っかかり、持ち手の片方が手からはずれ、赤ちゃんが約1mの高さから落ちてしまった。頭蓋骨骨折で入院（96年3月 富山県）。事例3としてレストランから外に出たところで、生後1ヶ月の赤ちゃんを入れたクーハンを父親が持ち替えようとした際、誤ってアスファルトの上に落としてしまった。頭蓋骨骨折で入院（97年2月 宮城県）、などなどである。

治療院にやってくる乳幼児が事前に何か事故があって泣き止まなかったり、頭の血色が悪かったりした場合異常に気が付くことができるだろうか？

乳幼児は言葉にもできないし、ぐったりとしてスヤスヤと寝ているのかもしれない。

ここに記載した事例は、極めて稀ではあるであろうが、鍼灸師は若い両親の行動や性格などもキャッチして、急いで来院していなかったか。クーハンを落下させていなかったか。真夏の暑い車に5分程度放置していなかったかなどの察しも必要である場合もある。子どもの身体全体を眺めて、四肢に青あざがあったりしていないかとか、いわゆる虐待された子どもでないことも念頭に入れて接することも必要である。

事件や事故の懸念がない場合の接し方であるが、乳幼児はたとえ目をつぶっていても、耳からは絶えず音が聞こえている。母親の声、父親の声、周りの雑音などありとあらゆる声が聞こえている。

大師流小児鍼をする際、いくら目を閉じて寝ているからと言って侮ってはいけない。鍼を持つ手はもちろんのこと触れるか触れないか程度の刺激で行うことが原則。10回程動かした手の動きに1回位は接触する程度。これを維持する。しかし、私はこれに「口」を使うことがある。子どもに話しかけるように、低い声でゆっくりとしたテンポで「そーっと」と言う。あたかも田舎のお婆さんが孫に優しく声掛けするような口調で治療が終わるまで話しかける。

この声を聞いて子どもは音に安堵感を覚える。優しくフェザータッチでの鍼と優しい声で声かけられると自然と心地よくなるはずである。

乳幼児との接し方で重要なのは「声掛け」が重要であるので心に留めておいてほしい。

DAISHIRYU 12

1歳児から2歳児の接し方

1~2歳児の子どもは人見知りの激しい時期で、親以外の第三者が接して一度ぐずりだすと、その扱いが非常に困難になる。いくらこちら側が子どもの気を引く言葉を言ってあやしても、こじらせてしまうと元通りにはいかない。この時期の子どもは親にしがみついて離れないことが多く、こちらの顔を敵視するような眼で確認してくる。そんな状態で鍼をもって近づこうとするとどんでもないことが起こるのである。そしてさらに、母親も鍼灸師をよく見ている。母親も鍼灸師の子どもへの接し方を見て不安と期待を胸にして治療に訪れるのである。子どもと触れ合うことの少ない鍼灸師にとっては非常に難しい時期の小児であると思う。

さて、この時期の子どもと接する際、鍼灸師自身が子どもに対して苦手意識を持たないことが大前提である。仮に苦手意識があっても動じない、態度に表さないことである。「苦手だ」という心持で子どもに接してみても、子どもの心はすぐに読み取ってしまうものである。そして、子どもに慣れない場合は、来院した子どもたちと遊んでみるとよい。自分を押し殺してまで遊ぶ必要はなくて、自分自身も遊ぶことを楽しめばよいのである。遊んでいる中で意外と食わず嫌いを発見し、意外と接しやすい点を見出すことが多いのも事実である。悩むことはなく、まず行動に移してみて接することをお勧めしたい。

次にコツであるが、威圧的な態度をしてはならない。大人は身長が高い。子どもと接したり話しかけるときは、しゃがんで目線を近づけるようにしたい。同じ目線であればあるほど子どもは、親しみを感じてくれるはずである。しかし、いきなりしゃがんで話しかけると警戒心を持つので、時間をかけて距離を短くしていく方法で行わなければならない。

また、どうしても母親から身体を離さないようにする場合はどうするか。まずは適度な距離感でもって、最大の笑顔を提供することである。一番よい方法は「いないいないばあ」の「ばあ」をする際に満面の笑みで微笑むことである。

何度かこれをしていくうちに、子どもは笑い出す。次には子どもから隠れてやってみたり、片目だけ開けて「ばあ」としてみたり、いろいろとバリエーションをつけて行う。子どもが笑い出して面白がるようになったら成功している。安心している証拠である。

1歳後半から2歳になるとある程度言葉を理解するようになる。このころの子どもは片言の言葉を発生するのも特徴的である。従って、子どもに質問する際は、まともに質問してはいけない。アンパンマンをさして「これはなあに?」とは聞いてはいけない。「これアンパンマンですか? かわいいですか? 強いアンパンマンですね」と聞くことである。子どもはこのような質問に「アンパンマン」と答えるであろう。必ず質問の答えがしやすいように、質問の最後に応えてほしい単語を出すことがポイントである。「アンパンは強いね」と聞かずに、「強いアンパンマンだね」とアンパンマンという単語を最後に持ってくる。

質問に応えられたら、必ずきちんとした言い方で「すごいね」「上手」と褒めることである。どんな小さなことでも行動した後に褒め言葉を付け加えるように配慮したい。

子どもとの接し方で最後の急所は「お絵書き」である。「好き? アンパンマン」と聞いて「絵を描く? アンパンマン」と聞くと書いてほしい顔になる。治療の最後やぐずる子どもの始めに風船を膨らまして大きくして、そこにマジックでアンパンマンの絵を描いてあげると非常に喜ばれる。どんどんリクエストが来るようになったら大成功である。

子どもとの接し方にはさまざまあるが、上手く接することができれば自分も楽しいし、母親も安心してこちらに治療を任せてくれることになる。

3歳児から5歳児の接し方

育児相談の中で最も多いのが3〜5歳児までの「イヤイヤ病」である。何をしても「イヤイヤ」。話を変えて気持ちを変えさせようとしても「イヤイヤ」。時間がなくて困っているのにいざ出発となると「イヤイヤ」が始まり耐えられなくなる。

例えば、父親が朝の出勤の準備をしていてその姿を見た3歳の子どもが早速「パパと一緒に行く」と言い出した。父親は初め子どもになだめてはいたが、いよいよ時間がなくなり、玄関で「バイバイ」しても「パパと行く」の一点張り。怒ってはいけないと「パパはね。お仕事に行くのよ。パパがお仕事に行けなかったら、パパと一緒にお仕事する人が困るよね」と言っても「イヤ」「パパと行く」の連発。何度言っても言うことを聞かないので、しばらく放置してみたものの一向に「パパと行く」を連呼するのでついつい怒鳴ってしまったらしい。しかしそれでも、子どもが言うことを聞かないので強制的に引き離し、父親を仕事に行かせた。毎朝この調子で相当困っている状態…。

またこういう事例もある。5歳になる男の子がお友達の家から持ってきてはいけないぬいぐるみを持ってくる。返しに行こうと言っても、「イヤだ」と言って反抗する。そして「僕がいなければいいと思ってるんでしょう」と言い出すので、「何でそう思うの」と問いかけると、「言いたかっただけ」「友達のまね」と反抗的な表現。

なにを言っても話す言葉は反対用語ばかり。とにかく反抗的で、寝ているとき以外は本当に悪戦苦闘の毎日であるようだ。3〜5歳の時期は、自分の意見ややりたいことへのこだわりがはっきりとしている。言葉がしっかりとしているだけに、親もびっくりしてうろたえてしまうことも多い。子どもの不機嫌な顔や言葉ひとつに大変敏感になってしまい、母親の精神的ストレスは並々ならないのである。

この年齢は自分の行動に恥じらいを自覚したり、他人の行動に嫌になるなど、感情を捉えられるようになる年である。子どもとの接し方で最も大切なことは、子どもの心を押しつぶさないようにして、子どもより低い姿勢でしゃがんで子どもを下から見上げることの工夫が必要である。そして子どもの言葉ひとつひとつを真摯に受け止めて、子どもの言葉をオウム返しにして繰り返してあげると親近感もわく。人形などを使って会話をしてあげたりとする工夫もある。一度気に入ると何回も「もう一回やって」を言ってくるものだ。その時は一層の事時間を子どもに費やし徹底的に遊びまくることだ。この時期の子どもは遊びの天才でもある。そしてこれが、この時期の母親をより多忙にするのである。

子どもの「イヤイヤ」が始まったら、いきなり診察室や治療室で行うのではなく、十分に子どもの様子をありのままに受け入れて、その様子から治療する場所やタイミングを考えればよい。

子どもの心理状態になりきって、柔和に近づき、子どもの特徴を見定めながら戦略を立てることが重要である。一度成功すると次回からはやりやすくなる。鍼灸師も時間の許す限り、子どもと寄り合う姿勢を強く持ちながら、子どもの感情を最優先してほしいものである。

リチャード・カールソン氏は著書の中で「子どもの感情的な表現を最優先することだ」(リチャード・カールソン著『小さいことにくよくよするな2』サンマーク出版)と述べている。母親の「今忙しい」の掃除等の作業は後からでもやれるが子どもの感情は後からでは受け入れることはできないという。

どんなに忙しくても、子どもの感情を最優先することによって、家族や子どもとの愛情は深まり、ストレスから解消されるらしい。そういう戦略を持つことが重要であると述べている。

DAISHIRYU 14

小学生との接し方

小学生と言っても1〜6年生までであって、1年生と6年生ではかなり異なりはするが、会話ができるので一般的に乳幼児とは違って接しやすいであろう。

しかし、男女で対応の仕方にもやや異なりが出てくるし、姉妹や兄弟で来院する場合においても、接し方も異なってくる。一般に兄弟姉妹で来院する場合は、上の子どもと下の子どもは比較されている。意外と母親は上の子を褒めては下の子を卑下したり、またその逆を言ったりとすることが多い。問診しているこちらがハラハラすることも多い。母親が子どもを比較して、どちらかの子どもを否定的に言っているときは、意外にも言われている子どもの姿を見ていないことが多い。否定的な発言や意見を打ち消されると、言われた方の子どもは背中を丸くし、母親の言葉を聞かないふりをしている。聞きたくない言葉のオンパレードが私たちの耳にも同時に入るのである。

そんな時、鍼灸師は否定された子どもに向かって、優しく母親の言うことを反対にして同意をしてあげる言動をしてあげてほしい。また母親にも同意を得るような返事をして、母親の子どもへの不満などを聞いてあげることも大切である。

母親が子どもや子育てに関して不安や不満が多いと知らされることも多く、どれだけ聞いても「大変だなあ」と感心する。しかし、子どもとは本当に母親が訴えるように育てにくい場合があるのであろうか。母親に不満をもたらす原因が子どもの心の中にあるのであろうか。勝手に子どもが母親を無視したり暴言を吐いたり、反抗的な態度をするわけはなく、理由は母親にはないのであろうか。不満を言う母親と背中を丸めている子どもをみて、鍼治療以外の治療が必要なのではないかと考えることもある。

小学生は実に多感な時期で神経質で行動力があることが多い。逆に例え上級学年で夜尿症があっても、意外と当の本人の方は夜尿症であることを神経質的には捉えていないこともある。むしろ夜尿症の子どもはあっけらかんとしていてとてもユニークで明るい子どもが多い。そんな子どもの夜尿に対して母親は非常に不安がっている。母親の子どもに対する愛情が必ずしも子どもに受け入れられているとは限らないのに、子どもは母親のペースに強制されているのである。

小学生は話を聞いてあげるととても楽しい話になる。そんな時間をなぜ母親は楽しまないのかと、子育てをした経験がある鍼灸師から見れば、残念がるであろう。母親が、子どものすべてを母親中心のリズムにしようとするから子どもへの不安・不満が募り、ストレスを被るのである。しかし子は親の鏡と言われるように、そんな母親のストレスも子どもに乗り移っている。

小学生の子どもには、子どもと保護者、どちらにも偏りなく話しかけなければならない。子どもにあっては学校であった事や好きなスポーツの出来事などその子どもの趣味の話題を見つけながら、決して否定も賛成もすることなく「へえー」とか「それで」などと話をしてもらえるように接することが一番である。しかし話すことができない子どもには無理して会話する必要はない。淡々と治療をすればよい。この場合は母親の方に話をする時間を多くとればよい。

保護者にも、子どもと同じように学校の様子や自宅での様子のポイントを聞くようにする。保護者にしてもいちいち家庭内のことなどは詳細には話せないのである。ポイントとなるキーワードを発見して、保護者には「そうですか。お母さん上手に育てていますね」と同意をしつつ、子育ての成果を褒めてあげることである。保護者の子育てが間違っていないことを認めてあげるだけにする。

子どもとは笑顔で接することにすること。母親には話をありのままに受け入れてあげることがポイントである。

DAISHIRYU 15

中学受験をする小学生との接し方

子どもの学校教育の在り方も近代化していて、最近は低学年から私立中学受験を意識させ、受験勉強をさせている保護者がとても多い。

中学受験勉強は内容的にも実際の学年よりも先取りされた学習計画がなされており、だいたいが2学年も上の勉強量を強いられていることが多い。受験直前の小学6年生に至っては中学生レベルの内容を勉強している場合もある。保護者も子どものために大変な日々であろうと推測する。

中学受験は子どもの受験であるにもかかわらず、実際のところ保護者の受験戦争と化している。保護者の行かせたい、入学させたい学校が既に決まっており、その学校の偏差値に追いつけるよう日々学習塾に通わせている。

小学校の授業を終えるのがだいたい16時前で、そこからおやつを頬張りながら塾のカバンにテキストを入れ替え、電車や車に乗って塾へ弁当を持っていく。20時位には塾でお弁当を食べ、22時位までの受験勉強をして、ほぼ毎日塾へ通う。日曜日は模擬試験やプレテストなどを行い、そのまま別の塾へ向かうことさえある。自宅へ帰宅するのは22時過ぎで、そこからすぐさま小学校の宿題をやり塾の復習や宿題を行う。入浴して就寝するのは日付が過ぎたころということさえある。これが今の私立中学受験を控えた小学校6年生の生活である。

毎日、学校の友達との遊びや、自分のしたいことを我慢して数年を費やす。年々激化していく中学受験。中学受験に興味や関心がない家庭では想像を絶するであろう。「なぜにそこまで子どもに強いらせるのか」と。

中学受験勉強中の子どもが大師流小児鍼を受けに来ることが多くある。理由は疲労が最も多い。よく観察をしてみると、頭の毛が抜け落ちていることが多く、禿になっているケースが後を絶たない。いわゆるストレス性、心因性の抜毛である。子どもがそこまで窮地に追い込まれていることも知らずに、保護者の方は知らないふり。単純に勉強疲れであろうと連れてくるのである。

子どもの精神状態は窮屈になって、心の問題ははちきれそうである。見ている側もどうにかしてあげたいのであるが、受験が終わるまでは何も語れない。

大師流小児鍼は子どものリラクゼーションとしての効果をも発揮することが多い。抜毛癖を治すこと自体が目的ではないが、気持ちよい、心地のよい鍼治療を受けることで子どもの心や体力、エネルギーを蓄える時間ともなるようである。

子どもの心因的ストレスを解放するためには、大師流小児鍼治療で、成長ホルモンを促進することにある。促進されればやる気も充電される。しかし、かなりの受験疲れしている子どもには対応が困難な時もある。そんな子どもには「受験勉強はどうだ」などとは聞かない。母親にも「少し勉強のスピードを落とされたらいかがですか」などとも助言しない。子どもには学校の授業で面白かったことや体育や図工や音楽、クラブ活動の内容等をさりげなく質問し、簡単に答えられる程度の質問にして、笑顔になれる環境づくりに配慮するのがよい。母親の方も決して否定してはいけない。受験勉強をする子どもの生活配慮やお弁当作りなど神経質になっている部分があるので、そういった内容を認めて励ますことも必要である。

子どもは勉強以外の知識を学校の休み時間中に収集している。自我がある子どもは上から目線での話し方をしてくる子どももいるが、気にせずに話させて、治療を施せばよい。

子どもとの会話ではどちらも萎縮することなく、会話を楽しめるようになることが大切である。鍼の種類や院内のさまざまな道具を説明すると興味を示す子どもが多い。積極的にも身体をなでれば状態がよくなっていく。あくまでも柔和な温厚な態度で接することが重要である。

DAISHIRYU 16

学童保育をしている小学生との接し方

学童保育とは児童福祉法に基づいて社会福祉協議会、地域運営委員会、父母会など、指定管理者制度導入前の運営主体が運営する児童クラブともいい、学校終了後に保護者が仕事などで家庭にいない児童の健全な育成を図る場として開設されている施設である。自治体の小学1~3年生、各自で通所でき集団生活ができる児童を対象としている。帰宅については集団下校や、保護者等のお迎えを原則としている。

通常、平日は下校時から18時30分まで。経費は市町村によっても異なるがおよそ1ヶ月3000~10000円程度で預かってもらえる。

年々共働きの保護者の増加によって、益々学童保育に通所する児童も増え続けていることになる。

さて、ここで問題になるのは、このような施設が何を目的としているかという点である。簡潔にいえば、学校帰りの一時保育施設であって、子どもの心のケアや身体的なケアを目的としてはいないことにある。

夏休みなどを含めると、子どもたちが学校で過ごす時間数よりも学童保育で過ごす時間数の方が多い場合もある。この施設で過ごす子どもの心因的ストレスはもしかしたら家庭での時間だけでは改善されていないであろうと思う。学校内でのイジメや交友関係のストレスが、学童保育でも加算されてしまって、自宅に帰っても仕事で疲れた保護者は子どもと向き合う時間もないこともある。

現代の子どもは心が満たされていないことが多いと感じることがある。ストレスが多く、一人になってゲームを平気で何時間も行い、スナック菓子を食べ続け、晩御飯の食事はとらないケースもある。心身ともに満たされていない子ども時代が続けばそのような大人も増えていくことになり、人間関係のよい環境が作れないでコミュニケーション不足になり、互いに不利益を被る結果となる。

親とのコミュニケーションが少ない子どもは、家庭では親の言うことを聞かない態度をする。何か問いかけると「普通」「微妙」「どっちでもいい」という表現を用いて理解に応じようとしないことが多い。時折、チックのようなしぐさをしたり、足をゆすったり、目を見て話そうとしない。漠然と携帯電話を触って、テレビを観て言葉のコミュニケーションは発生しない。相手の心の中に飛び込もうとしない。

親と一緒に過ごす時間が少ない子どもの心は病んでいるようにも見える。子どもは寂しいのだと思う。かまってもらいたい、公園でキャッチボールをしたい。どこかへ一緒に買い物へ行くとか、公園へ行くとか映画を一緒に観に行くとかではないのである。一緒に過ごすだけでいいのである。

これに気が付く保護者はどれほどいるのであろうか。子どもの疲弊した心を保護者が気が付けばより一層よいのであるが、なかなかうまくはいかない。

学童保育に通っていて大師流小児鍼に訪れる子どもは、声掛けしてもあまり馴染まないか、あるいは非常に過度に馴染んでくるかのどちらかの傾向にある。過度に馴染んでくる児童は遊んでほしいということが多いので取り扱いやすい。一方、おどおどしている児童はもはや心が病んでいることが多い。これは登校拒否の児童や精神疾患を持っている児童なども似ている。また、母子家庭や両親が離婚調停中等の児童も同じである。

大師流小児鍼では子どもの心に寄り添う。子どもの声を聞きながら、皮膚の過緊張部位を治療していく。皮膚の過緊張部位を鳥の羽毛でなでるように治療していけば、子どもは心地よくなり心を開いてくれる。子どもの心は体表に現れる。体表を観察して子どもの心と皮膚の状態をマッチングして療養すれば前向きに明るくなるのである。

MAHOU NO HARI CONTEST #1

子どもたちから集まった、
大師流小児鍼への感激
イラストを紹介します
（双葉接骨院、
首藤鍼灸院にて募集）

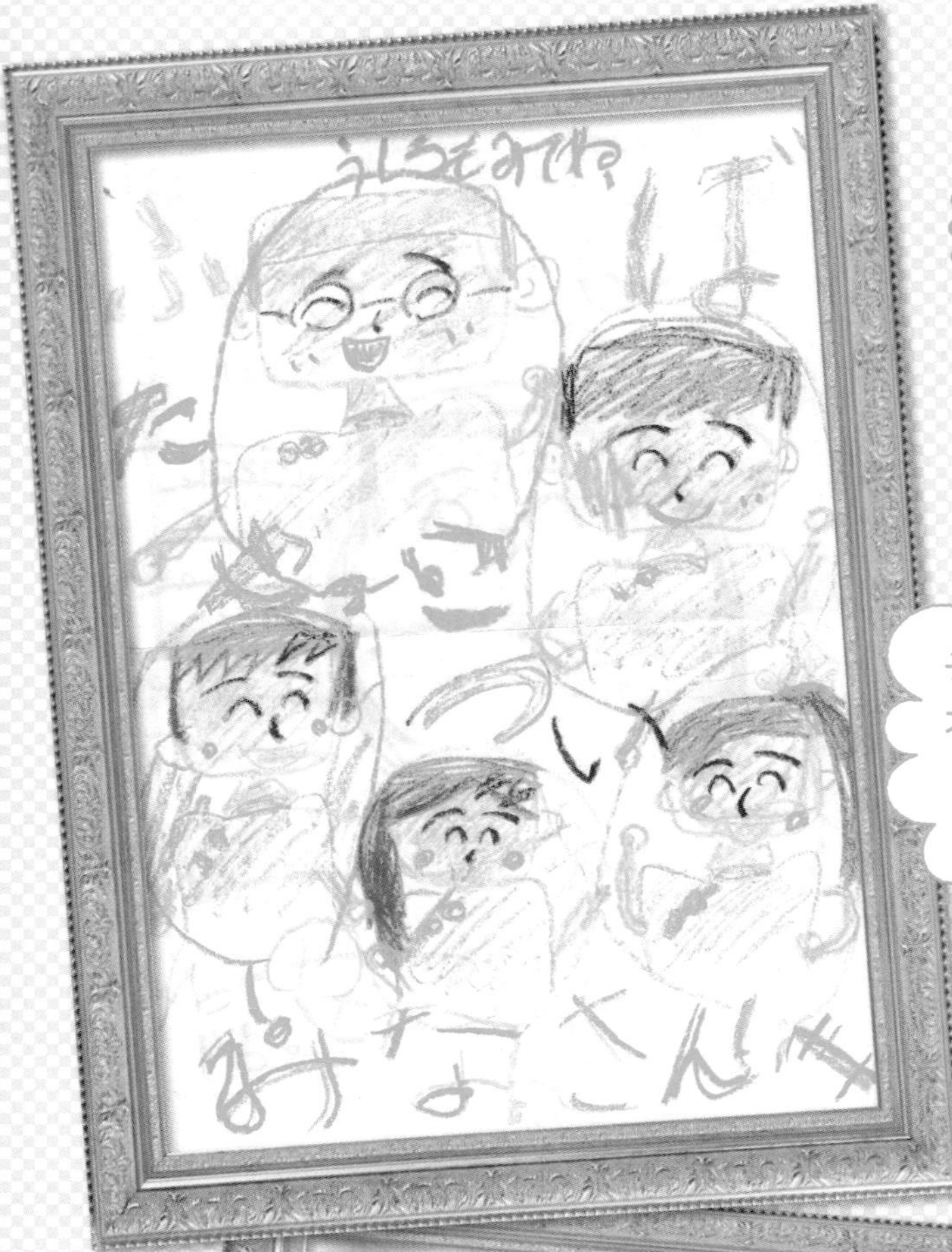

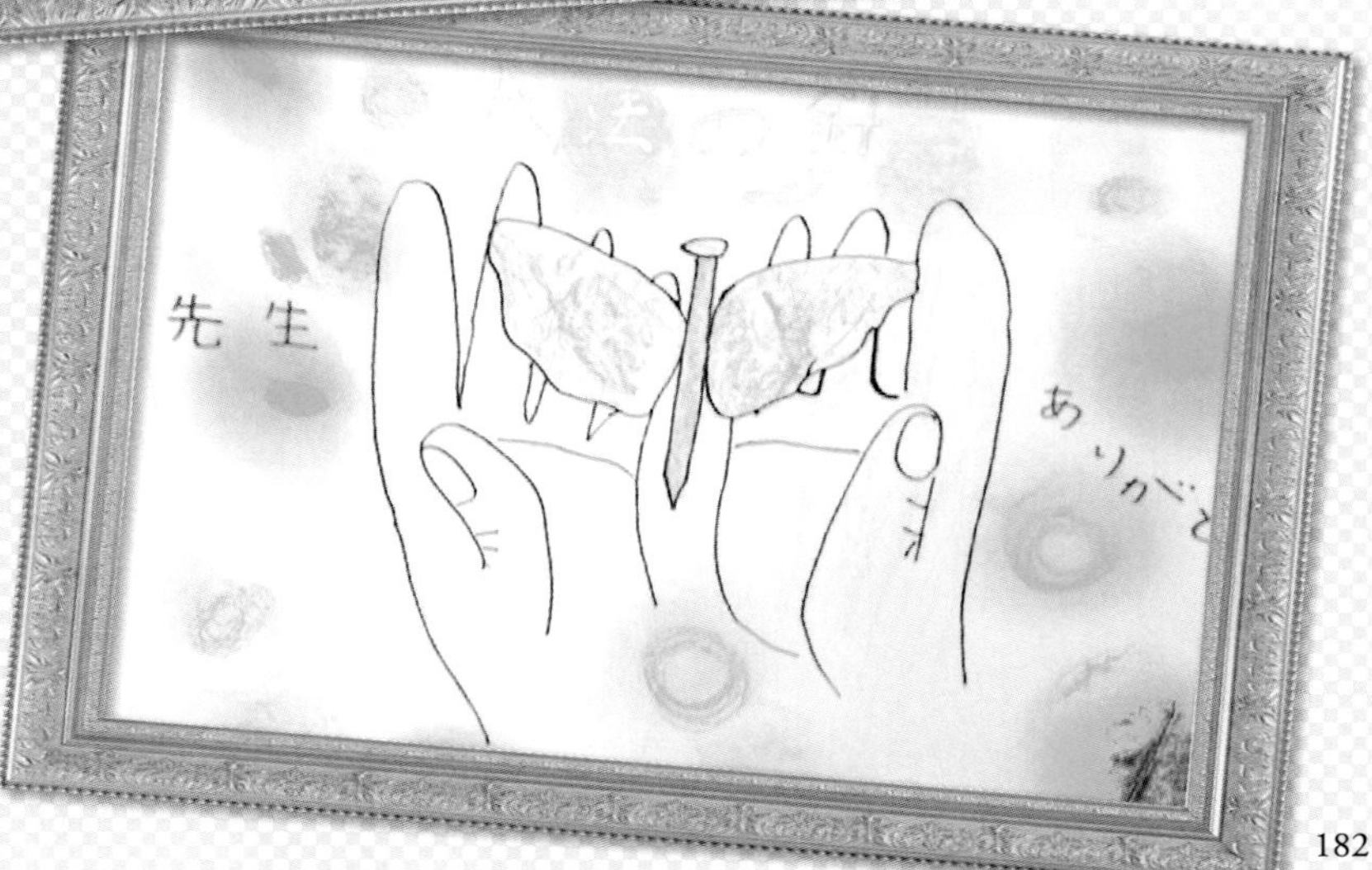

DAISHIRYU
Pediatric Acupuncture
Chapter 4

4章

保護者への接し方と説得方法

DAISHIRYU 1

大師流小児鍼を行う保護者への説得の重要性

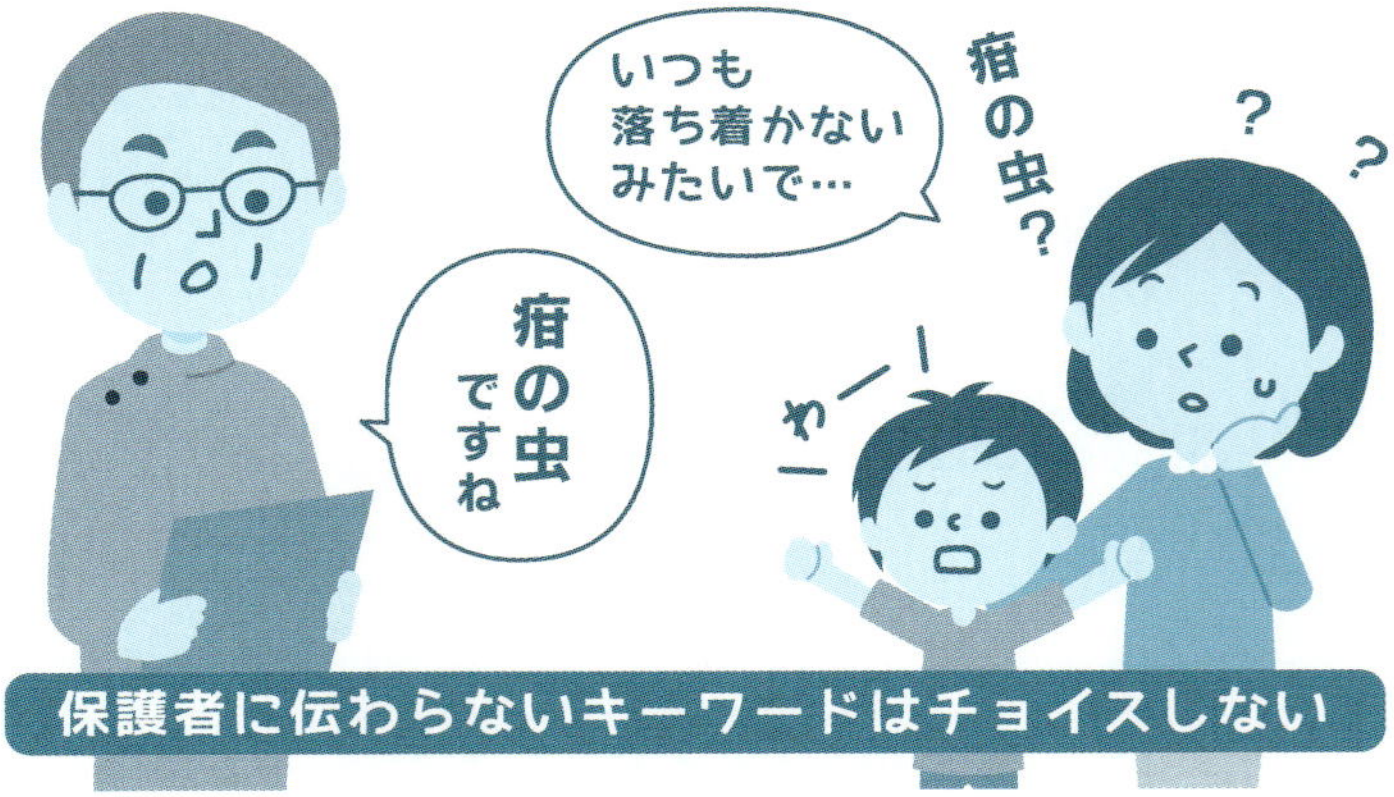
いつも
落ち着かない
みたいで…
疳の虫?
疳の虫
ですね
わー
保護者に伝わらないキーワードはチョイスしない

子どもを治療院に連れてくる親は、自身が小児鍼を体験していたり、近所の人や知り合いに情報を聞いたり、紹介されて来院するケースがほとんどである。普段から小児鍼に縁遠い保護者に向かって鍼灸師が小児鍼を宣伝したところで小児鍼を身近なものとは感じてくれない。まずは、「大師流小児鍼をするとどういいのか」を説明するのではなく保護者の訴えている子どもの症状をきちんと整理して聞く必要がある。

小児鍼の効果を保護者に説明するとき、多くの鍼灸師は「夜泣き・疳の虫・キーキー声が治る」「落ち着く」と解説するが、そんな説明では保護者は納得せず、小児鍼に興味を持たない。保護者が「うちの子どもは寝る前にぐずぐずして毎晩困っています」と言っているのに、「子どもに鳥の羽毛でなでるような鍼をしてあげるとよく効きますよ!」と訴えるのは間違いなのである。このような場合、「刺さない鍼で身体をなでてあげると寝る前の寝ぐずりが治ります」と言うべきである。保護者は「鍼治療」に興味があるのではなく、「寝ぐずりが治る」というキーワードを求めていることを理解してほしい。鍼灸師側が現代の保護者には理解できない言葉で説明すると、スタートラインである「大師流小児鍼の効果」が伝わらない・納得してもらえない・小児鍼を受けてもらえない状況になる。

鍼灸師は保護者に解説するときは「夜泣き・疳の虫・チック」という古い言葉づかいは捨て去り、「寝ぐずり・イライラ・爪を噛む・鼻水」など、保護者がよく使うキーワードを小児鍼のテーマに置き換えて考える必要がある。保護者が実際に使用する言葉を共有しながら適切に説明すれば大師流小児鍼を受けてもらえる機会が増えるであろう。

また、たとえ大師流小児鍼の治療機会を与えられたとしても、なぜそれが効果あるのか、そしてそれによってどうなるのかを適切に説明できない鍼灸師が多くいる。「なぜ子どもに大師流小児鍼をするのか」と問いかけても、おそらく十分な答えを出せる鍼灸師は少ないだろう。学校で小児鍼を習っていない、または授業時間数がわずかであることから、そもそもの小児鍼の知識がないと言うこともあるが、子どもを治療するからには、育児書を読むなどして積極的に知識を蓄える必要がある。

保護者の説得には、「子どもの皮膚を優しくなでるとどうなるのか・子どもの皮膚をなでると何がどう変わるのか・なでた後に保護者の訴える状態が改善できるのか」この3点を説明できることが肝心である。ここで、私が実践している保護者向け大師流小児鍼説明方法の一例を紹介するのでぜひ参考にしていただきたい。

保護者：うちの子どもは便秘なんです。
鍼灸師：なるほど、それはとても困りますね。いつから便は出ていないのですか？
保護者：3日前からです。
鍼灸師：いつも便秘気味なんですか？

保護者：そうですね、3歳くらいから始まっています。病院にも見てもらって薬も処方してもらってるんですがなかなか改善しません。
鍼灸師：ちなみに、お家では食生活はどんな傾向でしょうか？　例えば肉が中心とか野菜が多めとか。
保護者：特に何系ということはなく何でも出しています。
鍼灸師：この子は甘いもの好きですか？　あと、いつも同じものを好んで食べますか？
保護者：前はなんでもしっかりと食べたのですが最近は嫌いなものは残すようになりました。
鍼灸師：水分摂取はどうですか？　ジュースばかりですか？
保護者：何でも飲みますし、水分はとっています。牛乳が好きですね。牛乳ならたくさん飲みます。
鍼灸師：お母さん、今お腹を軽く叩いて音を聞いてるんですが、とても乾いた感じのする音が出ています。
保護者：はい、聞こえました。
鍼灸師：このような音が出るときは少し便秘気味であるという証拠なんです。
保護者：お腹の音でわかるんですか？
鍼灸師：はい、それでこの子の場合、足首がとても冷たいでしょう？　だから背中も張ってくるし、丸くなるし、食欲も減るし体調もすぐれなくなるんですよ。もしかしたら幼稚園の入り口でぐずったりしてませんか？　行きたくないって？
保護者：先生のおっしゃる通り、うちの子、背中が真っ直ぐでないし、幼稚園でも気に入らないときがあるとぐずるらしいんです。
鍼灸師：そうですか。子どもはお母さんが知らないうちにすっかりストレスをため込んでいて、いろんな症状を出してしまうんです。今からこのように背中を少しなでて治療はこれで終わりです。もう一度お腹の音を聞いてみましょう。ほら今度はさっきと違って、音が軽く響くような音になりました。わかりますか？
保護者：すごいですね。さっきと音が違いますね。それに気持ちよさそうです。
鍼灸師：今日はこれで終わりますが、心地よくなって身体がリラックスできてくるようになると自然と排便もスムーズにいくようになりますよ。
保護者：そうなんですか。どれくらいの間隔で治療するのですか？
鍼灸師：今日明日便が出なかったら明日、明後日で来院してください。しかし、すぐにでも排便すると思いますよ。
保護者：ありがとうございます。便秘が小児鍼で治るなんて初めて聞きました。しばらく続けて様子を見てみたいと思います。

このように、生活状況、食事状況、親子関係等の質問を含みながら、身体の状況を的確にわかりやすく表現し、予後を説明することによって保護者は納得する。難しい会話ではなく、保護者の疑問を解決しながら大師流小児鍼を行う理由を説明することが必要である。

これはあくまで一例である。本章では、現場で培った保護者との会話の進め方、保護者の状況・タイプ別の説得方法を紹介するので参考にしていただければと思う。

DAISHIRYU 2

保護者のタイプを読み取って問診する

保護者の行動を見ていると、保護者にもいろいろなタイプの人がいると実感する。

とにかく些細な悩みを相談し、ひとつの事にこだわって鍼灸師側が的確な返答を出すまで質問し続けるタイプ。反対に、熱が出ていても「すぐに下がるから大丈夫」と多少の事は気にせずに、治療が終わるとさっさと着替えさせて帰宅するタイプ。あまりに事細かなタイプは、神経質になりすぎているのでこちらが話す言葉に細心の注意を払うなど気を使うが、逆にあまりに大雑把過ぎて質問がないのも気を揉む。

保護者をある程度のタイプに分けることはできるとは言っても、そもそも人間は皆考え方や行動が違って当たり前である。それぞれの行動や言葉をおかしいと考えるのは鍼灸師側に問題がある。小児鍼以外に治療においても、いつでも「普通」の患者が来院すると思ったら大間違いである。患者の癖や行動を見て生じた偏見を取り払い、来院の目的を聞いてみると意外と単純なことが多いものである。結局、事細かく質問してくる保護者は、こと細かく回答すればよい。大雑把な保護者にはこちらも大まかに回答すればよいことに気が付く。すべての保護者の目的はひとつで「今の症状をどうにかしてほしい」ということに尽きるのである。「夜泣きをどうかしてほしい」「アトピー性皮膚炎をどうにかしてほしい」、それだけなのである。この「○○をどうにかしてほしい」ということを説明するために、出産当時からの経緯を説明し始める保護者もいるし、何も言わなくてもわかるでしょうくらいの勢いで大まかに伝えてくる保護者もいるということだけなのである。

やれやれ、鍼灸師側も大変である。「下手な事は言えない！」とがんじがらめになって萎縮する必要はないが相手の目的をしっかりと把握したうえで、タイプ別に取り扱う方がベターである。

最近ではいわゆる「サイレントマザー」というタイプも存在し、自分の子どもとスキンシップをとろうとせず、情緒的にもならない保護者もいる。逆にスキンシップをしなければならないからと言って、育児書通りに行うも上手くいかないとすぐに「キレる」タイプもいる。このタイプの保護者は「自分の育児がうまく行かずにこうなったのはあなたのせいだ」と責任を押しつけてくる、所謂「モンスターペアレンツ」である。

しかし、この場合も、保護者が「子どもの症状をどうにか治してほしい」という気持ちを持っているという点では同じである。

モンスターペアレンツの扱いについて、加藤諦三氏は著書の中で「モンスターのような保護者には熱を入れてとことん聞き入れると確かに、疲労困憊となり泥沼に陥りやすいが、ポイントさえしっかりと聞いてあげれば、納得するものである。モンスターはモンスターなりの良さがあるわけだから、その良さを見つけ出すようにして話を聞くようにしてあげるのが良いと考える」（加藤諦三著『大学で何を学ぶか』ベストセラーズ）と説明している。

また、口数の少ないサイレントマザーに関しては、こちらが知りたい情報があれば順序立てて聞き出せば答えてくれる。サイレントマザーには、人には言いたくない言葉や表現、伝えたくない内容があるはずである。そこを見つけ出し、注意して会話をすれば問題は生じない。きちんと答えてくれる。

問診中の保護者の言葉に対して、評価や批判は禁物である。ありのままの姿を聞きながら「なるほど」と頷き、そのままカルテに書き出すことでだんだんと目的が見えてくる。そしてニュートラルな状態が書かれているカルテは、治療方針の地図になる。本当にその保護者が言いたいこと、知りたいこと、してほしいことが見えてくるのだ。

鍼灸師はどんな保護者と話している最中でも心を乱されることなく、一心に保護者の声を聞くように徹すればよい。聞き上手になってこそ、どんなタイプにも応用が効いてくるものである。

DAISHIRYU 3

紹介されて来院した保護者への対応

大師流小児鍼では、「子どもの観察の他に、保護者の観察も怠ってはならない」という教えがある。なぜ保護者を観察する必要があるのか疑問を持つ読者の方もいるだろう。

実は小児鍼の大前提には子どもは一人で院に来院できないという点があり、そこが大人の患者の治療とは最大に異なる点だ。はっきりと目的があって連れてくる保護者もいるが、「子どもがイライラしているような気がする」とか、「寝ぐずりがひどい」など抽象的な症状で来院する保護者もいる。しかし、「改善させたい！」というはっきりとした目的を持って来院する保護者群に比べて、来院率（来院動機）が低いということは容易に理解できるであろう。

さまざまなケースの来院動機がある中で、鍼灸師は保護者をどう観察し、どう対応するべきかを研究しなければならない。来院する目的意識が低い場合は、お婆ちゃんや親戚、近所の人から紹介を受けてきた保護者が多い。最近はインターネットで調べて自身で診断をして治療を求める保護者もいたりして、さらに来院動機が細分化されてきている。紹介で来院する保護者と、インターネットで調べて来院する保護者では当然目的・意識が異なる。治療に関してはどの子どもも同じでも、保護者への対応は変える必要があるのだ。保護者への対応を画一的にしてみな同じように接していれば、その後の治療計画に明らかに響いてしまう。

ここでは主に紹介で来院した保護者の対応について解説する。

紹介されて来院した場合、その紹介した方と保護者との関係を観察する必要がある。保護者の母親、親近者、親友やご近所さんなど親しい人に紹介されたのか、公園でたまたま知り合った人に紹介されたのか。それぞれのケースで、紹介者と保護者の信頼関係が異なるのは当たり前である。保護者にとって紹介者の信頼が厚い場合、鍼灸師はその紹介者に対して尊敬の念を表す必要がある。

逆に、公園で知り合った人に聞いたなど、保護者にとって紹介者への信頼感・信憑性がやや希薄な場合は、鍼灸師は子どもの症状や状態や家庭での養生法を説明し、保護者自身に向けて「褒める」言葉を伝える。つまり、紹介者か保護者のいずれかを「尊敬の念を表す」もしくは「褒める」対応が必要なのである。

前者の場合は紹介者に対しては「なるほど。お母様が（保護者の母親）、小児鍼を薦めてくれたのですね。お母様は素晴らしいアドバイスでしたね。お母様の言うことに間違いはないと思います」というようにして尊敬の念を伝える。

一方、後者のように直接保護者を「褒める」場合は、「お母さん、よく気が付きましたね。小児鍼をすると風邪が引きにくい身体となることが多いですよ。お母さんは上手に子育てをしていますね」と肯定的に保護者を認める。

斉藤孝氏はyes-no-yes法で褒める方法を推奨している。つまり肯定-否定-肯定の順である。例えばアトピー性皮膚炎の患児に対して保護者へ「いいですね！　お母さんの判断は素晴らしいです。皮膚炎の場合は一度掻いてしまうと悪循環でさらにかきむしりますからつい掻かないでと言ってしまいますが、お母さんは上手にスキンケアされていますのでこの状態で済んでいるんですよ」というような感じである。子どもを褒める場合と同じくして、保護者への褒める方法もこのように工夫することで、安心して通院していただけると思う。

保護者の来院の目的・動機・周囲との関係をよく観察をして、適度な「褒める」を行うよう訓練してもらいたい。

DAISHIRYU 4

初診時の保護者の説得法

初診時の保護者の説得とは、簡単にいえば「鍼灸院を信頼してもらい、次回いつ来院するのかを決めてもらう」ということである。

もしかしたら、一回の治療だけでよいと思っている保護者もいるし、2、3度通院すれば完治するだろうと考えている保護者も大勢いる。

鍼灸師側と保護者側の温度差がある治療院ほど小児鍼患者が伸びていない。詳細なデータは無いが、保護者側は治療院の体制や仕組みを読み取ることが上手な保護者と読めない保護者の2通りに分かれる気がしてならない。

転院を繰り返す転院族（治療院をあちこち通っている保護者）はおそらく体感で治療院の雰囲気を感じ取ることが上手であろう。治らなければ通院を辞めるだけのことだからだ。また院長とのコミュニケーションも合わなければ二度と来院はしない。

自身に置き換えても、例えば人気のある飲食店に出かけた際、散々待たされて時間を費やすことも多いが、待ち時間の間、店内の人気メニューの案内やレジにおいてあるカードやパンフレットやスタッフの顔写真などを見たりしていろいろとその店の繁盛ぶりを推測したこともあるだろう。たとえその食事の味が少々好みではなくとも、雰囲気に負けてしまい「また来よう。美味しかったわ！」と言ってしまうことも多いのではないかと思う。日本人は話題の店や繁盛店が好きだし、人気店の「当店の一番人気商品」などと書かれた皿を見るととりあえず嗜んでしまうであろう。

飲食店と鍼灸院を一緒にするなと思われるかもしれないが、商売こそ違うけれど、意外と異業種に学ぶことも多いと思う。

さて、話を元に戻すが、仮に院長が根暗で愛想のない人間であったらどうであろうか。余程の技術者で「なんでも必ず一回で治る！」と有名な先生であれば保護者側も我慢をするであろうが、普通は保護者に「人間性が受け付けない」と思われて再来院はしてもらえない。

また、あれやこれやと保護者に注文ばかりする鍼灸師も再来院にはつながらない。まるで知識人のように雑誌や育児書で調べ上げた知識をまき散らす鍼灸師もいる。保護者は説教や知識を得るために来たのではない。保護者は子どもの身体の悩み相談ではなく、子どもの不調や病を治してほしいと思ってきているのである。誰でも知り得る知識や言葉は今の時代、特にネットに慣れている若い保護者にとっては全く必要ない情報である。

初診の保護者の説得で重要なのは、保護者に患児の予後について、自身の言葉で話すことである。特別な言葉は必要なく、簡潔に「その時の患児が訴えている症状への回答」をすることが重要である。今日は天気がいいとか、この子は笑顔がかわいいねえとか、服が似合っているなどそんなことはどうでもいいのである。そんな子どもの評価を得るために来たのでは無い。保護者が欲っしているのは、ネットや育児書に書かれていない「超プライベート・完全オーダーメイドの診察結果」である。

治療歴の浅い鍼灸師や、小児鍼患者数が伸びない鍼灸院はどこか保護者に向き合うポイントがずれている。子どもや保護者を無理におだてなくても、当たり前の診察をしっかりと行ってさえいれば、必ず再来院する。もちろん患者のための前向きな姿勢はどんなものでも無駄にはならないが、精神力が保護者に寄り添っているかどうかが、増患の仕組みなのである。

例えば小児喘息で訴えて来院した保護者には「お母さん、少々通院に費用が掛かってしまいますが、必ずこの喘息はよくなりますので、しばらく指示された日にちと期間で継続して頂けませんか」と素直に説明すれば、大概の保護者は引き受けてくれるはずである。そこに要らない飾りつけの天気話や洋服のデザイン話などをするから「説得」している言葉に雲がかかるのである。

DAISHIRYU 5

保護者の説得には語彙力が必要

新人の鍼灸師が保護者と面談をしている際、会話時間が圧倒的に短く、しかも冷淡であることが多い。言葉の数が少なく、単語を並べ、相手の話に返事もせず、なんとなくな調子で治療が終わっていたり、治療後の説得が終わったりしている。傍から見ているとハラハラする。そんな保護者が帰り際、受付で応対しているのを見ると笑顔が消えている。つまりなんとなく治療をしてもらったような感覚でしかなく、嬉しさも感じられない。当然、子どもの笑顔もはっきりとしない。

だらだらとお世辞を言ったり、子ども向けの顔をして保護者に接していても、応対した鍼灸師を「優しい子ども好きな先生」とは認識するだけである。決して「上手な先生」「我が子を理解している先生」とは思わないであろう。保護者に対しては必ず適切な表現で理解・納得してもらわなければならない。そのために保護者の十分な説得が必要なのである。

さて、保護者の説得が上手くできない鍼灸師の場合、その理由はどこにあるかと聞かれれば、単純に知識力や表現力に乏しいということである。また究極的に言えば、会話力、つまり語彙力の欠如が見受けられる場合もある。

保護者の「説得」は保護者が「納得」することである。「説得」と「納得」では意味が異なり、「納得」させるために、言葉の力が必要なのである。保護者が「納得」をするから「説得」したことになるのである。

しかし、必ずしもおしゃべりが得意であるとか、説明力が上手であることが条件ではなく、内容的に会話の道筋がきちんと流れているかどうかがポイントなのである。その流れとまとめには表現技法が必要で、表現技法には語彙力が必要なのである。

説得に重要なのは、対等な反語表現を一対一で取得するのをお勧めする。例えば「明るく元気」に対して「弱々しく元気がない」、「言葉数が少ない」に対して「キーキーと高い声」等である。これらのボキャブラリーを自分の中で増やし、さらにそれらの表現をプラスの言葉に言い換える表現もストックしておく。溜めた表現を会話術に盛り込むことが大切である。

例えば、保護者に対して「お子さんは、キーキーとうるさいですね」とは露骨に言えない場合もある。「元気がありすぎて発散したいんでしょうね！」や「声がよく出て健康すぎますね」といえば柔和な表現になる。

このような表現力、語彙力はどうやって養うのがいいのかというと、ずばり読書と作文である。読書で頭の思考力を育て、作文でその思考力を表現することである。読書はともかく作文はどう鍛えればよいかと言うと、「患者のカルテ記載に注意すること」が毎日の訓練として非常に有効である。

カルテにはいろいろな形式があるが、お勧めなのは、概ね20文字程度の短文を、全体で5～10行くらいでまとめ、所見を書き続ける。その際、医療用語はなるべく記載し、解剖学的用語や生理学的用語は必ず記述すること。

所見をカルテに記載するときは既に患者の治療を終えており、頭の中は治療風景や保護者への説明後となる。そのため、実質はその時の様子を自分が持っている語彙力を使ってまとめる作業となる。治療中の保護者への説明は簡便な用語でわかりやすく、しかしカルテ記載時には専門用語で記載する。

この思考を「まとめる」「書き出す」訓練が、保護者の説得に実に役立つのである。このような訓練を繰り返しているうちに語彙力や表現力が身につき、自然と言葉の表現の幅が広がり、保護者への説明力がパワーアップするのである。圧倒的な語彙力を有する鍼灸師の所には、必ず患者が集まるのである。

DAISHIRYU 6

「空気が読めない親」には、肯定してから説得をする

治療院にはいろいろなタイプの方が集まってくるのは当然で、院内の雰囲気もその時にいる患者のタイプによって明るくなったり、静かになったりとさまざまである。

しかし、例えば「疳の虫」の症状を持ったキーキー声の子どもが入ってくると、それまで気持ちよく治療を受けていた患者さんたちはさぞかし耳障りで不快になることであろう。

予約制で行うときは別としても、突然の来院や付添いで来院した子どもが疳の虫の場合、その治療院にとってマイナスイメージになってしまうことも注意しなければならない。

特に「キーキー言う子どもに無関心な親」が来た場合は要注意である。またこういう子どもに限って「バタバタ院内をうろつく子どもに注意が足りない親」であることも多い。

自分の子どもに注意をしない保護者は、周囲に関して無関心で周りの状況・環境の変化に気が付かない、いわゆる「空気が読めない親」である。その場合、とても対処方法が難しく、それぞれの親に適合した独自の説得を考えなければならない。

子どもが院内を暴れまくり、設備など音を立てて触りまくっても「駄目よ！　そんなことをしちゃ」くらいしか注意しない。本来であれば、「音を出してはダメよ、お母さんのところに来てじっとしていてね」と周りの患者に迷惑にならないように注意してほしいくらいなのにも関わらずである。

このようなタイプの親にいくら正論で説明していたとしてもほぼ間違いなく鍼灸師、治療院スタッフの話は聞いていない。いわゆる「無関心保護者」なのである。しかしながら「無関心保護者」は全く無関心かと言われればそれは違っていて、自分のことや我が子そのものに関しては特別に関心が高いものである。

無関心タイプの親を説得する場合、真っ向から療養の話や「疳の虫」や「夜尿」の話をしても聞き入れてくれない。そこで、子どもの行動を肯定的に受け入れて褒めてあげたり、親の頑張りにも賛同してあげることで心を開いてもらう。

無関心保護者が鍼灸師に心を開くようになると、全く関係のないような私生活の話を始めたり、育児相談などを話してくれたりする。話を肯定的に進めながら、時折うなずいての途中で「説得」を挿入する。一例をあげるならば、「今日は治療に来れてよかったね。お母さん毎日大変ですね。ご苦労様です。実はこの子はとっても元気な子なので心配しなくてもいいですよ。いろんなものに関心が多すぎて毎日が楽しすぎるから、逆に言えば旺盛な興味からみると賢すぎるんですよ！　少しずつ治療をすれば、だんだんリラックスして過ごすようになりますから、諦めずに根気よく治療を続けましょう」と言えば納得するはずである。

人間は皆、個性があって、話し方や身振りの仕方など、感動の仕方がさまざまである。したがって、伝達ツールとしての「言葉」は相手によって変えていかねばならない。通り一遍の言葉ではなく、相手に伝わりやすい表現で説明しなければならない。

鍼灸師側も言葉を十分に使いこなす必要があるが、その前に、保護者の身振り、仕草等から気持ちを察して、保護者の行動を真似しながらコミュニケーションしていくと入りやすいかと思う。明るい表情の母親には明るい話題で、口数の少ない母親へは、端的なわかりやすい表現で話をする。また、繊細な母親には細やかに筋道を立てて説明をしていくとよい。そしてまずはその保護者にとって最高の「褒め言葉」を発見するように行動観察から始める。斉藤孝氏は、ネガティブベールを取るべき初めの言葉である「いいですねぇ」を枕詞にして話すと褒める体制ができると説明している。「いいですねぇ」を始めに口に出してみてはいかがだろうか。

DAISHIRYU 7

急がない、慌てない、答えを求めない

例えば、治療時に「便秘を回復させるには、水分を多く取らせるとよい」とか「運動をさせるとよい」と伝えたり、皮膚の状態を見て、「ここが最も皮膚反応があるから冷やさないように注意しなさい」等、保護者に対して指導することが多くあるが、実際には治療家が便秘になった際に、自ら患者に与える指導を本当に実践しているかと問われたら、正直疑問である。

儒学者の佐藤一斎氏は「他人の行動や態度、考え方を測りごとで計測はできても、自分も計測できていないで指導することには関心が持てない」（佐藤一斎著『「現代語抄訳」言志四録』ＰＨＰ研究所）と述べている。常に反省心を持ちながらこれを共有するように会話をすることで、保護者や相手には強い説得力のあるメッセージが与えられると思う。

例えば、保護者に「あら、今日はさっぱりとした顔つきですね」と問いかけたとき、保護者は「そうなんです！　今日は朝から便通がよくて子どもも機嫌がよいんです。昨日の鍼がよく効いたんですかね？」と言われれば合格である。

しかしこれを「どうでしたか？　昨日の鍼はよく効いたでしょう？　それで、便秘はどうでしたか？」と問いかければ、保護者は回答や言葉を失う。なぜなら「昨日の治療はよくなったでしょう？」と聞かれる質問に答えようがないからである。

治療に効果があったのか無かったのかは保護者の方では実際はわかりにくい。従って、顔色のよさや行動を観察してそれがどのように変化をしたのかを説明してもらうとわかりやすいのだ。

これに「昨日の治療は実はお腹の音を聞いていたら、少し音が乏しく、あまりよく響かない音をしていたので、今朝は便秘が解消するかどうか心配していました」と付け加えると納得してもらいやす

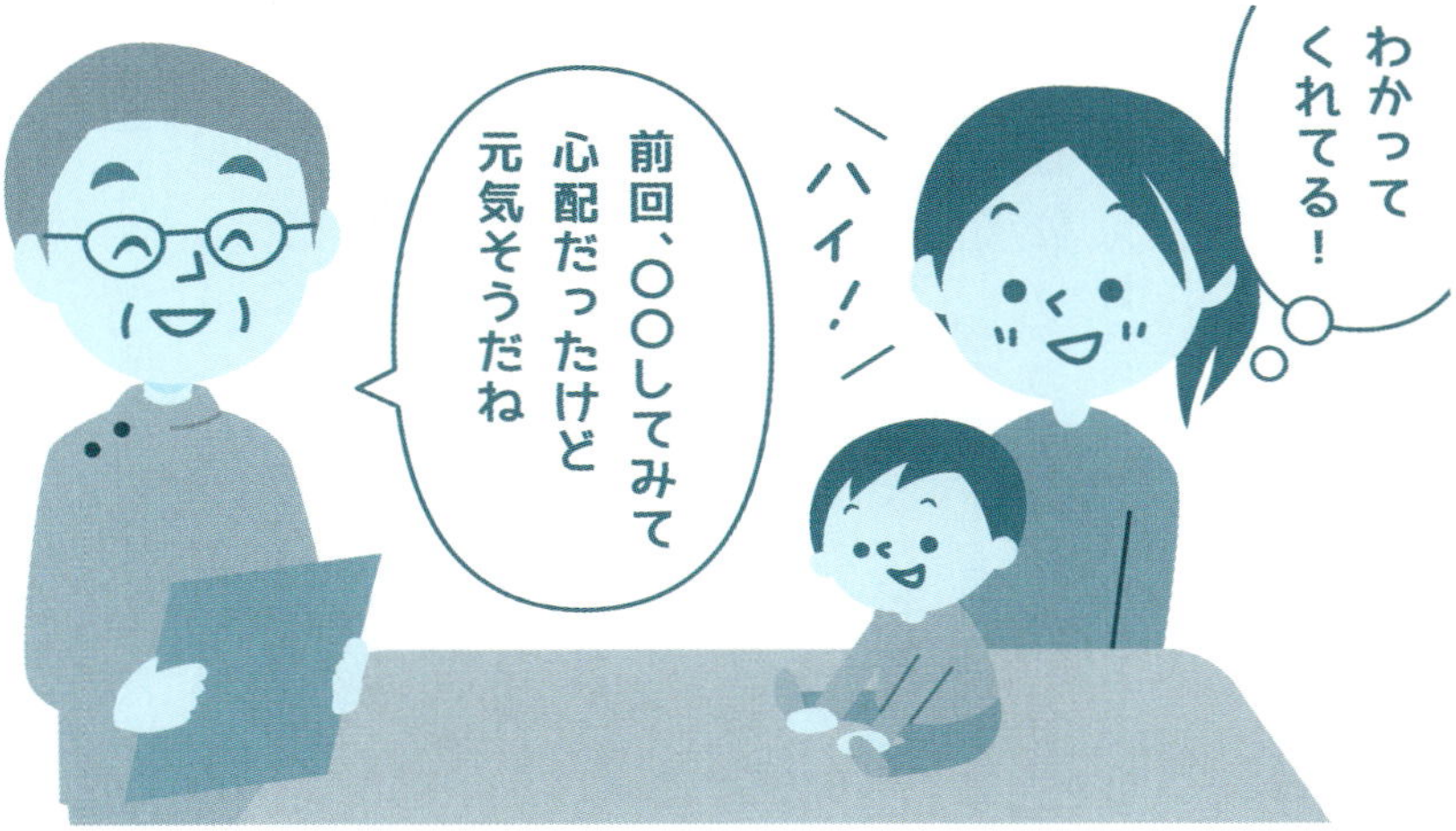
前回、○○してみて心配だったけど元気そうだね
ハイ！
わかってくれてる！

い。

鍼灸師の謙虚な姿勢での施術は、意外に保護者に伝わっていることが多い。

「○○してみて、やや心配でしたが、今日は顔色が良く、すっきりとされていますね」と聞く。

保護者の方は、「はい、あの治療の後、すぐに寝てくれて、食事もおいしそうにいつもより多く食べてくれて、機嫌がよかったです」となる。

単に、「元気そうになったね」「顔色がいいね」では効果が少ない。

鍼灸師が経験した、自身で考えた方法で治療してみた等の言葉を付け加えた質問や観察結果を表現することはとても効果があると言える。

保護者に問いかけるメッセージは急がずに、慌てずに、答えを求めずして、保護者の最も聞きたいこと、関心のあることを自分にとっても一番の関心ごとのようにして問いかけなければメッセージは伝わらない。しかしながら自分の経験則と保護者の経験則は必ずしも同じではないことも鍼灸師は常に心得ておかなければならない。

DAISHIRYU 8

何より大切なことは巧みな言葉より行動

本章では、保護者の説得技術を記載しているが、保護者の説得だからと言って最もらしく、言葉巧みに理解させようと努力してほしいと言うわけではない。綺麗な言葉を選び、あたかも「あなたのために」と言っているかのように話しかけている鍼灸師を見かけることもある。しかし、保護者の心配や生活習慣も知らないで、またいかにも何でも知っているかのように、永遠とうんちくを述べて納得させる姿は、保護者には全く馬鹿馬鹿しく低劣に見えるものである。

前項で紹介した佐藤一斎氏の著書の中には「信を人に取ること難し。人は口を信ぜずして身を信じ、身を信ぜずして心を信ず。ここを以って難し」といった言葉もある。これは人間はいくら言葉巧みに口説かれても、その人の行動を信じるもので、また行動ばかりではなく、その人の心のあり方を信じるものであると述べた言葉である。飾った言葉は心には響かず、むしろ恥を奏でているようなものであるのだ。

鍼灸師が本当に心を込めて保護者に話しかけている言葉には、その言葉通りの行動や心のあり方が姿として現れ、保護者は心を許すのである。

例えば、チックのある保護者に「お母さんがもっとこの子に普段以上に接してあげて、声をかけてお話をする時間をとってあげて下さいね。お母さんが忙しくしていてイライラしている態度は子どもには十分写っているのですから」などと説得したつもりでいても、話し終わった瞬間に、鍼灸師がそっぽを向いて違う仕事に忙しそうに向かう姿勢や、電話がなってイライラと話の腰を折るする姿など、鍼灸師の態度を目の当たりにすると、その保護者の目にはすべて台無しとなるものである。

鍼灸師はその保護者の姿が完全に見えなくなるまではいつも見られている、評価されていると考え

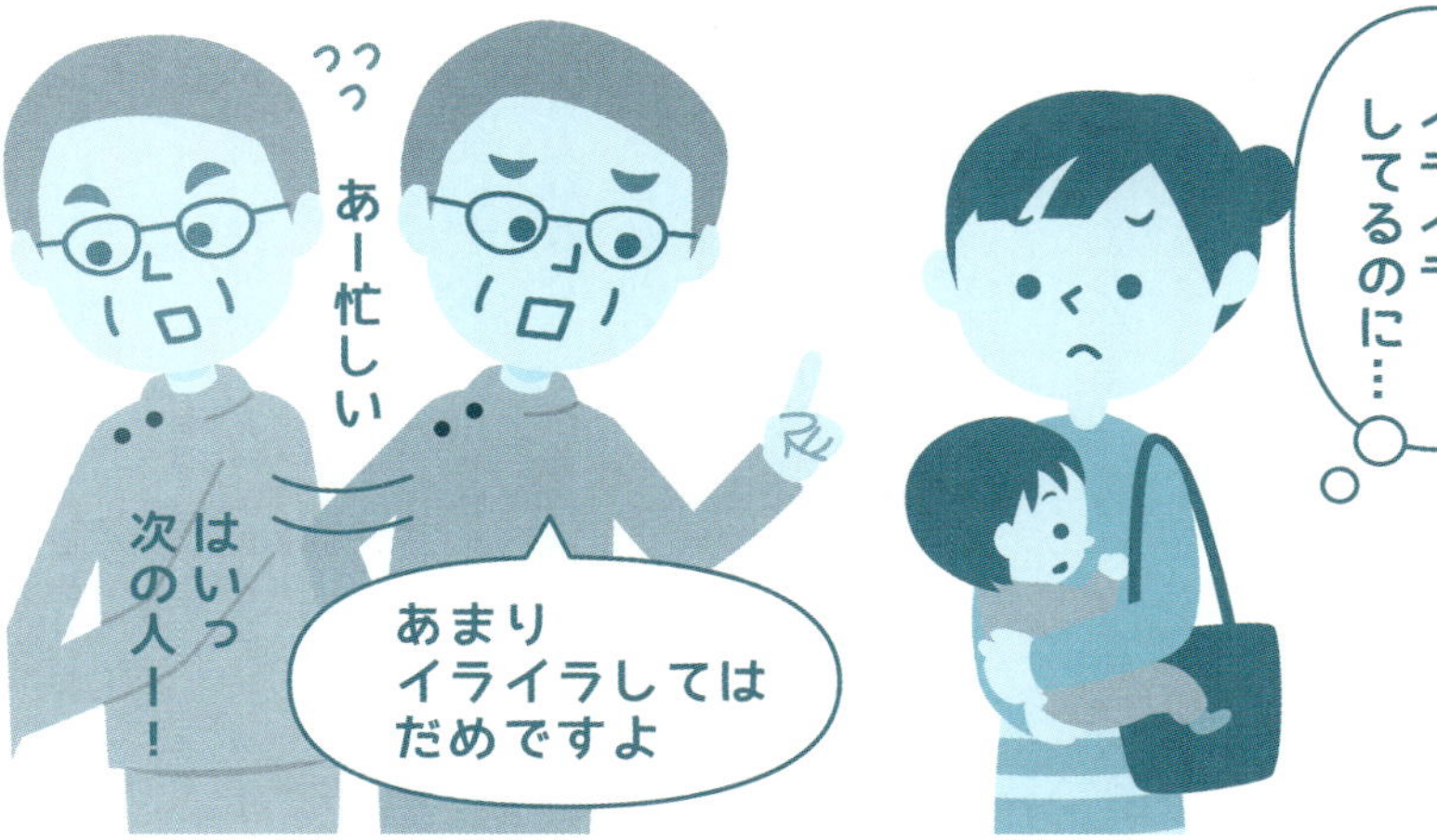
自分もイライラしてるのに…
あまりイライラしてはだめですよ
あー忙しい
はいっ次の人ーー！

ておいた方がよいだろう。

しかしながら、そうはいっても体裁さえ整えればよいのか保護者が帰るのを見届ければだらしなくしてもよいのかという質問があるが、決してそういう意味ではない。

人間としての考え方や想像力が普段の説明や行動に出るものである。患者や保護者の観察をいつも鍼灸師側が観察している様に、保護者や子どももそんな鍼灸師側を観察しているのである。

鍼灸師側はたくさんの患者を診察しているし、カルテを見ないとその子どもの状況が見えてこないケースも少なくないがが、子どもが大人を見る目はとても繊細でちょっとした仕草や行動をしっかりとみているものである。いい加減な態度・行動・発言は慎み、真面目に目の前の子どもの状態が早くよくなるように診療に当たれば、自ずと子どもにも保護者にも伝わるし、伝える言葉の表現力も変わるものである。

鍼灸師は言葉の表現力が上手なことはもちろんよいことではあるのであるが、真摯に前向きに行動を伴うよう配慮しなければならない。

DAISHIRYU 9

育児経験のない鍼灸師が保護者を説得する方法

大師流小児鍼の患者は子どもであるため、自己管理で治療院を訪れることはない。保護者が子どもの状況を見定めて、必要と思えば我々鍼灸師のところへ連れてくるということになる。現在の症状の治療がたとえすべて完了したとしても、次回の診療に繋げるためには保護者の説得が必要となる。

鍼灸師と言っても子育てを終えた鍼灸師もいれば、子どもを授かって育てた経験のない鍼灸師もいる。育児経験がないからと言って大師流小児鍼ができないわけではない。ここでは、育児経験がない鍼灸師（年齢問わず）が保護者を説得するときの方法を紹介する。保護者目線ではなく、鍼灸師目線からの話である。

子育て経験のない鍼灸師は、保護者の説得にとても抵抗を感じているだろうと思う。子育て経験がないのに子どもの相談や養生を指導する立場にあるのだから、ハラハラドキドキである。実際に子育て中の保護者が悩んで、しかもお金を払って治療を受けるので、プレッシャーがかかるのは至極当然の事であろう。

子育て経験の有無にかかわらず鍼灸師は保護者の前で毅然とした態度で、きちんとした指導は行わなければならない。子育てに関する語彙力も少ないであろうが、それがかえって説得力が増す場合もある。知識や経験、言葉が多すぎて、保護者が困惑するよりはむしろ、言葉数が少ない方がよいケースもあるのだ。自信をもって指導に当たってほしい。しかし、語彙力が少ないことでよいこともあるとは言ったものの、的外れな言葉を発していたのでは話が論外で保護者は鍼灸師の知識や力を一発で見抜いてしまうことになるであろう。

私が実践していることは、とにかく育児、小児の障害などの関係書物をしっかりと読むことである。

そうすれば、例えば広汎性発達障害（一般に言う発達障害）について悩んでいる保護者に対しても、十分に対応が可能である。

最近の保護者はインターネットなどで多少の知識はあるのでちょっとした単語くらいは知っている。その単語を鍼灸師が発することによってそこから共有できる可能性もある。

発達障害の子どもについては後程解説をするが（210頁参照）、なかでも自閉症の子どもは「選択的注意」が欠落している。そのため、例えば周りの音が選択（必要な音だけ聞き取る）して聞き取れず、雑音を含めてすべてを聞いている。いわゆる脳のハードディスクが容量オーバーになっているので、パニックに陥りやすい。

もし発達障害や自閉症かもしれないと悩んでいる母親がいたとしたら、逆に、このような「ほかの子どもの遊具を取って泣いているときに悪いという感情はありますか？」とか「お母さんの話をきちんと聞き分けできますか？」などと問診すればよいわけである。

もし仮に、そういうことはありますというのであれば話題は発達障害の検査の受診を促す話題になり、そういうことがないようであれば、「大丈夫」と励ましてあげられるのである。こうした質問ができることで、「育児経験がない鍼灸師」も気後れせずに対応できるようになる。

育児経験がない鍼灸師でも、事前にしっかりと知識を得るよう日々努力をし、その知識用語などで保護者と円滑に会話が成り立つようであれば、その先の保護者の説得はできるのである。

保護者の方も多少の育児用語、育児知識を持ち合わせているため、必ず答えてくれる。会話のキャッチボールができるようになれば、育児経験とは無縁の技術なのであって、育児経験がなくても大師流小児鍼をすることができるのである。

DAISHIRYU 10

さり気なく出た、ちょっとした言葉が母親に響く

子どもが病気になって、やっとの思いで病院へ連れていく時の母親の心理はいかなるものであろうか。それが深夜であったなら、なおさら診察してもらえる機関や医療スタッフに感謝の念を抱くに違いない。親は子どもの症状をまるで自分の症状のように痛みを共有している。

人は、弱い立場になればなるほど診察を受け持っていた医師や鍼灸師に感謝するものである。

そんな時、母親の心に響く風景は鍼灸師や受付スタッフの診療姿勢、態度・言葉づかい、動きや言動である。マナーの行き届いた言葉や姿勢だからといって、心に響くとは限らない。

診療室のピンクの優しい壁紙や癒しの音楽、キッズコーナー、トイレの中のアメニティなどは心を和ませてくれる道具にしか過ぎない。本当の心を感動させてくれるのは「ちょっとした言葉」であることが多い。

母親が鍼灸師の言葉に期待することは、ありきたりの育児書に書かれている言葉や表現ではない。「育児書に書かれている状態に子どもに自分の子どもには当てはまらないから」「育児書に書かれてある内容に不安があるから」来院するということもある。初めて子を授かり、初めて病気をした子どもへの母親の心情は計り知れないのであって、育児書に解決法が指南されていてそれに納得しているならば、わざわざ通院は必要ないであろう。育児書に期待するのではなく、「わが子の症状への我が子だけの心の処方箋」が欲しいのである。

もちろんこちらが育児書を知り研究していることは重要である。しかしながら育児書に書かれてある内容をそのまま保護者に説明しているような鍼灸師は最低である。鍼灸師は、例え保護者が育児書による「間違った子育て」という周囲の保護者と異質な子育て方法をしているからと言って非難はで

きない。むしろ肯定的にとらえ保護者の意見や姿勢を見届け肯定的に話や行動を観察し、その結果生じた子どもへの影響を「さり気なく出たちょっとした言葉」でコメントしてあげればよいのである。

例えば保護者が「先生、うちの子毎日寝る前に限ってぐずるんです。あまりぐずるものだから、頭にきて好きなようにおもちゃ遊びをさせてしまうんです。全く言うことを聞かない子どもなんです。こんな時どうしたらよいのでしょうか」という質問をされたとする。

育児書にはいろいろな角度からその対策方法が書かれているが、そのどれもが正論でありはするものの、なかなかわが子には適応しないで困っている。

こんな時はまず保護者の心を和ませることから始める。「お母さん、いいじゃないですか！　ぐずるということは元気よく生きてる証拠です。幼い子どもは昼も夜も区別がつかないで当たり前。またお母さんは区別がつくから夜になって寝てくれない子どもを見ると腹が立つ。だからお母さんが頭にきて好きなようにおもちゃ遊びをさせてしまうのは全く問題ないですよ！」と肯定する。保護者の行動を肯定して、子育てが間違っていないことを知らせてあげることが重要である。そして「まあ、この子賢すぎるんやなー。まあ賢いからお母さんが寝ればそのうち疲れて寝るだろう」と「さり気なく出たちょっとした言葉」をぼそっと聞こえるか聞こえないかくらいで伝える。

母親はこうした「ちょっとした言葉」をしっかり聞いている。保護者は自分の子育てや子どもに対する姿勢を、他の保護者や子どもと比較して、「不安煽られている」のである。

母親の不安が子どもへの「行き過ぎた関心」へとつながっている。行き過ぎた関心を少しでも解消してさえあげれば、不安は減少し、子どもへの寄り添い方も柔和になるに違いない。「さり気なく出たちょっとした言葉」が母親に響くメッセージなのである。

DAISHIRYU 11

紹介されてきた重い症状の子どもを持つ保護者の説得方法

大師流小児鍼の治療を取り扱っていると、さまざまな形で子どもを紹介して頂くことがある。紹介する方の子どもが例えば「疳の虫」であったら、紹介先も「疳の虫」で困る子どもが来るとは限らず、相当頑固な便秘や、相当なひどいアトピー性皮膚炎を患っているといったケースもある。

紹介する方がなぜ知り合いに小児鍼を勧めるかは簡単で、「今自分の子どもを治療してもらってとてもよく効果が表れたから」である。紹介する方の心情になって考えてみれば、あれだけ悩んでいた我が子の症状が改善されたことが嬉しくてたまらず、「こんなによく効くのであるならきっとお友達の子どももすぐによくなるに違いない！」と想像して紹介してしまうのである。「しまうのである」と書いたのは、鍼灸院側も紹介していただくことはありがたいのであるが、紹介された保護者の想像以上の期待度に応えられるかが心配だからである。

紹介されて来院した保護者は「信頼のおける〇〇さんの一押しの治療院だから、どこへ行っても治らなかった症状が数回で治る」と期待に胸を膨らませて来院する。鍼灸師としてはとても荷が重くなり重圧感が生じるのも無理ないであろう。

紹介された保護者はまるで既に鍼灸師側が何でもできるような錯覚に見舞われている場合も頻繁にある。それに輪をかけるようにして、紹介者も鍼灸師に向かって、「〇〇さんのお子さん、よろしくね！」等と顔を立ててくる。私以外にもそういった経験をした鍼灸師は大勢いるかと思う。

やはり迅速に治療をして結果を出すことが肝心だが、そんなマジシャンのような治療は一般的には不可能だろう。このような過度な評価を真に受けて症状の重い子どもが紹介されてきた場合の保護者との接し方の例を記載する。

山口創氏は母親を3つのタイプに分けて考えている。第1タイプは、子どもの要求に即座に反応するタイプ。第2タイプは、子どもの要求にはなかなか反応しないタイプ。第3タイプは、子どもの要求に拒否的に反応するタイプ。簡単にいえば、「何でもいうことを聞く母親」「聞かないふりをする母親」「何でもダメという母親」の3タイプである。そして第2のタイプに育てられた子どもは不安に怯えてよく泣く。また第3のタイプに育てられた子どもは、予め拒否された辛さを回避しようという防衛反応が生まれ、母親との距離を取ろうとすると説明している。

私自身はこのように人間のさまざまな性格を分類しているわけではないが、多かれ少なかれ山口氏の分類に当てはまる保護者は存在すると共感できる。紹介されてきた保護者の性格をいち早く読み取り、それに応じた対応をすることがとても大切であると感じている。

紹介されてきた保護者の場合、問診表を見て、保護者の最も気になる部分をさまざまに質問攻めするようにしている。決してこちらから回答をすぐさまに出すことは無い。ただ聞くだけ。頷くだけである。特に先述の第2、3のタイプの保護者にはより詳しく話をさせて、じっくり聞くことにしている。少々話が長くなっても仕方がない。そして散々保護者が話のネタが切れたときに一言話すことにしている。「お母さんの説明してくれた内容を基に少し工夫した治療をしてみますので、しばらく時間をくださいませんか」ということにしている。

これは紹介されてきた場合に限らないが、保護者との会話の際、鍼灸師側の意見に対して献身的であるかどうか、上から目線で物事を考えるタイプか、何でも「治る治らない」をいち早く結果を求めるタイプなのかを見分けて接遇する必要があると考えている。

最近では、こちらが問いかけているにも拘らず、目さえ合わそうともしない母親や、また話しかけてもゲームに夢中な子どももいる。相手の心を見極める対話力や工夫がより問われる時代になってきているのは明白である。

DAISHIRYU 12

保護者の説得失敗例

保護者の説得とは、治療後に鍼灸師が子どもの状態について気が付いたことを説明したり、治療回数や療養の方法、次回の来院日程などを指導する場面である。これまで説明してきた通り、説得方法は相手に対して言葉で説明することが大切である。

必ずしも鍼灸師側の思いが通じているとは限らない。毎日来院してくださいといっても、保護者にとっては空耳でしかない時も多々ある。それは保護者が納得していないからである。「説得」と「納得」は異なる。ここでは、私が納得がない説得をしてしまった、つまり「説得失敗例」の実体験を紹介しておく。

例えば夜尿症時の事例をご紹介する。小学校4年生のA君。夜尿は、ほぼ毎日。母親は一年後に控えた小学校五年生の二泊三日の課外学習に悩んでいる。そんなA君に私は夕方からのスナック菓子を控えるように指導した。また、オムツの重さを計って記録をしてくださいと依頼した。そして同時に就寝後2時間から3時間の間に一度起床させて、トイレに行かせるように指導した（大師流小児鍼では通常子どもは起こさない）。子どもが就寝する時刻が21時とすれば、23時から24時には起こさなければならない。丁度保護者だって眠りにつきたいか眠っている時間でもある。夜尿症治療としての保護者へのアドバイスはもっともらしく見えるのであるが、毎日きちんと几帳面にできる母親なんてそうはいない。例えできたとしても、即効性があるわけではない。そんなことを分かっていて、平気で保護者に依頼していた。夕方の塩分摂取量を控えること、塩分を控えれば水分の量が減る。また、就寝後一度起床させて排尿させるのは、良質な睡眠をとらせるためでもある。オムツの重さを計るのは鍼灸師側が数値的な指標がほしいだけのことで、鍼灸師サイドの都合であるに過ぎない。

そういった鍼灸師サイドの都合による説明・指導を盛り込んでいる時点で「保護者の説得」ではないし、できないことを押し付けられると、保護者は継続して通院する意欲に欠けてしまう。

また、保護者が子どもの育児について不安を持ち、保護者が「何を言ってもいうことを聞かない、ダメだと言っても無視する。都合のいい時だけ甘えてくる。はっきり言って一日一緒にいると疲れるんです。こんな時怒っちゃいけないって先生は言うけれど、怒らないでどうしたらいいっていうのですか」とひどい剣幕で押しかけてきた。私は保護者の子どもへの関心力と保護者の勝手極まる生活態度を改めるように指導をした。「子どもは親のすることを真似するんです。お母さんがまずそういった態度を改めないと子どもだっていうことは聞きませんよ」と育児書や子どもの育て方などの書物を紹介したりして、親の子どもへの態度を改めるように指導した。これによって説得ではなく「説教」になってしまったというケースである。もちろんよかれと思っての発言なのであるが、否定的なことを聞かされ、延々と説教されると誰だって気持ちのよいものではないであろう。そのうちこの保護者は顔色が悪くなり、下をうつむいたままとなり、何も言わずに院を後にし、その後二度と来院していない。

こちらも保護者の説得としては失敗例である。鍼灸師は、時として保護者へのアドバイスをすることがあるが、一つ間違えると説教となり、気持ちのよい会話にはならない。そして言われたくもないことをえぐられて、怒られるわけであるから、大の大人に子どもの教育問題に否定的であることになりかねない。保護者からしてみれば大きなお世話なのである。保護者から欠点を暴き出してくださいと言われたわけではないのである。

まだまだ失敗は数々あるが、いずれにしても、説得で一番大切なことは、保護者の最も気になることを最も簡単に簡潔にアドバイスすることではなかろうか。初めからは難しくても、失敗を繰り返しながらよりよい保護者の説得を心がけ、保護者に信頼をしてもらえる鍼灸師になってもらいたい。

DAISHIRYU 13

発達障害であるとわかっている保護者への対応

治療院に小児鍼を求めてくる保護者の中に「軽度発達障害児の息子がいます。小児鍼で治療してもらえますか」という問い合わせがある。

発達障害についての詳しい解説は発達障害の専門書籍をご確認いただきたいが、発達障害児の子どもの特徴を列記してみると、「ぼーっとして人の話を聞いていない」「会話が成り立たない」「忘れ物が多い」「片付けができない」「ひとつの遊びに拘ってそればかりで遊んでいる」「ほかの子ども達とは別に行動しマイペースである」「落ち着きがなく動き回ることが多い」「おしゃべりをしだしたら止まらない」「すぐにかんしゃくを起こす」「手のひらをバタバタさせる」「ピョンピョン飛ぶ」「同じ動作を繰り返す」「服を順番に着ることができない」「手順通りに作業ができない」「集中力がない」等々である。列挙したらきりがなく、その症状も子どもの数だけある。基本的には概ね「落ち着かない」がひとつの共通事項であるともいえる。

発達障害は、自閉症やそのスペクトラム、ＡＤＨＤ、アスペルガー等広範囲に及ぶ。既に発達障害専門家の所へ受診をしているケースもあるし、相談はしたが薬物に頼りたくない、または子どもが行くことを嫌がったり、保護者の世間体を気にするという心理状態から治療を拒否するケースもあったり、と状況は多岐にわたる。

このような広汎性発達障害時に鍼灸師はどのような保護ができるのであろうか。

最近では、発達障害は母親が妊娠中毒になったり、新生児期にインフルエンザや麻疹・脳炎・脳膜炎などを患うことで、脳の発達に影響することがわかってきている。母親の妊娠中の喫煙やアルコール摂取や環境因子、遺伝的要素もあるとも言われている。

発達障害児の形成にはこのように環境因子がさまざまにある。そして、幼少期の脳の発達に影響を与えた結果おこる場合もあるという結果から、大師流小児鍼の皮膚刺激療法はとても役に立つのである。よって、大師流小児鍼を定期的に行っていくように指導することが大切である。

脳神経は6歳くらいまでは、完全に大人の神経組織にはなっておらず、たとえ何かの原因で、神経細胞が遮断されても、神経回路の修復がなされる。これが10歳くらいになると成人の脳に成長するため一度脳への神経ダメージが生じると、治りにくくなるのである。

大師流小児鍼をすることによって、皮膚刺激信号が脳神経へ刺激が行われ、成長を育むため、その効果は専門医の治療と同調して有効であると考えられるのである。皮膚接触する大師流小児鍼は脳神経細胞の活動にもとても有効であり、積極的に治療してもらいたい。

保護者への対応として、「発達障害児の聴覚は過敏であるため、すぐに脳の情報がいっぱいになり、パニックをするので、手足をバタバタさせたり、ピョンピョンと飛び同じ動作を繰り返すことによって、脳情報を整理している行動ですから、叱らないようにしてください」と説明する。「叱る場合は子どもを叱るのではなく、行動を叱るようにしてください」というべきである。発達障害児を持つ保護者は常に周囲から、「お前の育て方が悪い」と言われていることが多く、心が「うつ症状」になっていることもある。鍼灸師は肯定的に寄り添って話をするべきであり、保護者の心を解放してあげることが何よりも大切である。

次に食生活についてはオムライス、カレーライス、アイスクリーム、サンドイッチ、焼きそば、スパゲティ、目玉焼き、ハムエッグ、ハンバーグ、餃子、トースト、クリームシチューなどのオメガ6脂肪酸を多く含む料理の過剰摂取を控えるよう指導する。オメガ6脂肪酸は、細胞神経の生まれ変わりにマイナスに働くと言われているので、相乗効果が期待できにくいからである。

DAISHIRYU 14

学校等で発達障害の疑いと言われた時の保護者への対応

本来、脳機能障害に関しては、小児はりは不適応症に含まれる。根治が限りなく不可能に近いという理由である。しかし、大師流小児鍼で発達障害児に治療を行うと、飛躍的に改善され、健常児と変わらないくらいにまで成長してくるケースも多々ある。

近年、幼稚園・小学校・中学校などで特別支援学級の児童数が増えている。これは、発達障害児が増えてきているというのではなく、個人懇談会などで担任から専門科医への受診を勧められたり、保護者自身が我が子の授業の理解度に不安を持つ中で、進んで専門医に行かれたり、発達障害に対する意識が高まった結果でもある。

現在小学校一学年に6・4％の発達障害児がいる（1教室に1～2人）。実際の教職員は対応に苦慮しているという現状があり、学校側から「落ち着きがない等、発達障害の疑いがあるので一度病院で診察を受けてください」などと促される。このように自分の子どもが「発達障害の疑い」等と言われればどのような保護者であっても、「うちの子はそんなんじゃない」「落ち着かないのは子どもだから当然」と思うのが一般的であろう。発達障害については一般的にも認知度が低く特別扱いをされているのが現状である。

では、「我が子が発達障害であると認めたくない」保護者が鍼灸院へ訪れた場合、鍼灸師はどう対応したらよいのであろうか。あるいは「学校から発達障害かも知れないと言われたので鍼で治るのか」と来院した場合の対応はどうであろうか。

発達障害のその特徴は3つある。①相手の気持ちがつかめない。場にあった行動がとれない。②コミュニケーション障害で、言葉の使い間違い、会話が成立しにくい。③行動、興味が限定して反復、常同的であるということである。

これらに加え、およそ90％に何か感覚過敏がおこっている。例えば聴覚（機械音、サイレン、雑踏の音など）、味覚（偏食になる）、視覚（絵本の特定のページ、ＣＭの場面）、触覚（抱かれる、洋服を着るなどの皮膚接触を嫌う）など特定の刺激に苦痛不快を示し、回避する。

大師流小児鍼の鍼灸師であれば、来院して来た子どもが小学生ともなれば、普通とは少し違う、一種独特の雰囲気を醸し出していることに気付く。初診では、〝なでる〟という動作でさえ拒絶する子どもも多い。ただし、この児童が発達障害であるかもしれないと感じても決して鍼灸師から先に口火を切らず、母親もしくはそれに匹敵する方へ直球ではなく、なるべく遠回しに問診するのが良策である。

当院の患者でも我が子が発達障害と診断されたことを実の姉妹にすら何十年も話せなかったという方がいる。このように、母親が我が子の発達障害をタブーにしてしまっているケースも多い。軽率にその地雷を踏んでしまうのではなく、母親の苦悩に寄り添い、共感しながらも小児鍼の有効性を伝えるべきである。それに並行して、早めの専門医への受診指導をおこなったり、専門医で敷居が高い場合は、地域の保健所や子ども支援センターへ相談に行くように指導する。目的は、言語や知育のリハビリである。

しかし、６歳未満の脳神経細胞が活性化している発達障害児に関しては、大師流小児鍼で飛躍的に軽快させられることが多い。

この幼少期に早期治療を開始すれば、落ち着いて集中して人の話が聞けるようになったり、発語が早くなり会話が成立して意思疎通がし易くなったり、色々な物に対して興味が持て、視野が広がり、将来引きこもり、登校拒否などの予防にも繋がり、社会性や行動のコントロールに役立つので、大人になってからの社会的活躍を期待できるようになる。

星野仁彦氏が「発達アンバランス症候群」（星野仁彦著『発達障害を見過ごされる子ども、認めない親』幻冬舎新書）という表現をしているが、我が子の発達障害をタブー視している保護者に対しては、鍼灸師から「発達障害とは障害と名付けているので、なんだか障害者の特別扱いであるように聞こえてしまうでしょうけれど、詳しくは発達アンバランス症候群であると考えてくださいね。つまり脳の発達がアンバランスを起こしているだけなのです」と説明するとよい。「歩いたり、走ったり普通の行動や運動ができることだけが発達や成長というわけではなく、成長段階で脳の成長が一時的にバランスを崩してしまうと、周りから落ち着きがない・噛む・叩く・集中しない、等言われてしまうことがあります。今はこの年齢でしっかりと治療をしていくとかなりの効果が出せるので、続けて子どものための治療をしていきましょう」と伝える。また「この時期を見失うと脳の発達の成長が終わって修正しにくい状態となり、社会的に適応できにくくなり、お母さんがさまざまな責任を果たしていかなければならないという状況になり、大変になってしまいます。ですから今、頑張って治療していきましょう！」と説得する。

次に特に食生活については先述のように、オメガ6脂肪酸といわれる食事系をなるべく避け、野菜や魚料理を与えてあげるように指導する。これは、発達障害のみならず喘息やアトピー性皮膚炎、花粉症などのアレルギー症状を持つ子どもにも共通する。食事等の知識を与えることも必要である。

DAISHIRYU
Pediatric Acupuncture
Chapter 5

5章

治療院のPR方法

DAISHIRYU 1

患者をリピートさせるコツ1

子どもに継続して来院（リピート）してもらうことは非常に大変である。初回、2回目、と来院したとしてもまたその次回、その次回と継続してもらうためには、どのような方法が一番望ましいのかを考察する。

まず、患者側がリピートする目的は何か。1つ目は、鍼灸師側が継続治療の内容を説明したから。2つ目は、なんとなく治療後の子どもの様子がよく、しばらく続けてみようと保護者が判断をしたから。3つ目は、周りにも子どもがよく通っているから。概ねこの3つである。どれも間違いではない。

では鍼灸師側のリピートをしてもらいたい最大の目的は何かと言うと、ズバリ「一度では治せないから」という理由に尽きる。

患者側は1日も早くよくなりたい。鍼灸師側は、1度ではよくならないと考える。この両者のギャップをより小さくすることに、次回の診療に繋げられるヒントがあると思う。鍼灸師側もできることなら1度の治療でよくなって欲しいと願うが、ある程度よくなっても数回は治療に通院して欲しいとも考えている。それは売り上げのため、という本音もあるだろうが、鍼灸師自身がどれくらいの治療回数で改善するのか明確に見えないからというのも1つの理由である。何度も通院してもらう中で、少しずつ保護者や子どもの様子を観察していきながら、状況説明をしていくからである。

初診で「疳の虫ですから1回でよくなります」と言えたのなら、リピートなどは考えなくてもよい。しかし、例えば「疳の虫は何回くらいで治りますか」と聞かれたら、その答えに即答できる鍼灸師はどれくらいいるのであろう。

ほとんどの鍼灸師は疳の虫の説明から入り、子どもの生活状態や様子を質問したり、その療養などの指導を行うことによって、治療計画を回答することが多いのではなかろうか。

しかし治療計画案を説明して保護者に理解してもらうだけでは実際には不十分で、その治療計画案が実際に通院できる範囲内であるのかの検討をしてもらう必要がある。

例えば、鍼灸師側が「週に2回通院してください」と言っても、保護者側が子どもの塾、おけいこ、手伝い、病院等で通えないとなればその計画案は意味ないものであるからである。

リピートに必要な条件は「患者サイドの許容範囲内で作成する」が大原則だ。患者側が週に2回は通院できないと言ったとしても、鍼灸師側は「それでは改善できません」という態度や口調を漏らすと、リピートにストップがかかってしまう。

患者をリピートさせるコツというのは、①技術がよい、②子どもや保護者に受けがよい、③鍼灸師の性格がよい、の3つが最低原則である。面倒見がよいというテクニカルやメンタルな部分だけではないのである。治療代金を支払うのは患者側で、続けるも続けないも患者側が決めるのである。

鍼灸師側は「お母さん、大変ですね。分かりました。それでは治療は10日に1度でも可能ですから、次回必ず来院させてください」と伝える。保護者へのねぎらいと予約日を確定して謙虚にはっきりと説明すれば継続患者となってくれる。これがギブアンドテイクの世界である。

DAISHIRYU

2 患者をリピートさせるコツ2

前項は説得に苦慮している比較的経験の浅い鍼灸師に向けて、リピートさせるコツをお伝えした。ここでは、比較的中堅から臨床歴の長い鍼灸師が患者をリピートさせている例、見習いたい姿勢を取り上げてみる。

臨床経歴の長い鍼灸師は、保護者の扱いや子どもの扱いも比較的手馴れている。患者の心情や子どもの動きに機敏で、その場の雰囲気を察し、行動力に富んでいる。子どもの体表観察や院内での様子をすぐに察し、場の雰囲気で保護者の説得もできるため、子どもへの不安感もほぼない。初めての子どもが来院した際にも、すぐに診察台に乗せることはなく、しばらく様子を見てから、治療を開始していることが多い。余裕の表れでもある。

保護者の説得はどの時点で行うのかは問題ではなく、鍼灸師が「子どもを診ているという姿勢」を保護者に訴えられればよい。従って、診察台に入る前の様子を見て質問をしたり、子どもを褒めたりして保護者の一番気になるところを調査してもよいわけである。情報収集がポイントである。

そしていざ診察台に乗せてから、腹部打診をしたりして保護者に「なるほど、先ほど院に来てからこの子を見ていましたけれど、やはり少し不機嫌になる理由が分かりましたわ！」と言う。

保護者は治療院にいる鍼灸師の態度や腹部打診での診察の様子や的確な言葉の表現方法などで既に心を奪われている状態となる。

ベテラン鍼灸師は治療の流れがスムーズで、また治療にメリハリがある。保護者の質問にも的確であって、あまり迷うことは無い。大ベテランになると次の来院日を指定しなくても勝手に患者の方から予約を入れるようである。また保護者の繊細な心を読み取ることも早いため、くどくどと説明することもなく、単一的に「明日から○日間通ってください」という。保護者の方は既に心が奪われているため、まるで主従関係だ。

そして、そんな大ベテランが必ず使う言葉がある。それは「覚悟の言葉」である。覚悟の言葉とは、つまり、よくもなるも悪くなるも患者様が決めることだと言い切ることである。正直、治療は経験がものを言う。例えば疳の虫治療の場合、何日くらい通えばよくなるとはわかっていてもわからなくても、臨床経験的に度胸があれば、「通えば治る」と言い切れる。初学者鍼灸師ではこれがなかなか怖くて言えない。

「私に黙ってついてこい」くらいのオーラも重要である。若い鍼灸師がこのオーラが見合うのかは疑問であるが、ここぞという時には強気に説得することも重要であるのだ。あるベテラン大師流小児鍼の鍼灸師は「治すかどうかはご両親の決意と覚悟です。子どもが健康になるかどうかはお母さんの価値観によります」と伝えるらしい。流石である。大師流小児鍼に精通してくると発する言葉にも力が入るのである。リピートさせるコツは鍼灸師側の思い切った態度も時として必要なのである。自分のお手本となり得そうなマイスターを見つけて真似ることも重要だ。

患者をリピートさせるコツはその時々で変化をさせるが、すべて無頓着に説明するばかりではなくても、必ず保護者側の「治療する目的」をさまざまな角度から観察することが重要である。金銭的に困っているのか、スケジュール的に困っているのか、薬物で治したくないからとかさまざまな保護者からの情報が視覚的にも聴覚的にも入ってくる。

その保護者の子育てのスタイルや生き方を観察してそれに応じて言葉の選び方を工夫し、雰囲気づくりを研究しなければならない。単に「○○さんが小児鍼をしたらよくなったから連れてきました」と言っていても、別の目的が隠されている場合がある。保護者の最も関心度の高い目的を崩すことなく、納得してもらうことが説得を効率よくする。これがリピート率向上のコツである。

DAISHIRYU 3

なぜ小児鍼に連れてくるのか

いろいろと試行錯誤して小児鍼を受ける子どもを増やそうとしていてもなかなか患児が増えない…という鍼灸師の悩みは尽きない。

小児鍼希望の患者が、鍼灸師から発信した情報をたよりに来院することは非常に少ない。インターネットの口コミ情報、既に来院している患者と育児の話になり子どもを連れてきてもらった、近所のご老人の紹介や地域のコミュニケーションからの情報などを頼りに来院する。

私の経験では、子どもの事で困っていて自らインターネットで情報を得て来院する保護者達は子どもの治療に対して思いが強いので、リピート率がとても高い。しかし、鍼灸師がたまたま小児鍼を勧めた場合や、ママ友の紹介での治療は「お試し体験」的な要素が強く、それ以降の通院率は低下する。一概に失敗とは言えないが、逆に一度体験治療することで、今後も継続してお金を支払い小児鍼を受けることに魅力を感じなくなる人もいることも事実である。

保護者が子どもを治療院に連れてくる理由は、病気的な内容、精神的な内容、物理的な内容がある。症状としては「夜泣き・疳の虫・アトピー性皮膚炎・チック・夜尿症」である。私はあるとき、保護者は「うちの子疳の虫なんです、治療してください」「アトピー性皮膚炎なので鍼治療をしてください」「便秘なので鍼治療をしてください」と言わないことに気が付いた。私が患児の保護者から取ったアンケートでは非常に母親言葉で書かれていることが多い。その一部をここで紹介する。

アンケートでは、決して「夜泣き・疳の虫・便秘」が来院のきっかけになったわけではないことがわかる。例えば保護者の悩みが「眠りが浅い」の場合、「眠りが浅い」ことについて悩んでいるため、良質な睡眠ができるように治療をして結果を出せばよいのである。しかし、事実上「眠りが浅い」だ

「小児鍼をする前にどんなことで悩んでいましたか」

・寝つきが悪い・2、3時間おきに起きてしまう日が多い・夜中に何度も起きる・落ち着きがなく気に入らない事があるとキーキーという・子どもが癇癪をおこしていたので悩んでいた・子どもの肩こりや眠りが浅いことで悩んでいた・寝入りが悪く、寝るまでに1時間以上かかっていた・眠りが浅い・便通が悪い・起きているときはぐずる事が多い・泣いていることが多く家事などがほとんど出来なかった・排便時にたまに肛門が切れて血が出てしまう・ものを投げたり、1日中落ち着きがなく、噛みついて来たり、頭を床にうちつけたりして親もぐったりだった

小児鍼来院動機のアンケート結果(双葉接骨院)

けでは子どもの様子が分かりにくいので、生活様式や食事状況、既往歴など順番に聞き出し、腹部打診をして音を聞くなどさまざまな症状が他に合併していないかを探っていかなければならない。何らかの症状が付属していることが多いのである。

また逆の話も考えられる。ママ友から紹介された単なる「お試し体験」の子どもの場合は、小児鍼を受ける理由などはないと感じていることが多いわけであるから、母親に「この子寝ぐずりがありますね」と母親言葉で質問すると「この子は疳の虫がありますね」と言うよりも鍼灸師の言葉に耳を傾けてくれるのである。

このように母親が子どもの身体をわかって来院する場合も、鍼灸師が母親言葉を使って治療への参加を呼びかけることは有効である。鍼灸師が母親の言葉で小児鍼の必要性を説くことで、母親が我が子の身体に向きあえるようにすることが、子どもに小児鍼を受けさせるひとつの意味なのである。

DAISHIRYU 4

紹介患者をつくるコツ

さて、大師流小児鍼をしたくてもやはり小児鍼患者がいなければ治療もできない。「子どもを集める工夫」というと少し語弊もあるが、なんとか小児鍼患者を増やしたいと切望する鍼灸師が多いのも事実である。

もっとも確実な小児鍼患者の増やし方は、今来院している患者から紹介してもらうことである。所謂口コミである。

1人の口コミは後ろに10人もの同意見の人がいるともいわれている。全くその通りである。悪い評判の口コミが増えないように日々努力しなければならない。

本項では現在通院中、または治療した経験のある患者が小児鍼の患児を紹介するという心理はどういうものかを考察する。

当院に寄せられた、来院動機のアンケートには「ママ友の話を聞いて効果がありそうだと思ったから」「自分が鍼治療をして効果があったので、子どもにもしたいと思ったから」「寝入りがよくなると先生から聞いたので」「友達の子ども2人が通っていたため、詳しく話を聞いてみた」「インターネットの口コミサイトで小児鍼で便秘が治ったという書き込みがあったから」「友達が先に小児鍼をして効果があったと聞いて来院を決めた」「即効性があると聞いた」「主人の会社の人で小児鍼を子どもに受けさせたら、夜泣きがよくなったと聞いて」「すがる思いですぐに来院した」と言った意見がある。共通している言葉はやはり「よく効くと聞いた、読んだから」である。効果や結果を求めてくる患者が多いのは当然なのである。

つまり、現在の患者の治療を受けてみて「治ったのか・治らないのか」かの感想が、紹介の輪やよい口コミを広めるのだ。

「楽になった・なんとなく」「先生が優しいから」という感想だけでは口コミは広まらない。人が人へ伝えるためには「感動」「興奮」という心理的変化が激しく高揚した状態でなければならない。美味しいスイーツをお店で食べたシーンを想像してほしい。内緒にするつもりはなく、むしろすぐにでも親しい友人にでも話したくなるであろう。そういう興奮や感動がなければ「口コミ」「紹介」にならないのである。

小児鍼の場合も感動をもたらせるにはどうすればよいのか。来院する患者にとっての感動とは「症状が治った」ということに尽きる。「夜泣きが3回通院しただけで治った」「夜尿症で悩んでいたのが先生の言う通りに通院したら治った」「治療後、すぐに寝ぐずりがなくなり寝るようになった」等々である。保護者が感動するキーワードを心に控えておくことが大切である。患者は感動すると親しい友人やママ友に口コミにするものだ。ぜひ大いに保護者を感動させよう。

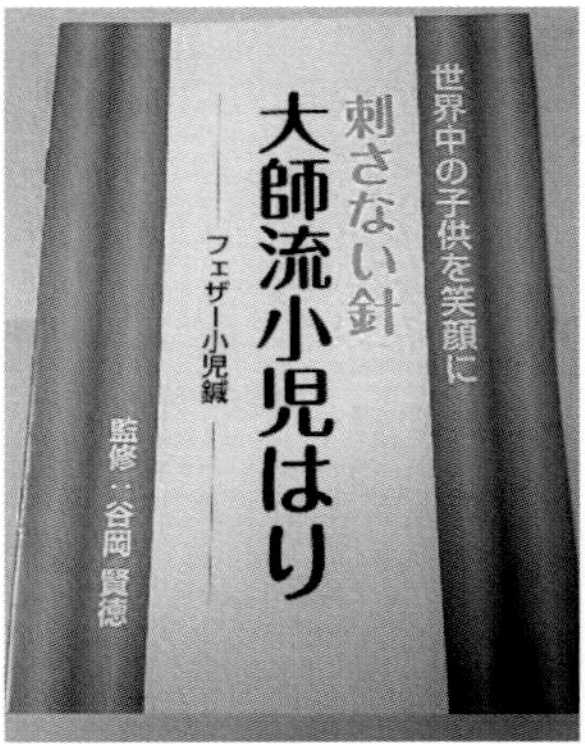
世界中の子供を笑顔に
刺さない針
大師流小児はり
フェザー小児鍼
監修：谷岡賢徳

保護者に配布する谷岡賢徳監修「刺さない針　大師流小児はりフェザー小児鍼」の冊子

感動していただいて、さらにその保護者がママ友達に口コミしてもらうためには、やはり素早い方が相手にも伝わりやすい。スピードが大切である。私が実践しているのは、小児鍼の冊子を手渡すことである。この冊子を受付で保護者に「こういう子どもの鍼治療の冊子があるんです。よかったらお友達に紹介してほしいので手渡してください」と伝える。

感動中の保護者はこのツールを使ってママ友に手渡してくれると相乗効果が期待できる。冊子を作る等、検討して欲しい。

DAISHIRYU 5

大師流小児鍼を紹介者に伝える

これまで完全非公開であった大師流小児鍼治療が伝統技術を公開し、多くの鍼灸師に伝えるようになって、10数年が経過した。そして大師流小児はりの会が発足、今では全国や海外にもその伝授活動は広まりを見せている。私自身、大師流小児はりの会のスタッフとして活動しているが、鍼灸師やその学生などに奥義と実践を伝えるのは、何年たっても難しい。

このように大師流小児鍼のよさを鍼灸師に普及させることですら大変なのに、ましてや一般の保護者に伝え、紹介し、子どもたちの健康を守るという課題はさらに大変なことである。

前項で述べた通り、大師流小児鍼を保護者に知ってもらう方法に、来院している患者から、「小児鍼とは何か」「小児鍼をするとどうなるのか」「小児鍼をしなければどうなるのか」等、基本的なことを周囲に向けて伝えてもらうことが非常に効果的である。ここでは紹介者への伝達事項を記載する。

紹介者には、①子どもには鍼を刺さないこと、②鍼を子どもから見えないようにして手で隠して皮膚を鳥の羽毛でなでるようにして擦ると子どもはだんだんと心地よくなり眠る子もいること、③鍼をすると緊張した心が段々と和んできて表情が柔らかくなってくること、を伝えたい。

最初の伝聞者には具体的には次のように説明すると紹介しやすくなる。

「子どもにもストレスがあります。小児神経症と言いますが、病気ではありません。いつも心が緊張したり、初めてのクラス替えなどで環境が変わる頃になると、落ち着かなくなります。また、明日遠足と分かっていると、眠らなければならないのに、なぜかいつまでも興奮して眠りにつけません。父親がクリスマスプレゼントを買ってきてくれると朝出勤前に言うと、子どもは待ち遠しくて夜遅くなっても、興奮が異常となり、甲高い声が続きます。そういうのが毎日連続してくると、おでこの下側に青筋が出てきて、どんどんと症状が悪化してきてしまい、お母さんが、怒る回数が増えて、しまいにはお母さんも気分を害し、ストレスが溜まり、子どもとお母さんはお互いにストレスマーチを繰り返し、悪循環となります。アトピー性皮膚炎などでも掻くなと言ってもかきむしるものだから、余計に痒くなって悪循環が起こります。このように、子どもの病気ではないけれど、子どものいろいろでお母さんが子育てに面倒くさくなったり、親の方がイラついてしまうようであれば、それが疳の虫なんです。疳の虫はこの釘のような鍼で数回治療すると改善します。一度でよくなるものもあれば、何度か繰り返し治療をしなければならないものもありますから、一度子どもの治療を試してみませんか？　それとこのような小児鍼をし続けていると、子どもは落ち着いて集中力がアップしたり、風邪をひきにくくなったりします。例え引いても軽く済みますし、薬を飲まなくてもよい体が作られます。免疫力って言うのですが、すごく向上します。他にも小児鍼をしていると薬に抵抗を感じる保護者さんにとても喜ばれています。是非紹介してほしいと思います」。

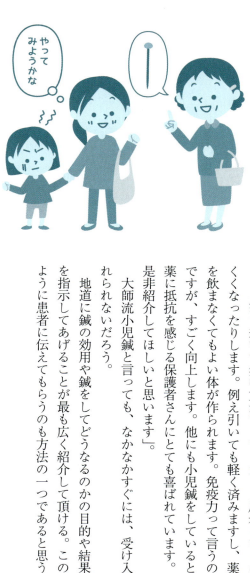

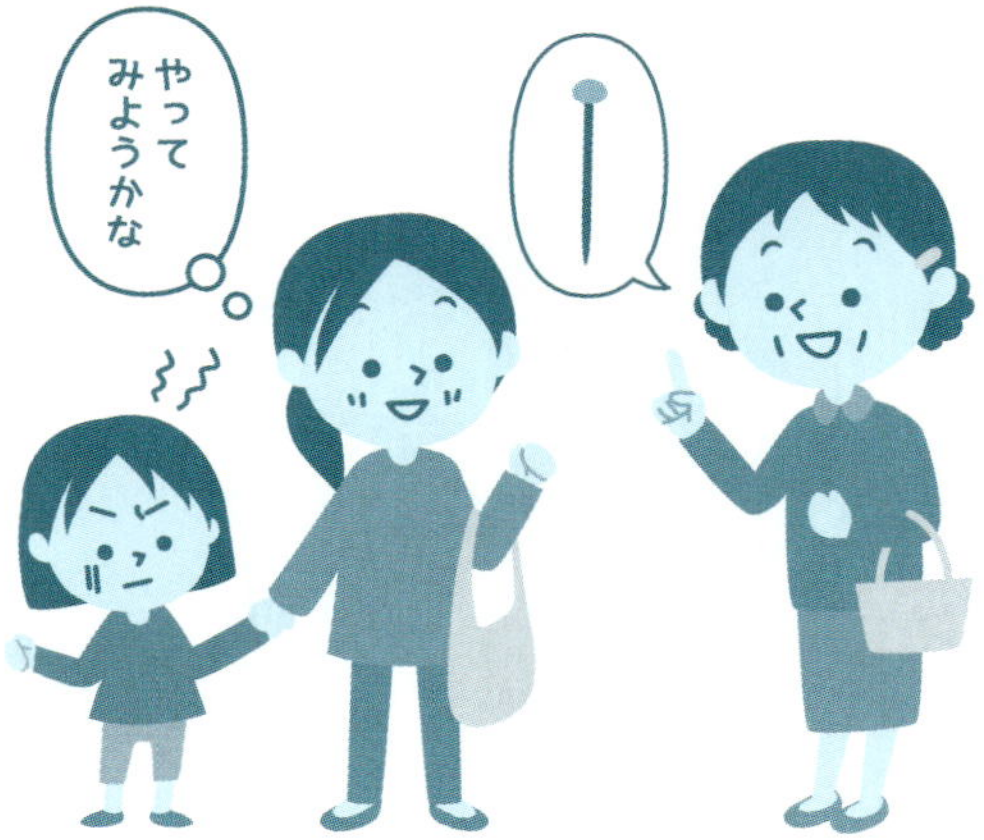

大師流小児鍼と言っても、なかなかすぐには、受け入れられないだろう。

地道に鍼の効用や鍼をしてどうなるのかの目的や結果を指示してあげることが最も広く紹介して頂ける。このように患者に伝えてもらうのも方法の一つであると思う。

DAISHIRYU

6 ✦ 大師流小児鍼の治療回数と目安

大師流小児鍼の一般的な治療回数や、その目安となる指標を教えてほしいとの質問をされることがある。これは小児鍼治療以外も同じだが、私の場合、基本的には初診で来院した場合は毎日続けて4回行い、その後1週間に1度、10日に1度、2週間に1度と治療頻度を減らし、症状が完治しても1ヶ月に1度の治療を行うよう指導している。

1週間に1度と言っても、症状が悪化するようならそれ以内に来院するよう説明する。自己判断で勝手に治療を止めないようにも伝える。また1ヶ月に1度の治療になっていても、症状が悪化する予兆があったり、悪化した場合は早期に治療を開始するよう説明する。健康増進の場合は特に日にちを開けて治療しても構わないと思うが、疳の虫、鼻水、便秘、夜泣きなどは定期的に鍼灸師が症状を見て、きちんと適切な計画で対応しなければならない。また鼻水など軽快しやすい症例は、保護者が成果を見て納得し、その後も鍼灸師の言うとおりに来院することも多い。

治療回数や、回復までの通院期間についてはそれぞれの症状があるため一概には説明できないが、夜泣きの場合は6回から8回くらいまで、ほぼ毎日治療する。少し泣き方や泣く回数が減った、また泣いても背中を少しなでるだけで睡眠するようであれば、間隔を開けていく。

チックの場合もチックの程度にもよるが、ひどいチックになると10回くらいは毎日行うのがよく、少し形相が柔和になるようであれば、間隔をあける。チック症状は、母親の子どもへの過度な干渉が原因となることも多いので、母親の顔を見て、母親が子育てや子どもを見る顔色に鋭敏になっていないようなら少し間隔をあけてみることもある。また、保護者が塾の宿題や進学塾への対応でストレスが多いときにも、チックは生じやすいので試験日がいつ終わるのかも参考にしたりする。試験が終わると親も子もリラックスするようである。

アトピー性皮膚炎は皮膚症状であるが、外的ストレスの他に内的、心因的ストレスも原因となっているると研究で既に分かっている。こちらも試験等の前後はアトピー性皮膚炎が多く、試験後には痒みの苛立ちはなくなるようである。

次に夜尿症の場合。夜尿症も重症と軽症があって、朝方、少量の夜尿を時々するようなら軽症とみなし、治療も間隔的に行うことが多い。しかし毎日夜尿をする場合、また量が多いなどの重傷の場合は、期間を何ヶ月というように説明して治療していくことが多い。また小学生5年生で夜尿があり、近々課外授業で宿泊する予定が控えている場合は、重症でも軽症でもほぼ毎日来てもらうように説得する。

実際、課外授業の宿泊先では養護教諭や保健師が夜見回ってトイレに起こしたり、特別室でオムツパンツに履き直しさせるよう配慮しているなど、学校で夜尿症の児童に対して対策をとっていることも多い。さらに、子ども本人も緊張しているためか当日夜尿をすることはほとんどない。しかし、きっかけは何であれ早めに治療したほうがよいのも事実なので、「学校に対策をとってもらってください」と伝えることはせず、毎日来院してもらう。当日夜尿がなかったのであれば鍼灸師は認められ次回からも継続していただける。決して課外授業が終わったからと言って夜尿が治るわけではないが、いわゆる「プラシーボ効果」もリピートには有効な手段である。

また、便秘の場合は毎日排便しないことを便秘と言う保護者もいるし、たった1日だけ排便しなくても便秘という保護者もいる。便通は本来、毎日あるのが健康な状態であるが、3日以上なかったり、便が硬くて量が少なく残便感があったりする状態を便秘というのである。子どもの食生活が菓子類ばかりなど偏った食生活での便秘なら小児鍼を毎日行う必要はなく、食生活の改善が先決である。逆に弛緩性・痙攣性・直腸性便秘など機能的なものであれば、毎日行った方が改善するケースが多い。

DAISHIRYU 7

大師流小児鍼の治療期間の目安

大師流小児鍼の治療期間について説明する。「小児鍼はいつまで続けるのですか」という質問があるが、「〇〇ヶ月後まで治療をします」という定義はない。これは大人の場合も同じである。

例えば夜尿症であれば、夜尿をしなくなった時までを治療の期間とすることが多いであろう。また疳の虫の場合は、疳の虫が治まった時までを治療期間とする。

しかしながら、保護者によってもさまざまで、疳の虫の治療で来院し、疳の虫症状は治まったが、小児鍼はとても気持ちよさそうで、治療をしない期間があると風邪を引いたりぐずったりとやや育てにくくなるからと、継続を希望する場合もある。また、逆に、完全に夜尿症が完治していないにもかかわらず、とりあえず小学校5年生の野外学習の二泊三日が無事終わったので、それ以上は期待しないで治療を任意で終了するケースや、経済的にも問題があって継続しなくなる場合がある。いわゆる「区切り治療」である。治療の定義は患者の区切りなのか、鍼灸師側の思うままなのかは人それぞれで異なるが、鍼灸師側と保護者とのコミュニケーションで決定していくことが多い。

明らかに症状が改善するとわかっている場合、その後も継続して来院してもらうにはどうするのか。例えば風邪。風邪症状がウイルスの潜伏期間を含めて発症し、風邪の諸症状がおおかた改善されれば治療は終了になるであろう。しかし、その子どもが虚弱体質ですぐに風邪を引きやすい体質であるとわかっているときは、次に風邪をひかないよう、またはひきにくくするために週に1回は治療をして体質改善傾向を補うことも必要である。このまま継続して頂くという方法もできるのである。

大師流小児鍼は、皮膚過緊張部位を接触することによって、理論的にも皮膚刺激で免疫力がアップすることが分かっている。例え風邪をひいても軽い風邪症状で済むことも多く、薬に頼ることはないし、いくら小児科医療が健康保険適応で近隣の小児科で風邪薬が得られるとしても、薬物による身体への影響は否定できない。そういった場合、薬物に頼らなくてもよい身体づくりができる補助となるのも治療の魅力のひとつであろう。

大師流小児鍼の治療を希望して来院する多くの保護者は、やはり薬に頼りたくない、東洋医学ファンが多い。西洋医学的な治療はいつでも求められる一方、保護者自身が薬物でつらい目をしている場合はなおさらのようであるし、鍼灸師側もそう思っている。

保護者が、一応の治療期間を通院し、症状改善が得られて、さらにその現状を維持していきたい場合は、定期的に小児鍼を行っていくことが望ましい。また経済的事情によって、ある程度回復していたらいったん治療を終了しても構わないと思う。

しかしながら、途中で治療期間を保護者自身で決定していく考え方はあまり好ましくはない。夜尿症であれば、朝方少量の夜尿に変われば軽症となる。軽症ならば、週に1回の治療を2週間に1度の治療に置き換えてもよいし、家庭的環境を治療者側が理解していれば、週に1度を継続しながら、線香灸や治療の方法を少し変えてみる必要があるであろう。

何かしら治療に変化をつけるべきである。治療に変化がないと保護者側にもこれ以上通っても何も変わらないし、期待が少なく、お金ももったいないと感じさせてしまうであろう。

当治療院では、毎回カルテにさまざまな事情を書き込む。前回のカルテを参照しながら、よくなっているか変化がないのか、悪化しているかの状態を観察し、治療期間や次回の治療日をいつにするかを必ず決定し、保護者に伝えている。

保護者にも納得されやすい治療期間とは、きちんと保護者に理解してもらえるツールをも活用しなければいけない。なんとなくよくなってきたでは、治療期間の設定とは言いがたいであろう。

DAISHIRYU 8

親の経済事情と治療回数

1回の治療で症状が止まるならばよいが、なかなかそうはいかないのが現実である。特に子どもの症状が改善傾向にない場合、親の経済的事情を考えると継続治療は厳しいこともある。

来院する保護者から、家庭環境の悩みも時々聞かされることもある。父親は有名企業の工場系サラリーマン。残業があって、夜勤の日もある。父親の趣味は車のメンテナンス・チューニング。母親は専業主婦で趣味は、ダイエットツボ療法。自宅は土地付き一戸建ての分譲住宅で1ヶ月の支払いは8万円、子どもの保育園は私立で1ヶ月5万円。その他、水道光熱費に食費、週末に家族みんなで行く遊園地への娯楽費。さらに最近大きなワゴンタイプの車を新調したという…。社会の経済的事情によって夜勤・残業が無いときは爆弾を抱えたように瞬時に家庭の生活費に響くのが現実である。父親は時折妻に「自分の趣味のためのお金がない。イライラする。これってうつかな」と愚痴を言う。妻は「まずはあなたの車の趣味はお金がかかるから、あきらめたら？」と反論。これでは夫婦円満とはいかなくなるだろう。家庭の事情に口出しをするほど鍼灸師も暇ではないのであるが、勝手に話してくるのだからこれもまた世話が焼ける話である。父親からしてみれば、「子どもの鍼治療を止めろ」と言わんばかりである。

どこの家でもさまざまな経済的事情はあるものだ。大師流小児鍼をする鍼灸師は、経済的な不安のある保護者に対して継続治療・治療回数をどう説得すればよいのであろうか。

先日、患者に「鍼をすれば絶対によくなるという約束はできますか？」と真正面から尋ねられた。当事者からしてみれば、「治る約束」ができれば鍼をしてあげてもよいと考えているようである。こちらとしても、その場で断言はできないので、治療を行ったとしても信頼関係が薄れるのは目に見えている。このような場合、こちらから小児鍼治療を迎合することは無いと私は考える。本当にその症状を治してほしいとか、治したいという気持ちと鍼灸師も治してあげたいという気持ちの両方の気持ちが一致することがとても重要である。だからこそ鍼灸師側も週1回のペースで3ヶ月くらいは必要であるという指針をはじめに述べることも重要である。

治療方針と計画は鍼灸師自らのものではなく、患者と共有することが重要である。しかしながらこれはあくまでも、鍼灸師サイドの考え方にしか過ぎない。患者は決して鍼灸師都合では通院しない。こちらから治療計画の流れを説明した後、患者に同意を得なければならない。患者から同意が得られない理由は経済的事情である場合もある。子どもに費やす費用の捻出が困難なのである。この場合鍼灸師は、患者側の提案を受け入れることになる。例えば始め4日間は続けて来院してもそれ以後の診察は予約しない、または通院しないか症状が出たときに来院する。患者都合が発展するものである。1ヶ月に1度しか来られませんという正直な患者はまだましな方である。

このように治療計画は、治療者側都合に偏るのではなく、敢えて患者都合によることもあることをも理解しておかなければならない。こちらの言う通りの治療計画でなければ治せませんという態度は厳禁である。

私がよく使う方法をご紹介しよう。例えば疳の虫を4日間位（およそ1週間）で治療を終えようとしても患者は「1ヶ月に1度しか来られません」と提案してきた場合、私はあえて「それでは毎日来院して4回の所であるからその場合4ヶ月くらいかかります」というようにしている。時間も経ち、季節も変われば状況も変わる。いつも鍼灸師は患者の気持ちを重要視して治療に当たりたいものである。

9 インターネットの活用法

大師流小児鍼の治療院に限らず、異業種であれ、最近はインターネットの情報を頼りに来院する患者がとても多い。

当治療院でも平成25年11月から26年1月までの3ヶ月間の「10歳未満についての来院の動機」の集計結果をみると紹介率はおよそ84・2％で、インターネットを見て来院した場合は、7・8％であった。10人のうち8人が紹介で、2人がインターネットを見て来院したことがわかる。

それでは継続性はどうであろうか。実は意外と紹介患者の中でも、継続性のない患者が多くいることが分かる。そして案外、インターネットで来院した患者が継続しているというケースも多い。一概には言えないが、この理由にはいくらか考えられる点がある。

そもそもインターネットを見て来院する保護者の心理状態は、検索をしている時点で、「小児鍼」または、「小児の治療」に興味関心が強い。一方、紹介の場合は、紹介者の説明しているほど子どもの状態がさほど悪くもないと考える保護者もいるし、なんとなく体験させてみたかったからと、理由が漠然としていることが多い。つまり、インターネットを通じて来る保護者の場合、誰に助言されることもなく、ホームページ上の写真や言葉で総合的に判断をし、自分の意志で来院するので、来院動機がしっかりとしているのだ。

私の治療室では毎年、秋分の日になると、「子どもはりの日」を開催している。これは中秋の名月に子どもに小児鍼をすると、育児の天敵となる症状を緩和してくれるというまじないの風習に倣ったものである。チラシを作成したり、地域の新聞や情報誌に掲載したり、来院中の保護者に紹介したりして、毎年60人以上の子どもが集まる。子どもはりの日は、当然初診の患者も多く来院する。治療後のアンケート結果には「継続して治療したいか」という問いに対して、「よくなるなら継続したい」と答えている保護者が多い。

しかしながら、アンケートとは裏腹に、継続して来ない患者が圧倒的である。この理由は、「子どもはりの日」が「体験治療会」になってしまっているからである。当然保護者の説得もあったわけではあるが、その多くは、鍼灸師が思っているほどの、小児の状態の変化が保護者には伝わらないからである。

保護者と鍼灸師側の温度差がなければないほど、継続率は上がる。インターネットでターゲットを絞ってきた保護者は意外とこの意味では、温度差は低いのではあるが、心に思っていた治療内容と期待以下であると逆に継続率は低下することも多い。そのため、インターネットでは、掲載する側の方も過大表現ではなく、見る人に最も近い目線で提供することが重要と思われる。

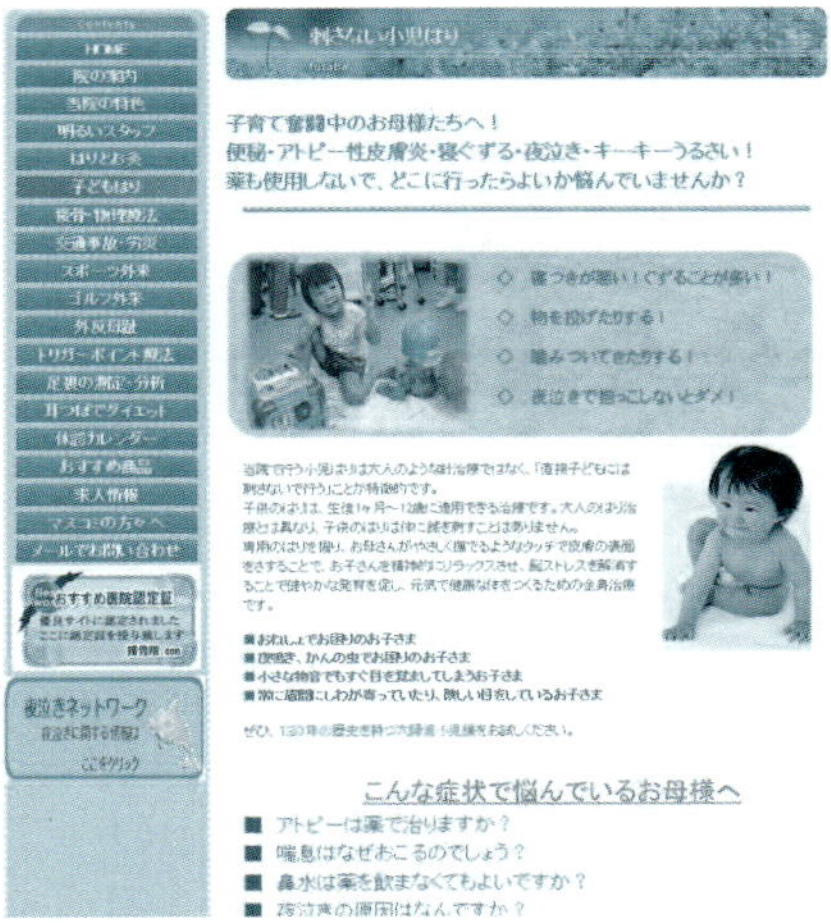

双葉接骨院のホームページ

インターネットは掲載方法を上手に活用すると、子育てで悩んでいる保護者にとって最高の情報提供となることが多く、子どもの継続率が向上し、増患となる。インターネットを通じて来院した保護者との会話から、鍼灸師側は保護者との温度差を比較しなければならない。鍼灸師側が無理難題を押し売りしていないか、誇大広告になっていないか、時々確かめ、また、保護者の訴える内容をきちんと聞き取れているかを随時チェックする必要がある。正しい情報を発信することで、小児鍼を必要とする保護者の継続的な来院が期待できるのである。

DAISHIRYU 10

結果を出さないと小児鍼患者は増えない

大人の治療にしろ、子どもの治療にしろ、お金を払って通院し、結果が出なければ通うのをやめてしまうのは当然のことである。治らないのに通う人はいない。結果を出して初めて「なるほど」と思い、続けたり、いったん治療を止めてもまた体調を崩した際に受診をしてもらえるものである。

結果を出すことは、簡単な話で保護者の困っている・悩んでいる状態を改善すればよいのである。

例えば「夜泣き」。夜泣きといってもさまざまで、子どもの状態によって随分異なる。1時間に数回泣く夜泣き。一晩に数回泣く夜泣き。あるいは夜泣きの程度でも暑い夏の夜窓を開けていると向こう三軒隣の子どもの泣く声が響き渡ってくるほどの夜泣きから、小さい蚊の鳴くような声で小さく泣く夜泣きまでいろいろとある。大師流小児鍼は夜泣きの治療が非常に得意であることは私自身が経験している。そして夜泣きの子どもで悩む保護者も相当いる。

しかし、最近はサイレントマザーといって夜泣きだろうがなんだろうが一向に気にしない母親もいる。つまり無関心な母親である。夜泣きに対して対になる表現は「サイレントベビー」と言っておとなしすぎる赤ん坊もいる。これもいわゆる夜泣きの範疇に入れてよいと思う。

こうした「夜泣き」ひとつとってみても、治療効果を十分に発揮すれば、保護者はとてもよい気分でいてくれて、小児鍼の有効性を固く信じていてくれる。ちなみに「夜泣き」は概ねひどい夜泣きでも8回くらいの通院でかなり改善する。その改善する傾向には、まずは初日からみて5回くらいの夜泣きが3回くらいになったとか教えてくれることからわかる。また、甲高く響く大声も回数に比例してやや小さく響くようになる。ある意味子どもが根負けしてしまったかのような感じで夜泣きが減少して改善してくるケースが多いのが特徴である。

この時最も注意したいのが、改善している子どもの様子をきちんと保護者が理解していることである。実際に子どもの夜泣きはほぼなくなっても、保護者が「まだ夜泣きが改善しないんです」という保護者もいる。その証拠としてカルテにはきちんと夜泣きの回数や表情など情報をきちんと整理して記載して示すことである。しかし、カルテに書かれているからと言って保護者が安心するわけではない。夜泣きの回数が減少する数値のほかに、眉間の青筋の色、形相（険しさ）皮膚の硬さなどを実際に触診させて感じ取ってもらうなどの方法もある。私の場合、例えば肩の僧帽筋前縁辺りを触れてみてその柔らかさを保護者にも感じ取ってもらうことにしている。親にも体験経験をさせてみて前回と皮膚の状態がどう変わっているのかを考えてもらって夜泣きの程度を比較検討してもらうのである。そこまでするのかと思われるかもしれないが、そこまでしないと理解されない場合も多いし、サイレントマザーにも対抗できない。

結果を出してはいても、結果を結果として受け止めていただけなければ意味がないのである。鍼灸師は熱心にその方法を模索しなければならない。要するに結果を出して保護者が納得できるような治療効果を発揮しなければ次回の診療には繋がらないのである。結果が出せなかった場合は、当然次回治療の予約をしてもらい、今日治療した内容の詳細を説明する。そしてそれが家庭内で何か気が付くことがあれば教えてくださいなどという形で協力を得るような宿題を与える方法もある。例えば「今日はお腹の調子がやや優れてなかったようなので少し整えておきましたので、冷やさないように注意して食べ残しがないか食事などの状態をよく見ておいてください」という形である。また結果を認識してもらえない場合は、例えば「今日は便が快便になる様に治療をしておきましたので、すぐには排便するとは思いませんが、2日以上排便がなければもう一度治療をしますので来院してください」という。治療がうまくいってるときは治療後すぐにでも排便することが実際には多い。

DAISHIRYU 11

一回しか来院しない理由

せっかく来院してくれたのに…。保護者の心配に時間をかけて説明したのに…。あまりにも大変そうだったので少し気配りして診察したのに…。それでもその子どもが二度と来院しないことがある。その後の調子はどうであったろうか。あれから具合が悪化してしまったのか。治療に納得できなかったのか。会話で何か気に入らないことがあったのだろうか。こんなもんかと思われたのか。高いと思われたのか…。考えれば考えるほど気は滅入ってくるであろう。一心に治療してきたのにもかかわらず、自分の診療の力量を思い試された気がする日々も日常茶飯事である。

患者が一度しか来院しない原因は、患者自身に聞いてみなければわからない。鍼灸師として何十年やってこようが、新米であろうが、患者の再来院がないときに滅入る気持ちは必ず付きまとう。しかし、何年かした後、ふと訪れてくる患者もいる。そういったときはこちらも安堵の気持ちとなる。そこで初めて今までやってきてよかったなあと思うのである。

患者の心が読み取れていない鍼灸師と出会うことがある。こういう鍼灸師はほぼ自分のことしかかわかっていないし、自己中心的な見解を持っていることが多い。人間が人間を診察する前に、人としてお膳立てする場面が完成していない時がある。つまり患者の言い分を十分に聞かず、あたかも「一を聞いて十を知る」かのごとく、治療を始めて効果が出てくるのを待てばいいというスタンスの鍼灸師が如何に多いことか。患者側も人間である。人間である以上鍼灸師側を観察しているのである。それを忘れていることが多い。

よく「人の話を聞く」とか「聞き上手は話し上手」など言うことがある。自分の言いたいこと、自分の最も主張したいことをいつ話すか。例えば、自分の経験談や自分の力量をいつ話すかを絶えず時間との闘いであるかのように急いでいて、人の話をしているのを遮るようにして、会話の位置を変えようとする。相手にとっては、こんなみじめなことは無い。相手はその場では、いかにも先生の言うことを理解したように頭を前後にうなずくが、実はほぼ満足していない。誰だって自分の話を全部聞いてくれたのなら、満足するものである。鍼灸師は聞き上手でなければならない。我慢して聞くことに徹するのとでも違う。十分に患者の話を聞きとって、時にはオウム返ししたりして、時にはまとめてあげて、患者の調子を聞き出すことに集中しなければならない。

私の場合一番最後に患者に「それで、他には何かありませんか、他に気になることはありませんか」とただ一言しか言わない。その後患者の意見を否定することもなく、「わかりました。それではこうしてみましょう」と一言説明するだけで治療をすることにしている。

相手に理解してもらいたければ、相手の話を全部聞き出すことである。全部聞き出したら患者の方が「理解してもらえる、わかっている先生」と思うようになるものである。人間関係はそんなキャッチボールで意外と成り立つことが多い。患者の言い分を途中でへし折らずに十分に患者の意見を聞いてあげて「よく全てを話してくれました」のようにすれば、患者は自然と心を開いてくれる。

最後に、「では来週水曜日にまたお子さんを連れてきてください」と言えばよい。

ベテラン鍼灸師はあまり口数は多くは無い。ベテラン鍼灸師は黙って患者の言葉を相槌うちながら聞いていることが多い。

相手の話を十分に聞き出すことのテクニックを得ることができれば、一回しか来院しないことは無い。

MAHOU NO HARI CONTEST #2

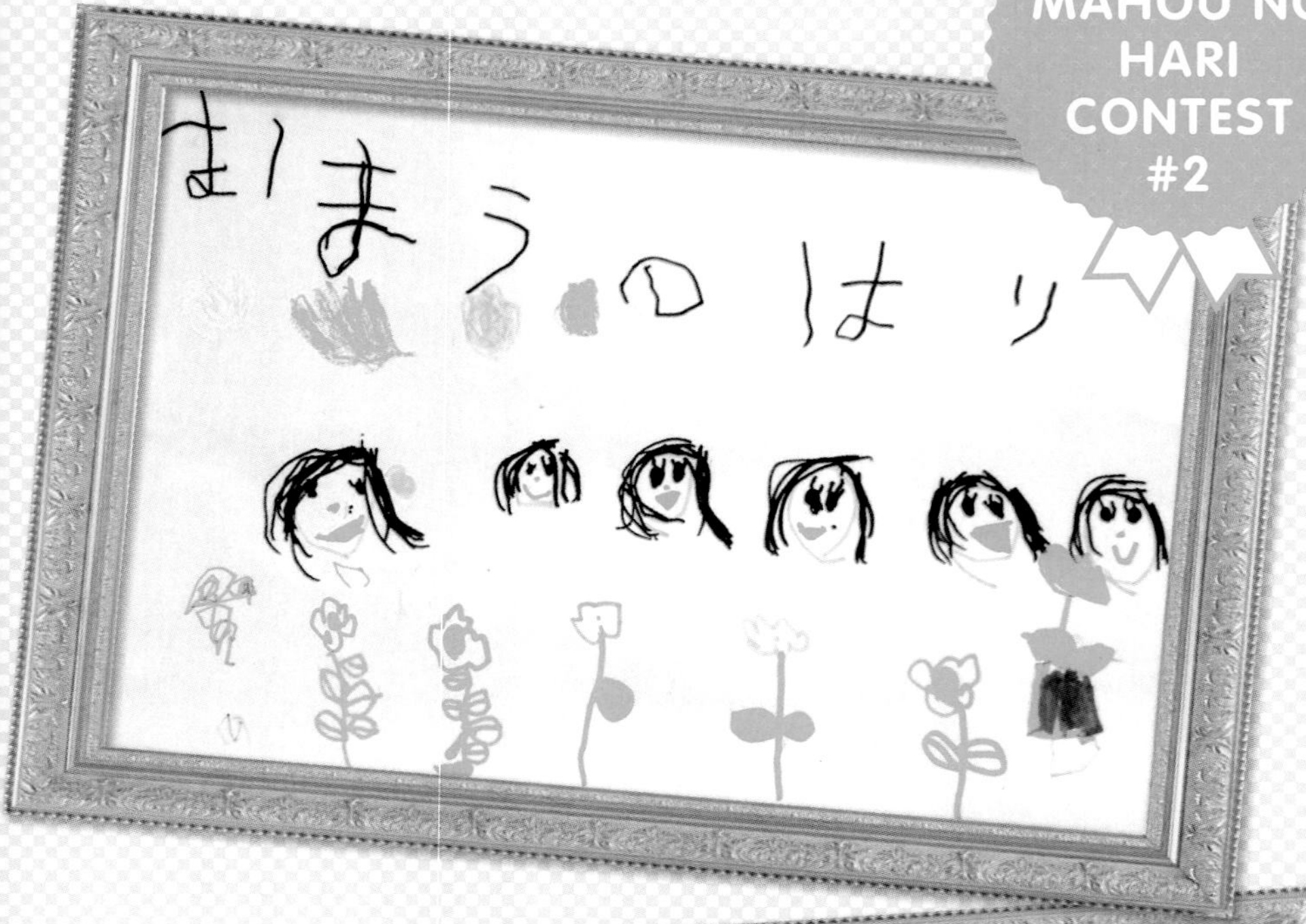

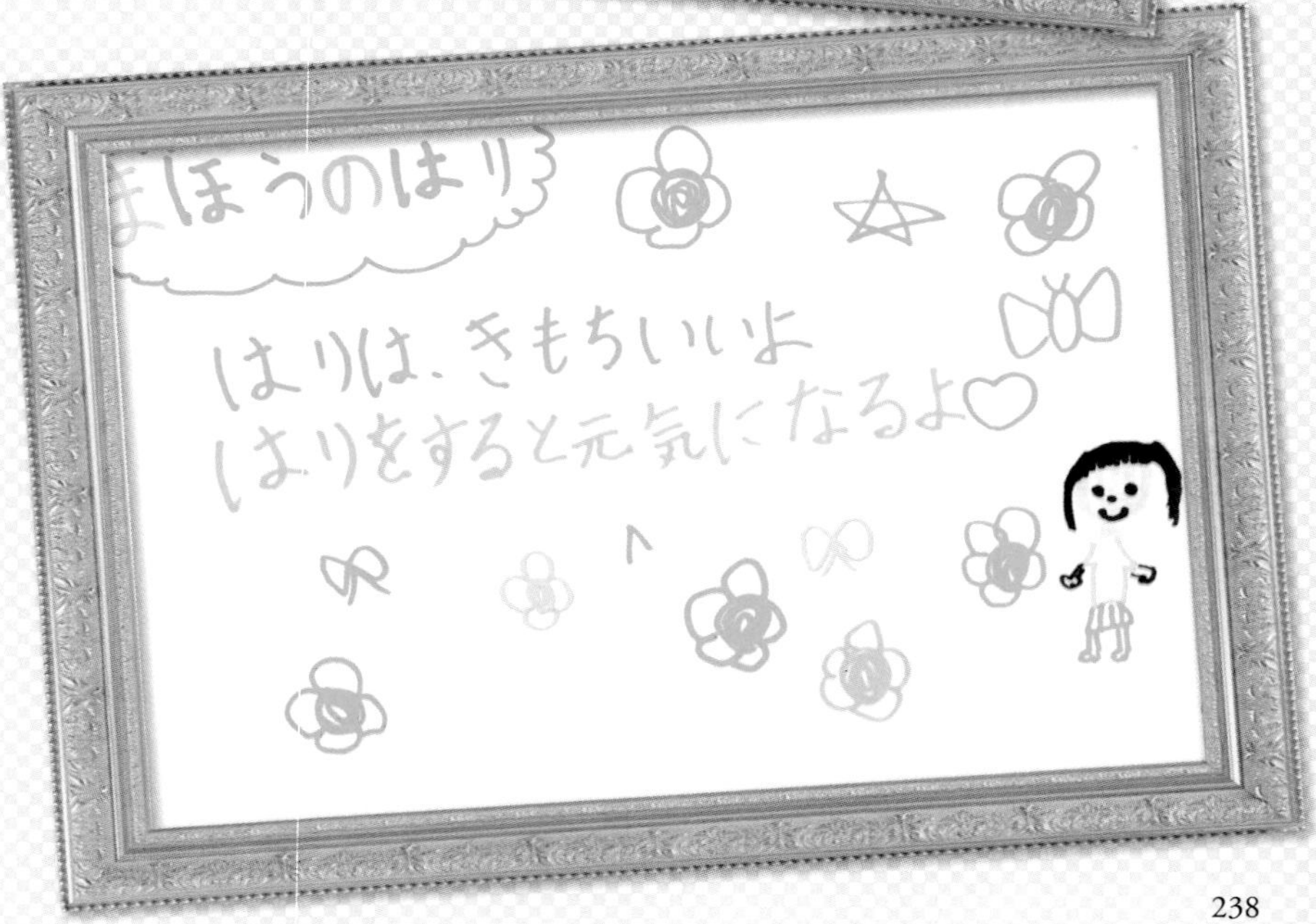

*

DAISHIRYU
Pediatric Acupuncture
Chapter 6

6章

症例報告

DAISHIRYU
Pediatric Acupuncture

大師流小児はりの会本部受講生による症例報告

大師流小児はりの会、中級・上級の受講生は毎回手合わせ会において症例報告書を提出し、それを基に臨床の内容を検討する場がある。今回は非常に多くの症例数の中から、比較的わかりやすい症例報告を掲載するので、参考にしていただければと思う。

症例報告① 平成X年上級講座受講生／T.I鍼灸師

『失敗から学ぶこと』

【はじめに】本日、題に挙げた『失敗』とは、ドーゼオーバーを疑った症例のことです。小児はりを始めた頃は、失敗を恐れてかなり慎重に施術していました。慎重な施術では、治療効果がある時もあれば、症状が変わらないこともありました。症例数が増えるにつれて、もっと治療効果をあげたいと考えるようになり、刺激の適量を見極めるために、最大限の刺激を追い求めるようになっていきました。しかし、刺激過剰寸前の限界点を探そうとするがゆえに、ドーゼオーバーを疑う症例が増えてきたのも事実です。失敗が続くと、施術に自信がなくなってきます。そこで、2つの症例を挙げて、本当にドーゼオーバーなのかを検証し、その過程で気づいたことなどを報告します。

症例 A

対　象：3才7カ月　女児（X年8月XX日生まれ）
主　訴：便秘
既往歴：特記事項なし
家族構成：父、母（学生時代便秘症）

患 児

現　症：父親の仕事の関係で、生後半年から海外生活が続いている。（出産は日本）普段から便秘気味。排便は2〜3日に1度。便の性状は硬くてコロコロしている。1週間前に一時帰国してきたが、帰国の3日前から排便がなく、帰国した当日に1回出て、そのまた3日後くらいに1回出た。今日（初診日）はまだ出ていない。
食　事：肉食。（魚が手に入りにくい土地柄なので、食事はどうしてもお肉がメイン）。一時帰国中は母親の実家にいるが、祖母の趣味がケーキ作りで、毎日ケーキを焼いて、おやつを過剰に与えるのが気になっている。
睡　眠：時差ぼけが治っていない。今までも一時帰国したことはあるが、帰国前後はたいてい睡眠のリズムが乱れる。

身体所見一覧

	治　療　前	治　療　後
雰　囲　気	人見知り	・動きがゆっくりになる ・すぐに横になりたがる
表　　情	照れくさそうにしている	ニコニコしている
顔　　色	色白	頬の血色がよくなる
目　つ　き	私をじーっと見つめる	警戒心が取れた
腹部打診音	全体的に鼓音 乾燥音 便を確認できる 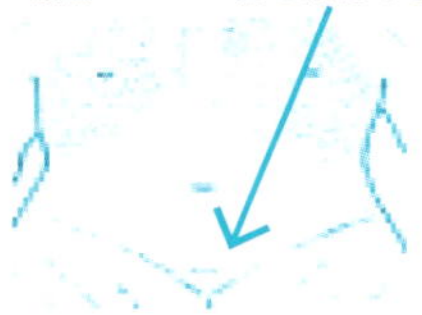	鼓音の響き すぎなのが 和らいだ 便が下に移動 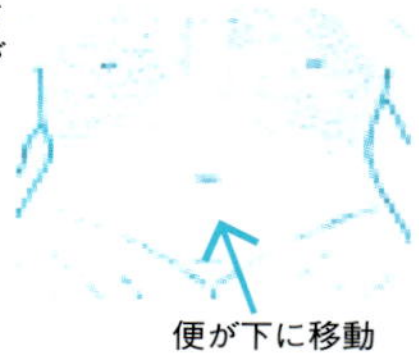

体表観察　治療前

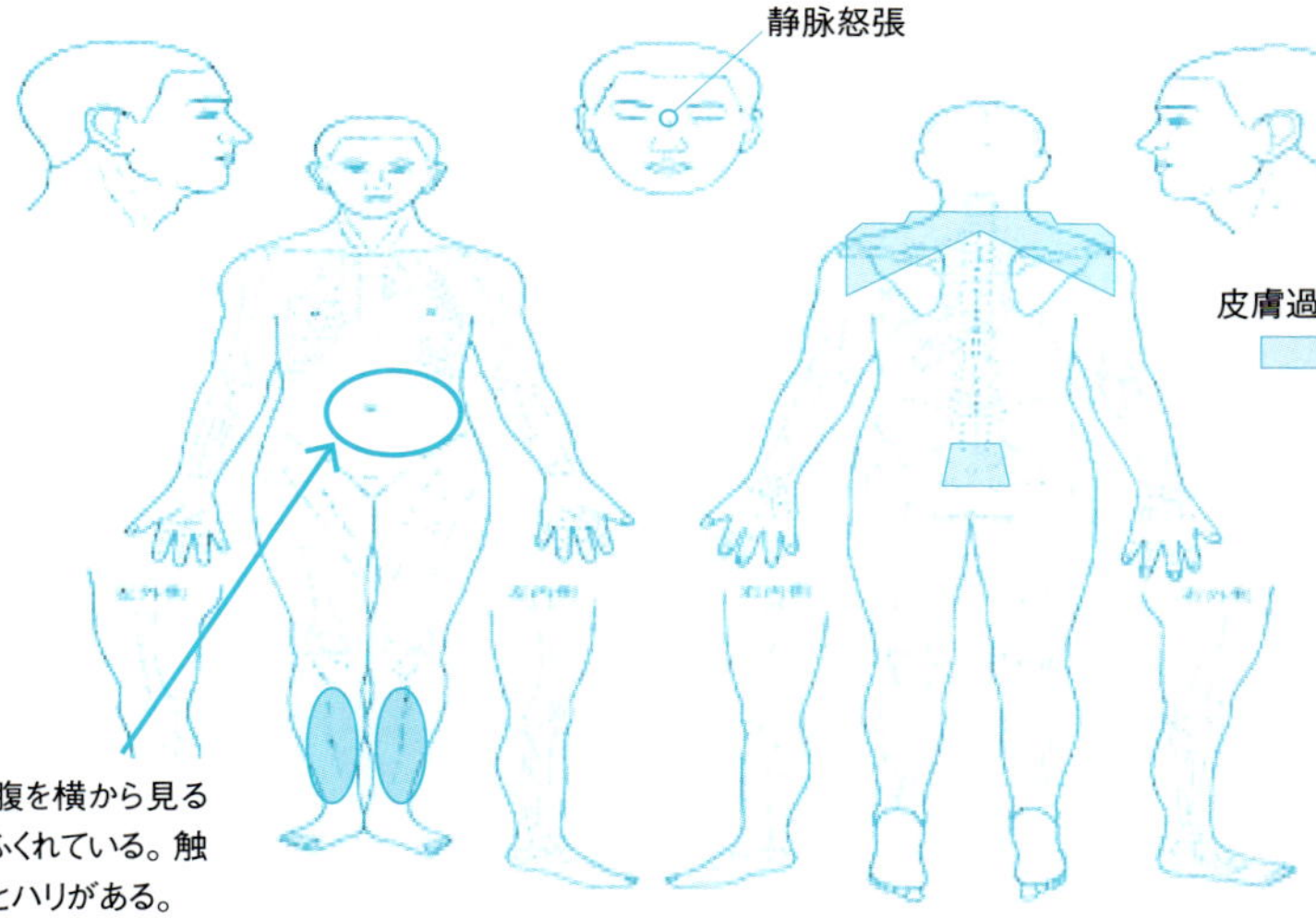

体表観察　治療後

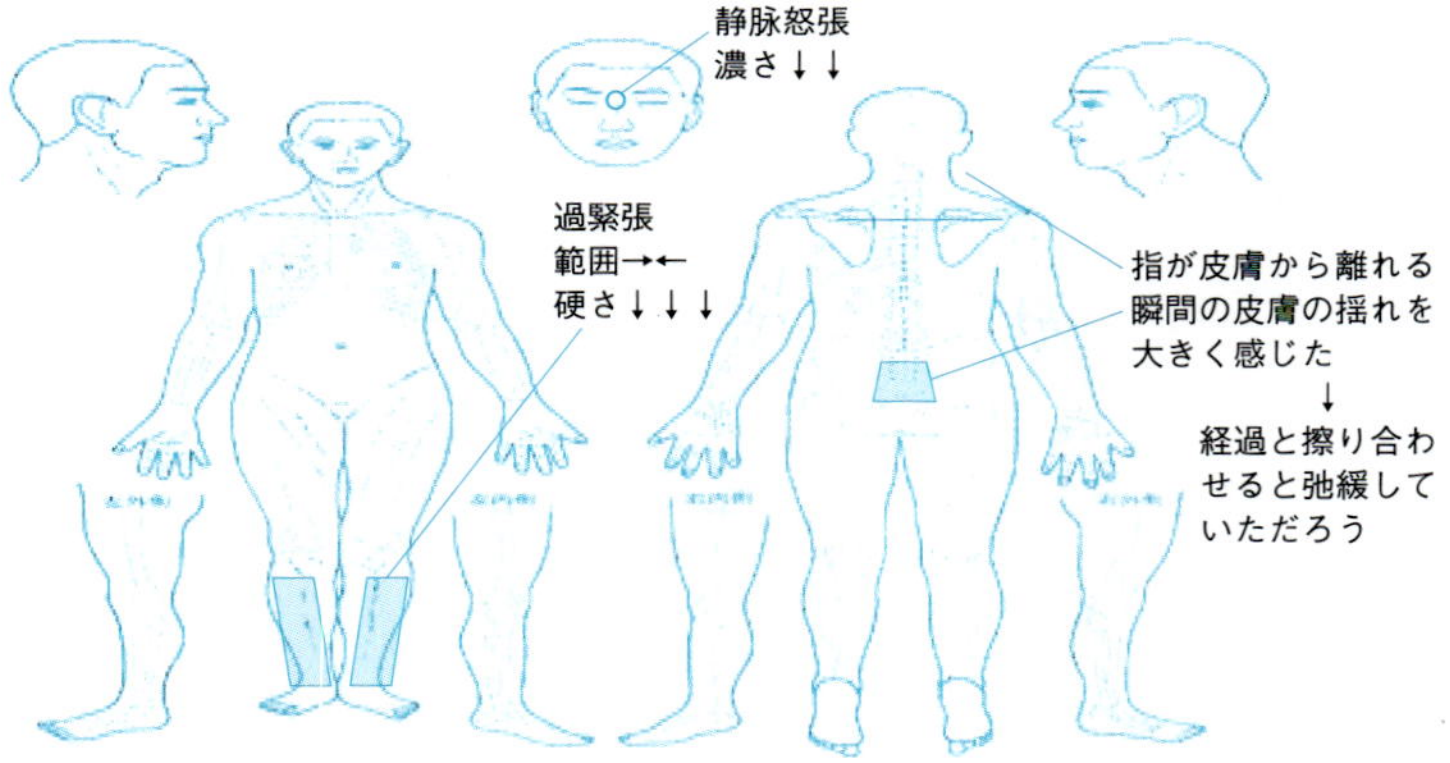

治　療（X年4月X日）　治療時間　6分（腹部打診の時間含む）　スピード　1分間に150回のリズム

1、肩背部

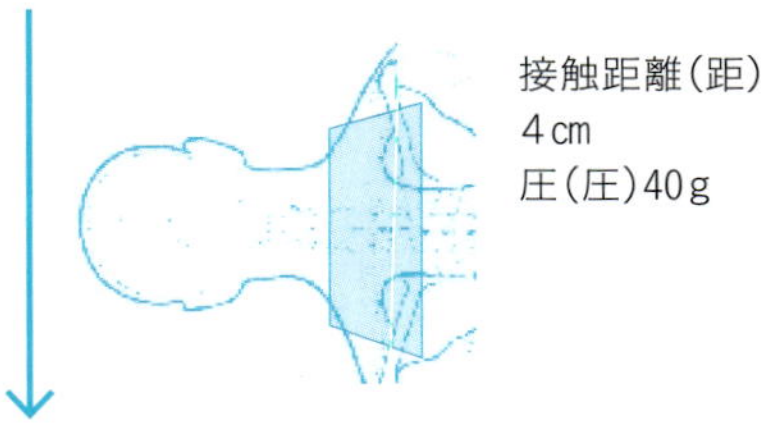

2、後頭部〜後頚部

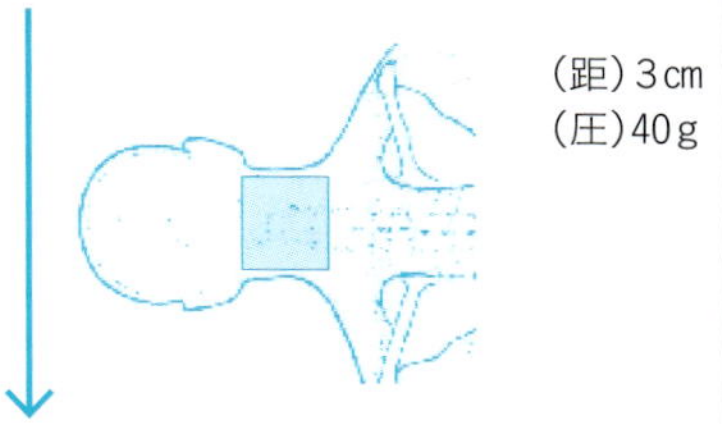

3、背中〜腰部

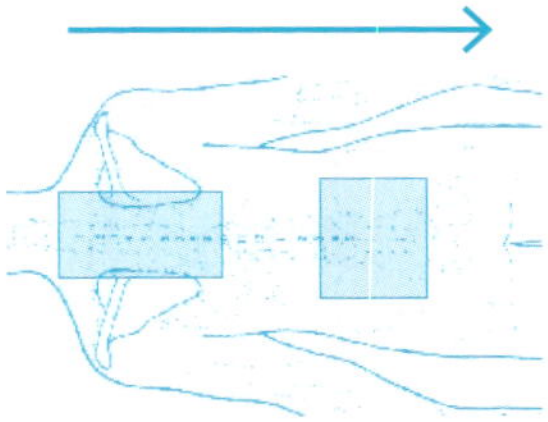

4、右下肢後面

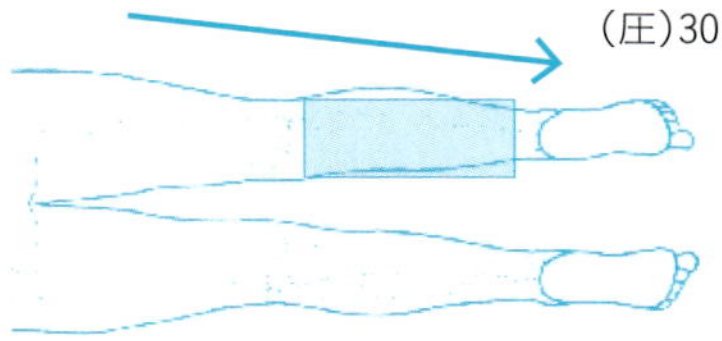

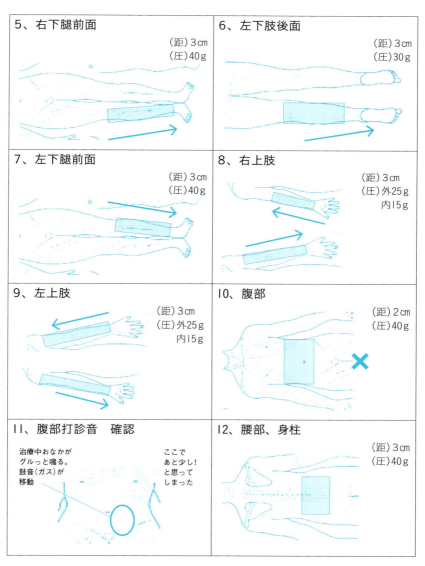

5、右下腿前面

（距）3cm
（圧）40g

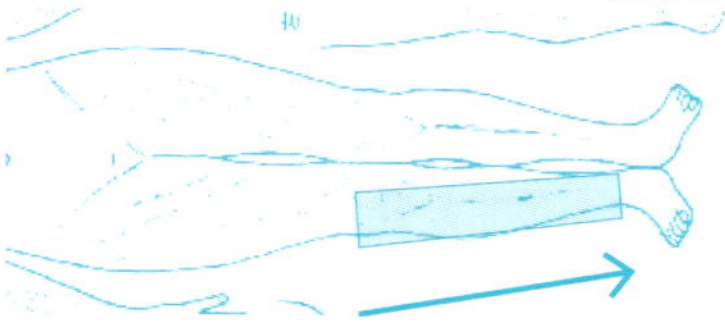

6、左下肢後面

（距）3cm
（圧）30g

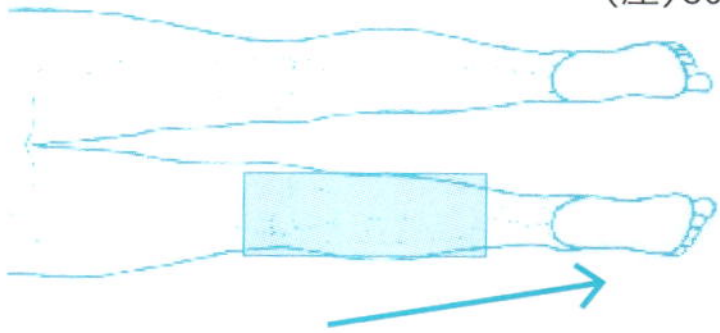

7、左下腿前面

（距）3cm
（圧）40g

8、右上肢

（距）3cm
（圧）外25g
内15g

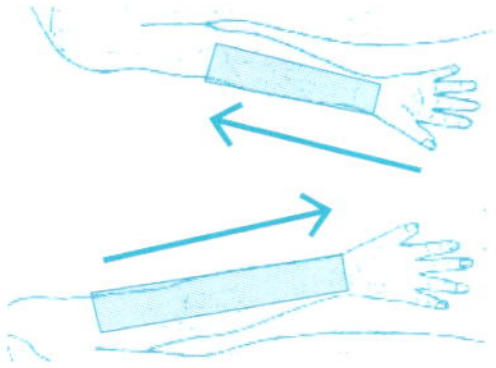

9、左上肢

（距）3cm
（圧）外25g
内15g

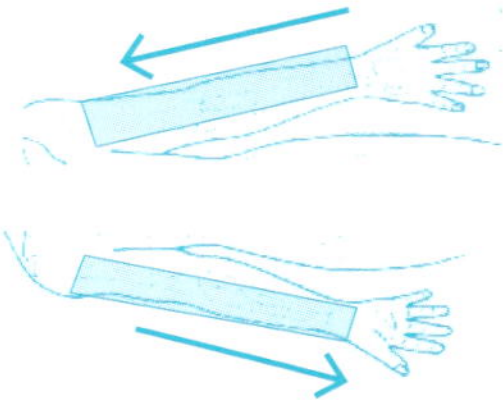

10、腹部

（距）2cm
（圧）40g

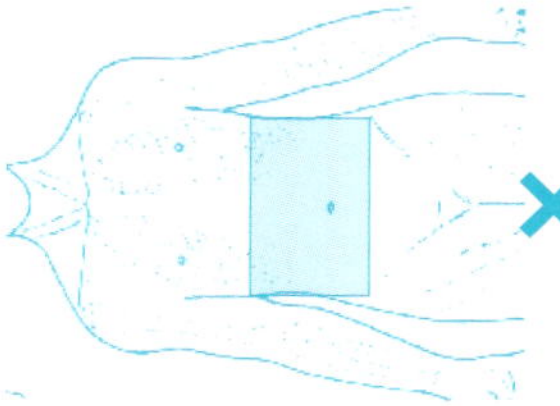

11、腹部打診音　確認

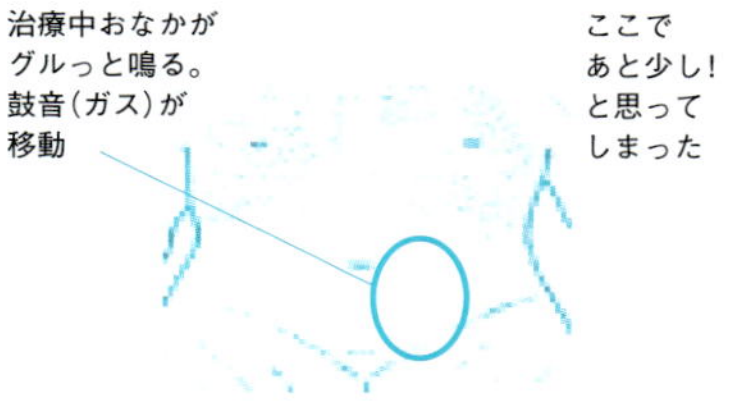

12、腰部、身柱

（距）3cm
（圧）40g

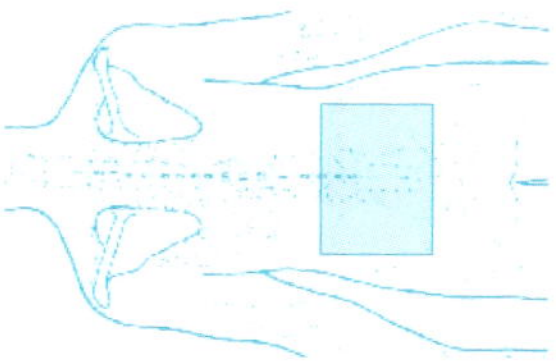

治療後の経過：治療後一時間で排便。いつもの硬くてコロコロした便。そのまた1時間後に排便。形はあるが、お尻を拭いたら紙に便がつくようなやわらかさの便。夕方、夜にも排便。下痢。発熱はなし。食欲は落ちていない。

症　例　B

対　象：2才8カ月　男児（X年9月XX日生まれ）
主　訴：気管支炎
既往歴：風邪をこじらせるとすぐに気管支炎になる。
家族構成：父…よく風邪をひいて熱を出す。（小さい頃から、今も。）　　母…花粉症

患　児

現　症：
5月7日　大阪駅に電車を見に行った。
5月8日　咳が出る。発熱（37.2℃）
5月9日　痰の絡む咳が出るようになったのでかかりつけ医を受診したところ、気管支炎と診断される。
5月10日　はり治療するが咳、痰に変化は見られず。
5月13日　はり治療（夕方6時）後、晩御飯もあまり欲しがらず、大好きなイチゴも残す。おなかが痛いといって排便を試みるが出ない。その後も一時間の内に3、4回トイレに座るが出る様子がない。ひきつけを起こしたら困るということで、浣腸をしたところ、大人の小指の先程の便が2，3個出たが、腹痛を訴え続ける。そうこうしているうちに、身体が熱くなってきたので検温したところ、夜8時に39℃。その10分後、嘔吐。

食　事：好き嫌いはないが、ここのところしんどいせいか、食欲は若干落ちている。
睡　眠：夜10時～朝7時。咳で時々目覚めるがすぐに寝る。
便：元気な時は毎日バナナうんち。5月13日治療時、その日の排便はまだなかった。

身体所見一覧

	治　療　前	治　療　後
雰囲気	機嫌はいいがしんどそう	治療前とあまり変わらず
表情	ハリが好きなのでニコニコ	変わらずニコニコ
顔色	青白い。	青白さがほんの少しとれた
目つき	にらみがきつい	少し険しさがとれた
腹部打診音	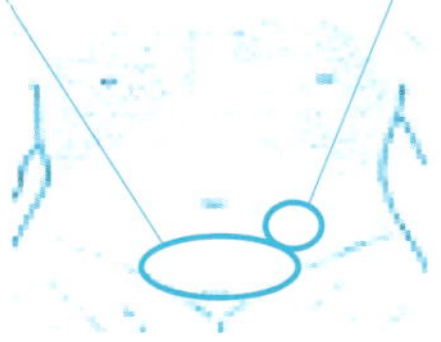	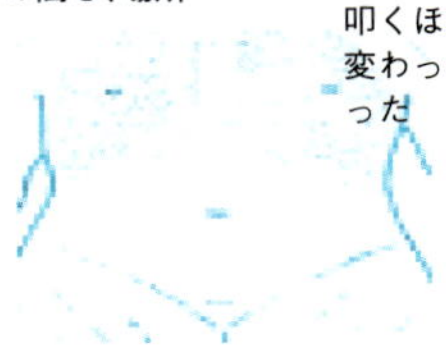

体表観察　治療前

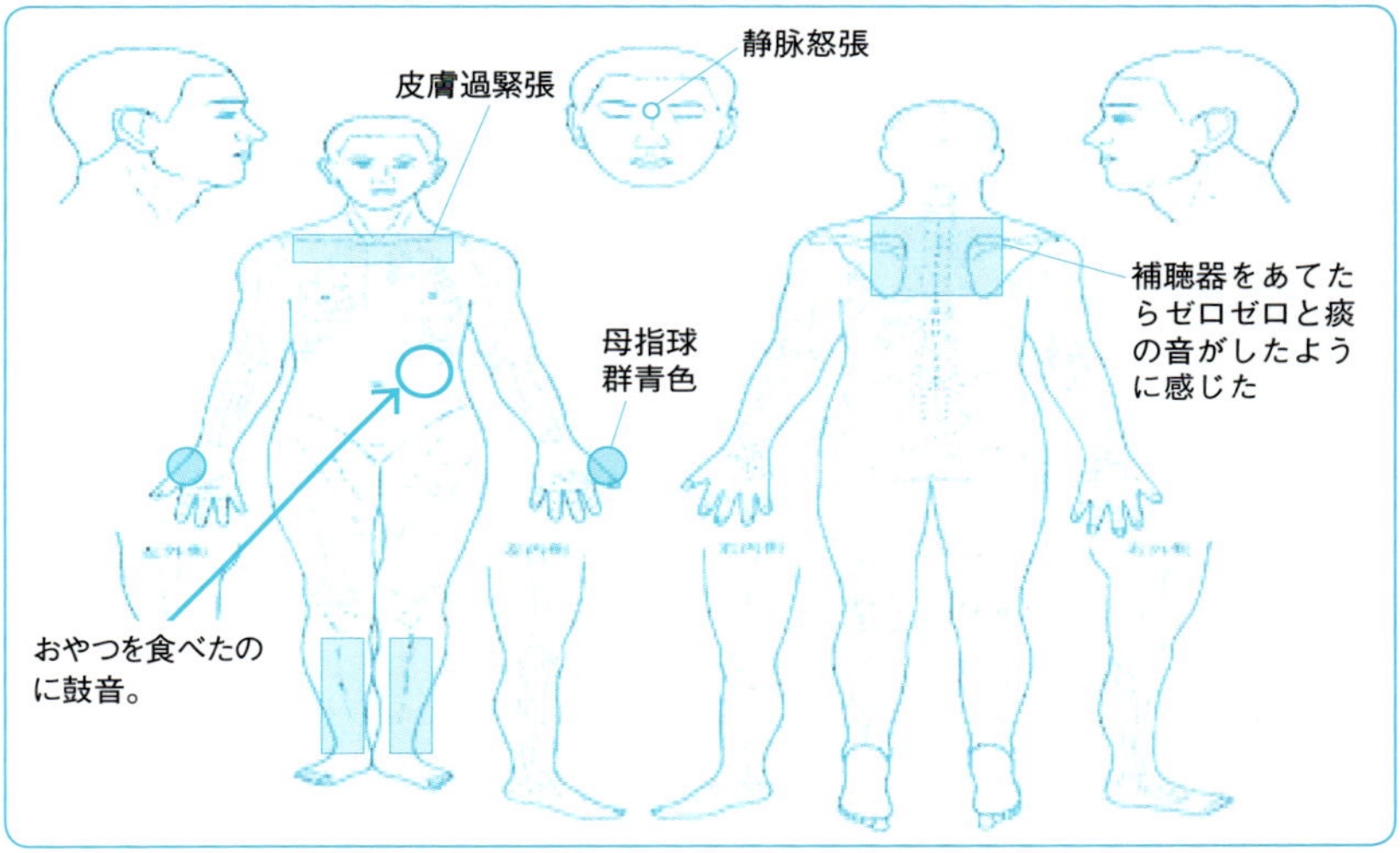

体表観察　治療後

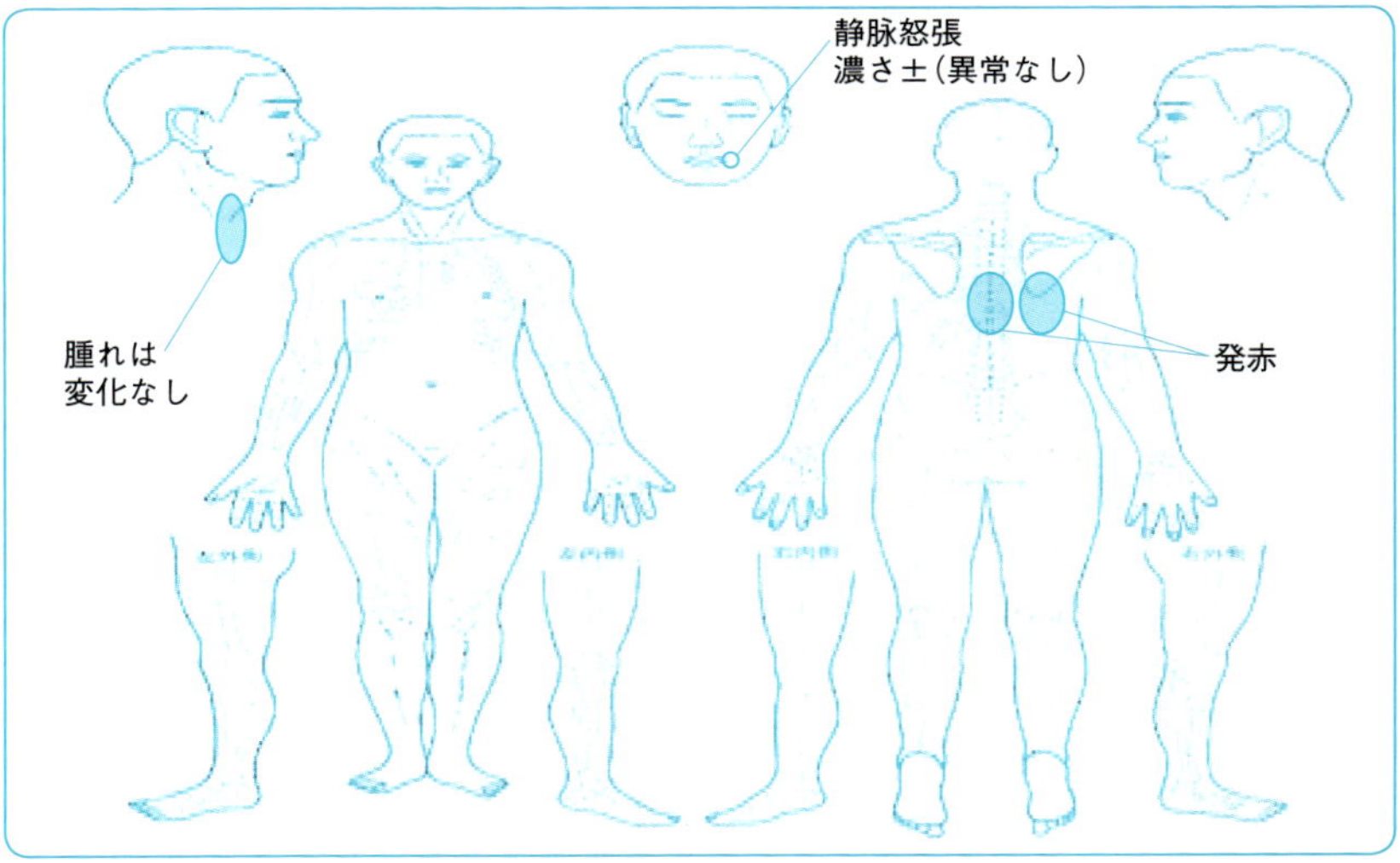

治療（X年5月13日午後6時）　治療時間　3分（腹部打診の時間含む）　スピード　1分間に150回のリズム

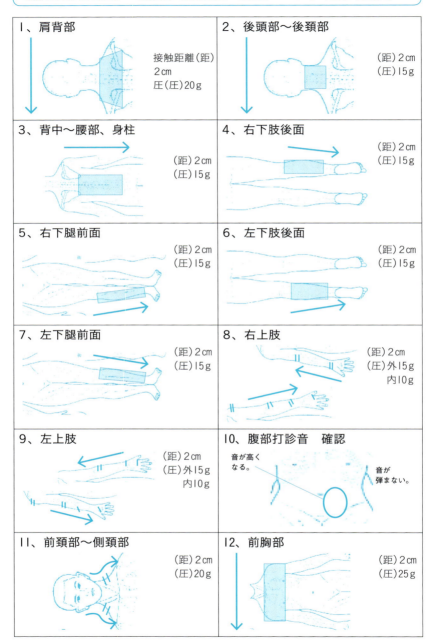

1、肩背部

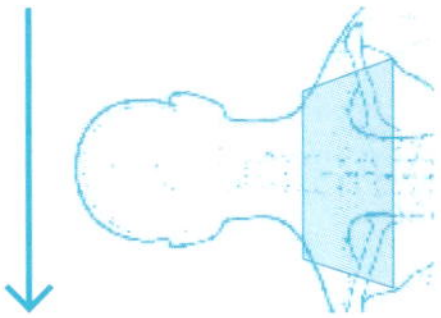

接触距離（距）
2cm
圧（圧）20g

2、後頭部〜後頸部

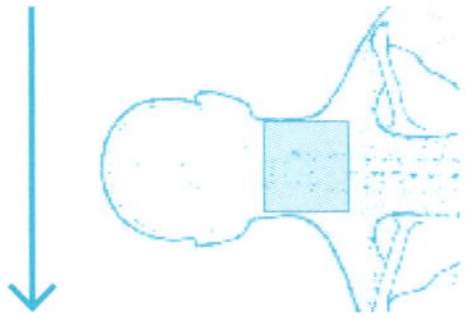

（距）2cm
（圧）15g

3、背中〜腰部、身柱

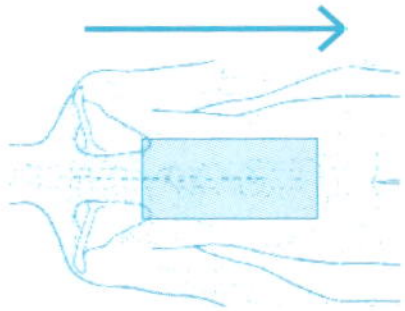

（距）2cm
（圧）15g

4、右下肢後面

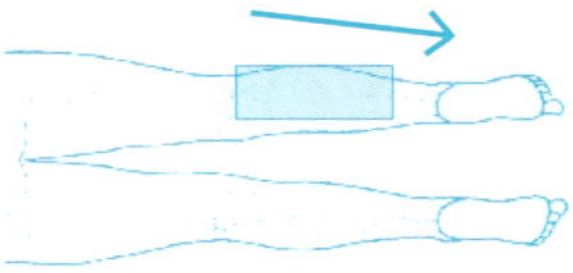

（距）2cm
（圧）15g

5、右下腿前面

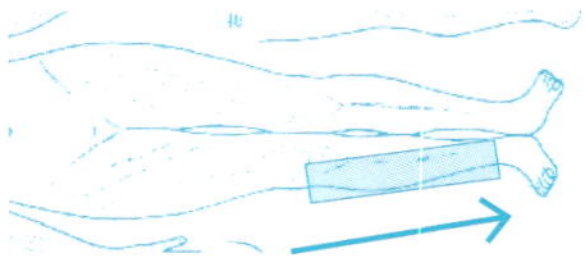

（距）2cm
（圧）15g

6、左下肢後面

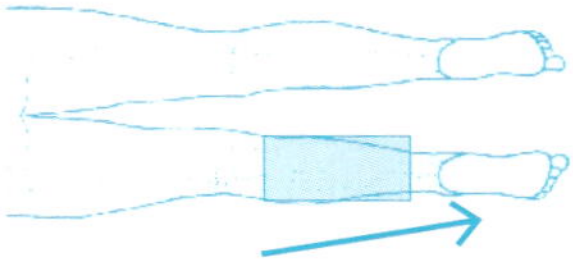

（距）2cm
（圧）15g

7、左下腿前面

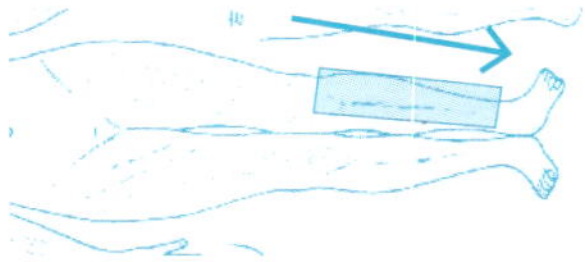

（距）2cm
（圧）15g

8、右上肢

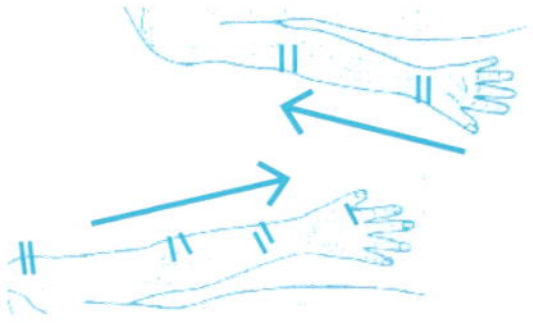

（距）2cm
（圧）外15g
内10g

9、左上肢

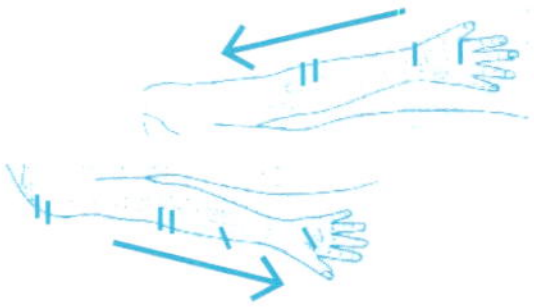

（距）2cm
（圧）外15g
内10g

10、腹部打診音　確認

11、前頸部〜側頸部

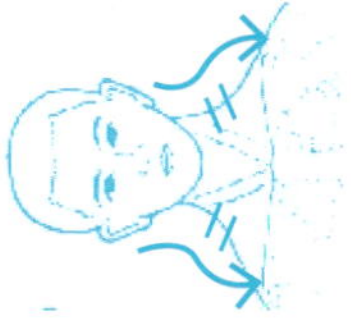

（距）2cm
（圧）20g

12、前胸部

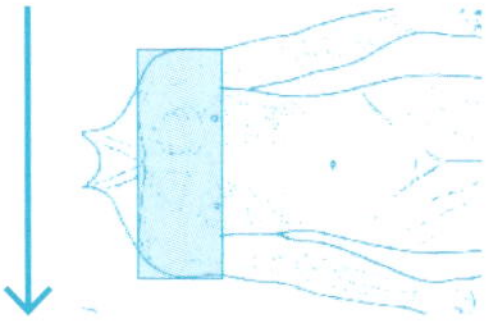

（距）2cm
（圧）25g

治療後の経過：13日の発熱後、夜間診療のこども病院を受診するが、風邪による発熱と診断される。16日再び39.2℃発熱。17日以降は37℃台の微熱が続く。19日になっても、痰の混じった咳が一向にとれないので、かかりつけ医を再受診。検査でインフルエンザB型が判明。

考察　症例のドーゼオーバーかどうかの検証

症例A：ドーゼオーバーであった。ドーゼオーバーと判断した根拠は次の通り。下痢をする前の食事内容に問題なし。また、嘔吐、発熱もみられないので、どの病気にも結び付かず、下痢をする理由が鍼治療以外に考えられない。
また、治療時間が長かった。一時帰国の間に楽になってもらいたいと思うあまり、治療に力が入り過ぎた。あと、ひとかき…と刺激回数を欲張ってしまった。解決策は治療に夢中になりすぎない。治療に欲を出さない。ドーゼの4要素（圧力・距離・スピード・回数）をよく考える。常に冷静になるように心がける。患者の背景を考えて治療する。

症例B：ドーゼオーバーではない。ドーゼオーバーではないと判断した根拠。熱が高すぎる。病院受診を勧めた。しかし、正直なところ、ドーゼオーバーではないと確信できたのは、インフルエンザが判明してからだ。それまでは、何かあるのだろうけど、病院でも風邪と言われたし、特例で、ドーゼオーバーで39℃もありうるのかな、などと考えていた。この症例を通して、38℃以上の発熱にはやはり重篤な疾患が隠れているということがわかった。

【終わりに】最後に失敗例を検証してみることで、治療に力が入り過ぎていたことや、治療以外の問題点が見えてくるようになりました。小児治療は常に冷静に広い視野をもって取り組まなければいけない、という大切なことを再認識できたように思います。治療がうまくいかなくて落ち込むこともありましたが、失敗例を検証してみることで、解決策も浮かび、また前向きに治療に取り組んでいけそうです。何よりも、大切な子どもを診ているという謙虚な気持ちを忘れないように、治療家として少しずつ成長していきたいと思います。

症例報告② 平成Y年中級受講生／S.H鍼灸師

『咳、鼻水に対しての小児鍼治療の一症例』

対　象：6歳　男児

初診日：X年3月XX日

主　訴：咳・鼻水が出る

現病歴：X年3月XX日朝から乾いたような咳・透明な鼻水が出始める。発熱なし。食欲、元気はあり。

既往歴：特記事項なし

家族構成：父、母

所　見：腹部には張りがある。腹部打診音は上部が緊張した音で、下部がボテっとした濁音。首筋、肩甲間部、仙骨部辺りの皮膚に緊張がみられる。腰部、仙骨部周辺に冷えがあり。

方　法：大師流小児鍼を用いて皮膚の過緊張部位を緩めるように接触鍼を行う。皮膚は柔らかめであると判断し、5歳ぐらいの刺激量とする。

【結果】首筋や肩甲間部、仙骨部の過緊張部位が緩み、冷えも改善した。
腹部打診音は鼓音になった。治療は「気持ちよかった」とのこと。いつもは夜10時過ぎまで起きていることが多いが、その日は夜9時には自分から布団に入ったそう。翌日には鼻水がほとんどなくなり、咳も2、3日でほとんどなくなった。

【考察】今回、症状が出た次の日の治療であったため、より大師鍼の効果が発揮できたのではないかと思われる。接触鍼により、身体の血流が良くなって冷えがとれたことも、鼻水の改善につながったと思う。母親には、腹部や腰部を冷やさないように気をつけるようアドバイスし、症状があればなるべく早めに治療を行うと改善が早いということも説明した。今後は、一回だけの治療ではなく、翌日また治療を行った方がよいという説得ができるよう、小児鍼の腕を磨いて自信をつけていきたい。

症例報告③ X年中級受講生／Y.I鍼灸師

『便秘に対する小児鍼治療の一症例』

【はじめに】今回は身近な子どもを患児とする。毎日保育園に通っているためすべての行動を把握できず、一人でトイレに行けて、排便痛も特に訴えない、子どもの便の出る回数等意識しなくなっていた。しかし、毎日排便がないのは不健康だと保育園で聞き、毎日出ていないことを気にしだしたため今回コントロール期間を設けたのちに鍼治療を行うことで便の回数がどのように変化するのかを観察しようと思い立ち、今回の報告に至る。

方　法

対　象：6歳3か月　女児

条　件：実験前2週間小児鍼治療を中止し、その後1か月をコントロール期間として観察したのち治療を開始する（治療中止期間：X年1月24日〜2月6日／コントロール期間：2月7日〜3月6日／施術期間3月7日〜3月20日）

使用鍼：大師流小児鍼

治療部位：過緊張部位を全身探りつつ、対象が「気持ちいい」という強度で過緊張部位を重点的に全身の施術を就寝前に行う（施術を行った日：3月7日、3月8日、3月12日、3月15日、3月19日の計5診）

結果（保育園滞在中の排便有無は本人申告に基づく）

コントロール期間に排便のあった日

1ヶ月の間で2/8、2/10、2/18、2/20、2/26、3/3、3/5の計7回

施術期間に排便のあった日

14日中3/9、3/10、3/13、3/15、3/16、3/18、3/19、3/20の計8回

上記のように週1〜2回ペースの排便であったものが、1週間に4回ペースで排便があり、施術期間後半になるにつれ排便頻度が上がってきている。

それぞれの施術については以下の通り。

なお、腹部打診については下図のように臍を中心に9つのブロックに分けて音を確認したため、表記も下図ブロックの数字で表す。

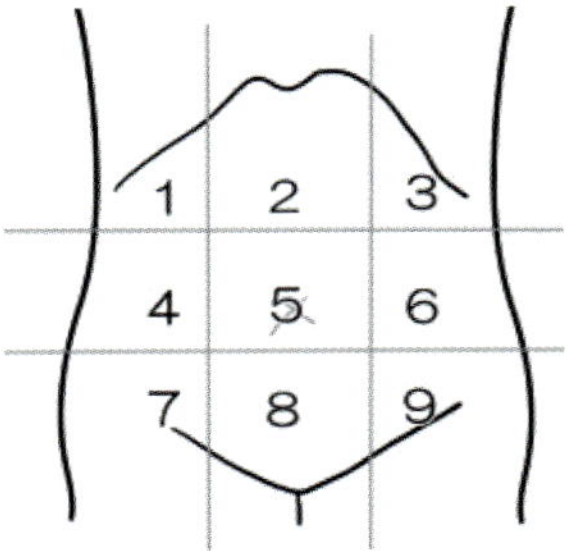

第1診(3/7)

施術前：腹部打診は3と6の部位がコツコツという響かない音がし、9の部位が他の部位よりもよく響く感じがした。そのほかの部位はポンポンと軽く響く音がした。左手の感触は6と9が他よりも固いような印象を受けた。

施術：皮膚を診るような強さで施術をするとくすぐったいと逃げられたため、気持ちいいという若干その下まであたるような強さで全身施術を行った。

左天枢、左後頸部、両脛骨上、仙骨部に緊張部位があった。天枢は丸いものが皮膚の下からせり出してきているような感触、後頸部は少し幅のあるラインのように張っており、脛骨上は舗装のされていない道路のようなぼこぼことした感じがあり、仙骨部は夜尿症で報告をしたときのようなつるつるとした感触があった。

施術後：腹部打診は9の部位の響きがなくなり3と6に似た響かない音に変化した。その他変化なし。本人は久しぶりに施術を受けて満足そうだった。

第2診(3/8)

前回からの経過：特に変化なし。排便もなし。

施術前：腹部打診は3、6、9の部位がコツコツと響かず、2の部位で高く響き、8の部位で低い音で響いた。左手の感触はあまり部位による差を感じなかった。

施術：本日も年齢に応じた強さではくすぐったいと逃げられるため強めの刺激。天枢・後頸部の緊張は本日は見られず脛骨上、仙骨部に昨日と同じような緊張が見られた。今回は途中何度か腹部打診を行い、変化が見られたところで終了とした。

施術後：腹部打診は若干他の部位に比べて響きが少ないものの、3, 6, 9いずれも同じように響いた。

第3診(3/12)

前回からの経過：第2診の翌日に1日に3回の排便。排便痛なし。本人も「またうんちー」と機嫌よくトイレに向かう。その翌朝体がだるいというので熱を測ると微熱あり。昼にはだるさも含めて回復し、普段と変わらない様子。

施術前：腹部打診は6, 9がコツコツとした乾いて詰まった響かない音。

施術：左天枢に第1診で見られたような反応が再び出ていたのと、腹哀付近にも似た反応があった。そこを中心にやはり年齢より強い、本人が気持ちいいという強さで治療。天枢・腹哀の反応が少し変化した時点で終了。

施術後：腹部打診に変化は感じられなかった。

第4診(3/15)

前回からの経過：体調に変化なし。

施術前：腹部打診は3, 6, 9が響かずコツコツ鳴る感じ。左手をまず置いた時に全体的に力ない印象を受けた。

施術：違う子を触ってるのかと思うほどにいつもより全体的に皮膚が柔らかいので刺激を強くしたくないと思うものの圧を弱くするとくすぐったいと逃げられるので回数を少なくして調整する。仙骨部につるつるした反応があったためそこだけはしっかり強めに施術。

施術後：腹部打診は変化せず。そのほか変化を感じられる部分はなかったが施術前の皮膚の状態から、これ以上は刺激しない方がいいと判断しその日は終了。

第5診（3/19）

前回からの経過：排便の間隔が狭くなってきている。本人も排便の報告を明るくしてくれる。
施術前：これまで詰まった音がしていた左側腹部が響くほどではないがポンポンと軽く音がするようになっていた。しかし、1、4、7がコツコツと響かなくなっていた。
施術：皮膚の状態は正常に戻っていたため、3診までと同じような刺激で施術を行う。仙骨部も含めこれまで反応があったところに緊張はみられなかったが、中脘で指が止まるような膨らみのようなものを感じた。面としてではなく小さな点としてあったので、全身軽く刺激をしたのちに、中脘に鍼を立てて留める。膨らみはまだあったが、表面が若干変化したところで終了。
施術後：左側腹部の響きは相変わらず弱いが、腹部全体でポンポンという音が確認できた。

【考察および所感】 毎日施術できる環境にありながら、そうしなかったのは、長期にわたって施術を行うつもりでいたので、実際の臨床を考えたとき、保護者の経済的負担を考えて無理がないと思われるおよそ3日に1回程度で施術したときどのような変化が出るのかを確認したくてそのようにしてみた（効きが悪ければ詰めて通ってもらうよう説得する材料となり得るため）。

今回の施術では3日に1回程度の施術であっても便秘の改善が見られることがわかった。皮膚緊張に関しては、第一回症例報告で取り上げた仙骨部の皮膚緊張と夜間尿の関係のような緊張緩和と症状改善の関連が見られる部位が見出せなかった。その一因として、皮膚だけを触ろうとするとくすぐったくて逃げられるため、気持ちよさを優先させると少し押し込むような圧が必要となった。そのため純粋に皮膚の反応が読めなかったことも推察される。ただ、日々変わる緊張部位を改善させて全身調整をしていくことで体の不具合を改善させていくのだと考えられる。なにより「気持ちがよい」という感覚は排便を促す副交感神経を優位にさせ、症状改善の一助となるのだろう。

今回は身近な患児で便秘に対する治療であることを説明したうえで治療していたので、精神的なプラセボ効果や、上で述べたような副交感神経を優位にさせるリラックスできた環境で施術を受けていることも多分に影響しているように感じた。鍼を全面的に肯定しているとは限らない患児とその保護者に対して自分自身や自分の行う鍼治療をどれだけ信用してもらえるかという施術以前の部分もこれから経験を積んで得ていかなければならないスキルであることは常々感じている。

最後に、施術とは少し離れるが、実際記録をつけると週1～2回の排便しかしていなかったこと（施術中止期間以前の鍼をしていた頃はもう少し出ていたのかもしれないが）は非常に衝撃的で、見た目に異常がなくても普段の生活をもう少し注意深く見ておくべきであるということを一保護者として猛省する症例報告となった。

今後も治療を重ね、経過を観察していきたい。

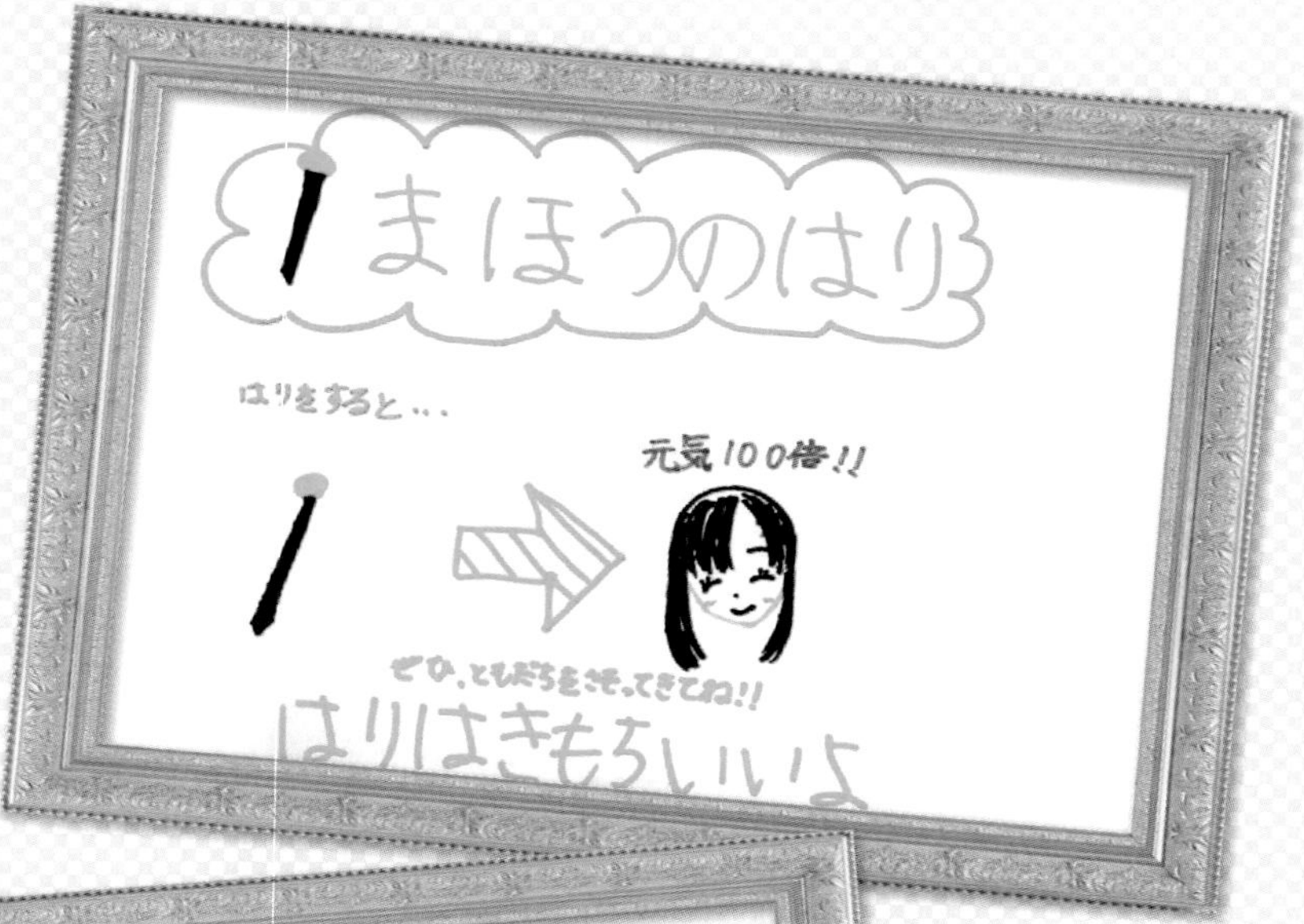
まほうのはり
はりをすると…
元気100倍!!
ぜひ、ともだちをさそってきてね!!
はりはきもちいいよ

MAHOU NO HARI CONTEST #3

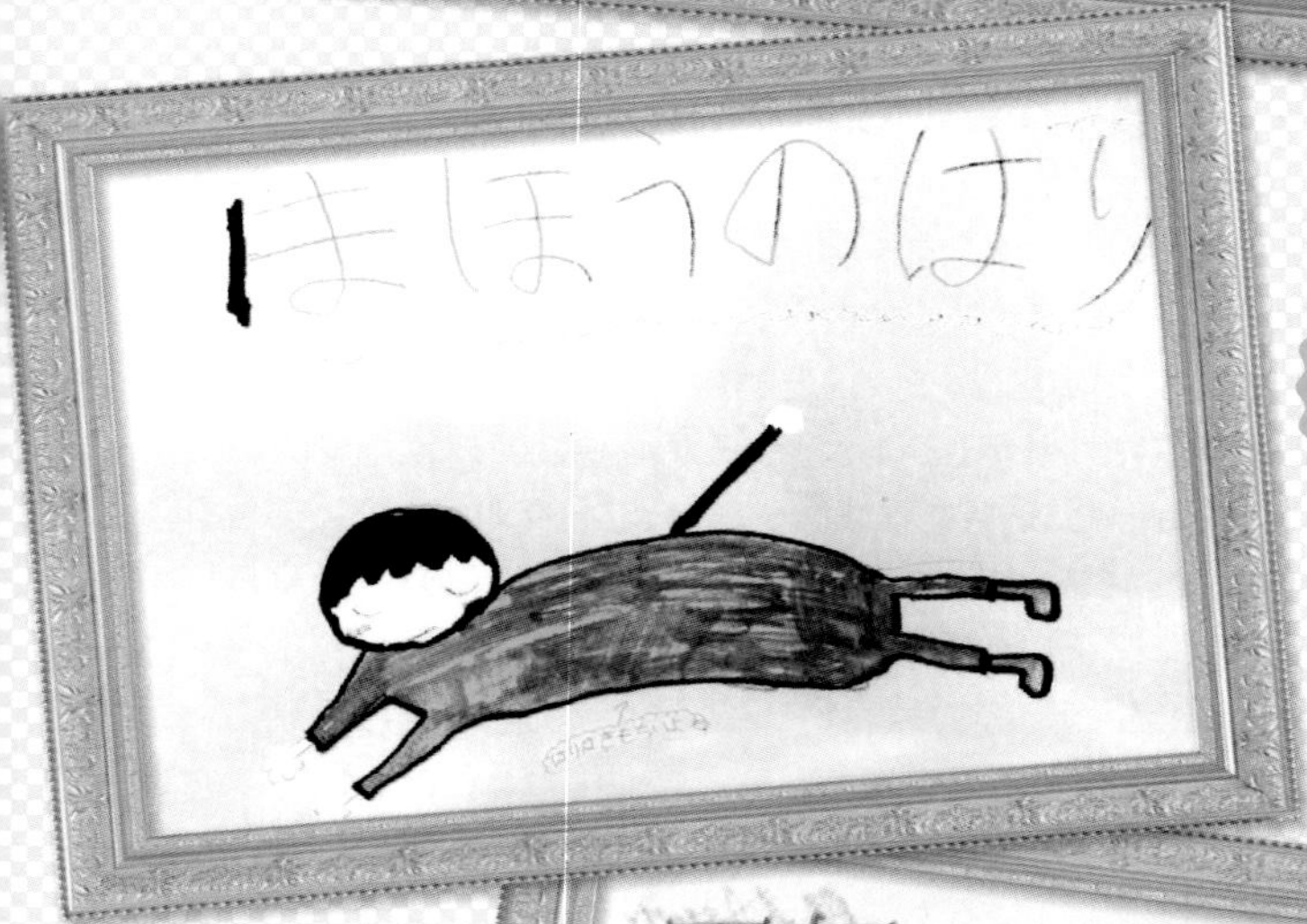
まほうのはり

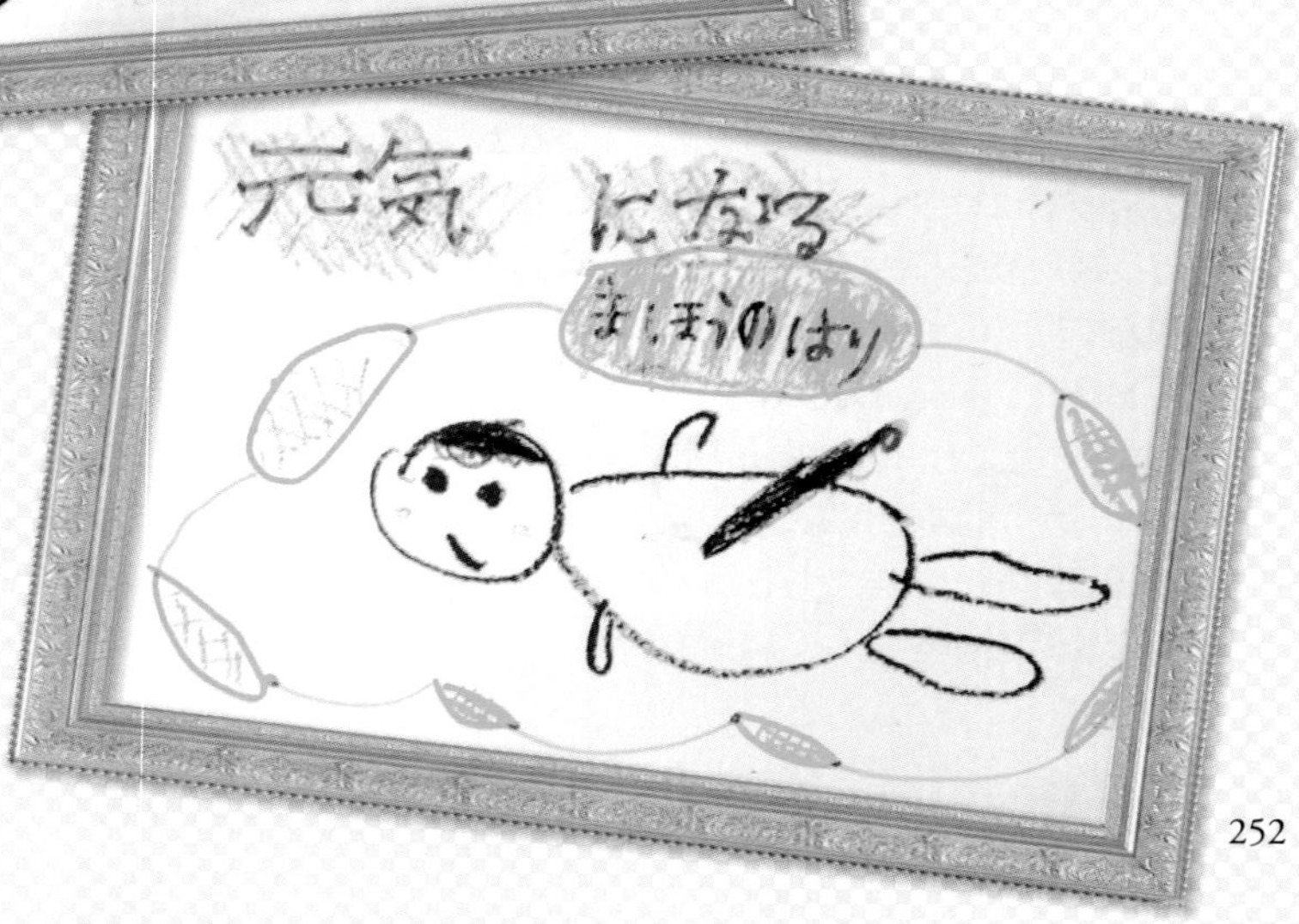
元気 になる
まほうのはり

参考文献

谷岡賢徳 著．奥義と実践　大師流小児鍼．六然社

谷岡賢徳 著．わかりやすい小児鍼の実際．源草社

山口創 著． 皮膚感覚の不思議―「皮膚」と「心」の身体心理学．講談社

山口創 著．子供の脳は肌にある．光文社

田上八郎 著．皮膚の医学．中央公論新社

傳田光洋 著．皮膚は考える．岩波書店

傳田光洋 著．皮膚感覚と人間のこころ．新潮社

シャスネン・ウベネース・モベリ 著．
オキシトシン―私たちのからだがつくる安らぎの物質．晶文社

都築澄夫 著．吃音は治せる．マキノ出版

リチャード・カールソン 著．小さいことにくよくよするな2．サンマーク出版

星野仁彦 著．発達障害を見過ごされる子ども、認めない親．幻冬舎

斉藤一人 著．変な人が書いた成功法則．講談社

斉藤孝 著．ほめる力．筑摩書房

佐藤一斎 著．［現代語抄訳］言志四録．PHP研究所

加藤諦三 著．大学で何を学ぶか．ベストセラーズ

池田貴将 著．覚悟の磨き方．サンクチュアリ出版

終わりに

大師流小児はりの会を新たに組織作りして数年が経過し、関西が本部として機能しまだ間もない間に、こうして「鍼灸師のための読んで考える大師流小児鍼」が刊行できたことはとても喜ばしく思う。そもそもこうした本部としての機能をフルに利用しようとしたのは、何よりも大師はり灸療院3世の谷岡賢徳氏の「小児鍼のできる鍼灸師を増やしたい」という言葉に衝撃を受けたからであった。大師流小児はりの会にて多くの時間を割いてその技法を学ぶ多くの学生や鍼灸師が訪れるのであるが、大師流の奥の深いことに圧倒されてしまっている受講生が多く、肝心な技法も、保護者の説得も子どもとの接し方もままならない間に子どもへの治療をしないで受講を終えてしまう。

私は谷岡賢徳氏の「教えるは学ぶ」という合言葉を数年かけて理解することができた。大師流小児はりの会のスタッフとして活躍し、今は会の本部会長としてその責務を負っている。組織作りを懸命にしているうちに、多くの全国受講生や開業鍼灸師の悩みを相談しているうちに、何ができないのか、何が知りたいのか、どうしたら小児鍼が普及するようになるかの道筋が見えてきた。

例えば「フォローアップセミナー」の開催であったり、スタッフ専用の実技研修会であったり、そしてメーリングリストを創設した。そういった積極的行動をしているうちに理解あるやる気のある鍼灸師や学生も集まるようになり、今では１００名を超える初心者講習会を毎年開催することができる規模ともなったのである。

初心者講習会は毎年の応募の詳細を見ていると10数年前には学生が大半であったが、現在では開業鍼灸師の参加が特に多くなってきた。この開業鍼灸師の増加は何を意味するのであろうか。それは我々大師流小児はりの会の諸先輩方が築き上げてきた並々ならぬ努力の結果、全国に大師流小児鍼という小児鍼の普及活動が普及されてきた証拠なのである。学校では小児はり技術を学ぶことは少ない。そういった事情や、薬の乱用を控えたい保護者の希望も多くなった時勢に応じて、今小児鍼の普及活動から今度は小児鍼で病気が治せるという普及活動にしなければいけないと思う。私は谷岡賢徳氏と話し合う時間を多くとることになってから、谷岡賢徳氏の心が伝わり、その熱い情熱を今伝統技術だけで終わらせるということがないように切に希望して本書を執筆することになった。

本書は谷岡賢徳氏の意思をできるだけ多く交えて大師流小児鍼の技術伝授になれるよう配慮をして執筆したものである。多くの小児鍼に関心のある若い鍼灸師や学生にも読んで・考えて頂いて、技術を取得し、より多くの子どもの健康を守り子どもの笑顔を守り続けてほしいと願うばかりである。

執筆にあたり、「世界中の子どもを笑顔に」をモットーに掲げて小児鍼の魅力を引き出してくださった大師はり灸院院長3世谷岡賢徳氏、奥義と実践に対して的確に助言をくださった谷岡賢徳氏次女の首藤鍼灸院院長首藤順子氏、そして本書を鍼灸師のために一層わかりやすく編集頂いた医道の日本社編集部髙橋優果氏に心より感謝いたします。

平成27年5月吉日

大師流小児はりの会本部会長　双葉接骨院　館坂聡

館坂 聡（たてさか・さとし）

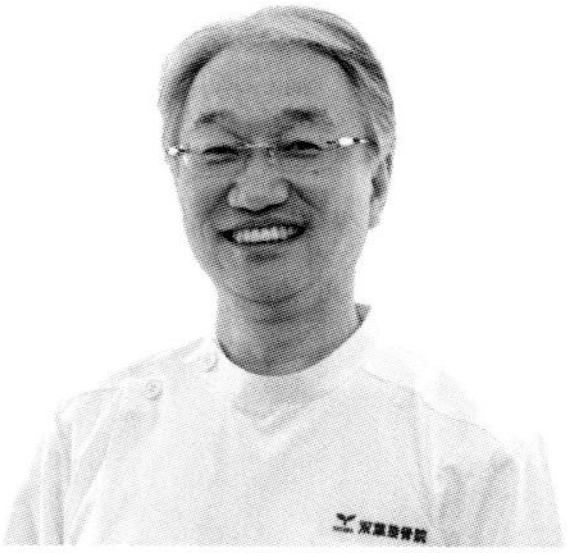

1963年生まれ。鍼灸師。柔道整復師。関西鍼灸短期大学（現関西医療大学）卒業、関西医療学園専門学校卒業。大阪府八尾市福仁会研修を経て、1994年双葉接骨院開業。中部接骨超音波研究会会長（～2003年）、日本超音波骨軟組織学会理事（～2004年）などを歴任。大師流小児はりの会にて、大師はり灸療院三代目院長・大師流小児はりの会名誉会長の谷岡賢徳氏より大師流小児鍼技術を学ぶ。大師流小児はりの会本部会長。

写真：田尻光久

イラスト：丸尾亜希子
　　　　　坂根潤（アトリエサカネ）

デザイン：掛川竜

モデル：福里真悠
　　　　福里朔和

協力：首藤順子（首藤鍼灸院）
　　　福里真希（鍼灸室らくみ）

鍼灸師のための読んで考える

大師流小児鍼

2015年5月20日　初版第1刷発行
2016年9月30日　初版第2刷発行

著　者：館坂聡
発行者：戸部慎一郎
発行所：株式会社医道の日本社
　　　　〒237-0068　神奈川県横須賀市追浜本町1-105
　　　　電話　046-865-2161
　　　　FAX　046-865-2707
印刷・製本：ベクトル印刷株式会社

ISBN 978-4-7529-1145-6